XIONGXINWAIKE JIBING
LINCHUANG ZHENLIAO
YAODIAN

胸心外科疾病
临床诊疗要点

主 编 孙兆义 鲁立军 牛志高 刘春明 何 旭

科学技术文献出版社
SCIENTIFIC AND TECHNICAL DOCUMENTATION PRESS
·北京·

图书在版编目（CIP）数据

胸心外科疾病临床诊疗要点 / 孙兆义等主编. — 北京：科学技术文献出版社, 2018.5
ISBN 978-7-5189-4438-5

Ⅰ.①胸… Ⅱ.①孙… Ⅲ.①胸腔外科学—诊疗②心脏外科学—诊疗 Ⅳ.①R655
②R654

中国版本图书馆CIP数据核字(2018)第099385号

胸心外科疾病临床诊疗要点

策划编辑：曹沧晔	责任编辑：曹沧晔	责任校对：赵 瑷	责任出版：张志平

出 版 者　科学技术文献出版社
地　　址　北京市复兴路15号　邮编 100038
编 务 部　(010) 58882938，58882087（传真）
发 行 部　(010) 58882868，58882874（传真）
邮 购 部　(010) 58882873
官方网址　www.stdp.com.cn
发 行 者　科学技术文献出版社发行　全国各地新华书店经销
印 刷 者　济南大地图文快印有限公司
版　　次　2018年5月第1版　2018年5月第1次印刷
开　　本　880×1230　1/16
字　　数　434千
印　　张　14
书　　号　ISBN 978-7-5189-4438-5
定　　价　148.00元

版权所有　违法必究
购买本社图书，凡字迹不清、缺页、倒页、脱页者，本社发行部负责调换

前　言

　　胸心外科医师所面对的工作对象是具有特殊性的患者，此类患者的重要脏器（肺脏、心脏）患有不同程度的病症，而这些脏器在维持人的生命中起着关键的作用。胸心外科医师的任务是用手中掌握的医疗方法治疗和祛除病症，使这些脏器继续行使其正常的生理功能。然而在医疗过程中治疗与破坏、损伤之间的差别也许就在毫厘之间，这些细微的差别所带来的就是生命的代价，这就对胸心外科医师提出了更高的要求。如何提高对疾病的认知，如何让手术技巧更加娴熟，如何在疾病的救治中尽量避免并发症的产生，已成为胸心外科医师面临的重大问题。

　　本书主要介绍了胸心外科常见疾病的诊疗手段，着重介绍了胸部创伤、胸膜胸壁疾病、肺部疾病、食管外科、纵隔疾病、膈肌疾病以及先天性心脏病、后天性心脏病等常见病的外科诊疗内容。全书内容翔实，选材新颖，图表清晰，实用性较强，适用于胸心外科医师及相关科室医护人员参考阅读。

　　由于参编人数较多，文笔不尽一致，加上编者编写时间有限，尽管多次校稿但书中难免存在缺陷之处。恳请广大读者在使用本书过程中指出不足之处，以便在下次出版时订正，谢谢。

编　者

2018 年 4 月

目　录

第一章

心胸外科基本检查

第一节　支气管镜检查

一、支气管镜的发展简史

1898 年，被人们称之为支气管镜之父的德国医师 Gustav Killian 首次使用 Kirstein 喉镜近距离观察远端气管和主支气管，并未发生出血及其他并发症。同年，Killian 会诊了一位 63 岁的农民，由于误食猪骨后出现严重的咳嗽、呼吸困难，并有出血的症状，经用 Kirstein 喉镜检查后确定为一约 3.5cm 长的硬物误入右主支气管内，随后 Killian 用 Mikulicz – Rosen – heim 食管镜成功将此异物取出。从此开始了支气管镜检查的新时代。

1904 年美国医师 Chevalier Jackson 改良并设计了带吸引管及前端照明的支气管镜，使其应用得到了更大的发展，不仅可以取异物，还可用来诊断和治疗其他支气管和肺部疾病，并由此奠定了以后各型硬质支气管镜的基础。但硬质支气管镜检查范围仅限于主支气管或位于中下叶及其各段和亚段支气管的范围内，对两肺上叶的段及亚段支气管检查则十分困难，而且检查时患者较为痛苦，常有患者难以配合而拒绝检查。

20 世纪 70 年代初随着光学工业的发展，导光玻璃纤维的出现彻底改变了支气管镜的照明系统。1966 年日本医师 Shigeto Ikeda 试制成功了可曲性支气管镜（flexible bronchofiberscope），简称纤支镜。与硬质支气管镜比较，纤支镜可视范围大，能进入成人的任何一段支气管，看到亚段支气管及部分亚段支气管；纤支镜可在患者自然仰卧位或坐位时检查，可通过能弯曲的气管导管从口腔插入，也可直接通过鼻腔插入支气管镜，显著减轻了患者的痛苦。但由于导光玻璃纤维易发生断裂，在多次使用后，目镜上的黑点会不断增多而影响图像的质量。

1987 年日本国立癌症中心和 Pentax 公司联合开发了电子支气管镜，用 CCD（charge coupled device）代替导光玻璃纤维传输图像。即在支气管镜的前端安装非常小的 CCD，通过 CCD 捕捉图像并将图像以电信号的形式传至计算机再还原为光学图像，在监视器上即可看到清晰的内镜图像。此技术的应用使支气管镜外径进一步缩小，可视范围加大，图像更加清晰，操作更为方便。目前已逐步代替了纤维支气管镜。

二、支气管镜检查的应用解剖

（一）气管、隆突

气管为一马蹄形的圆筒状腔道，在成人长 10 ~ 12cm，横径 1.8 ~ 2.5cm。由 14 ~ 16 个马蹄形的气管软骨（气管后壁无软骨）、平滑肌纤维和结缔组织所构成，内面覆以黏膜。上端与喉相连，向下至胸骨角平面分为左右支气管。左右主支气管分叉处称为气管叉，在气管叉内面，有一向上凸出的半月状嵴即隆突。隆突通常较锐利，当肿瘤转移至其下的淋巴结时，锐利的隆突将会增宽。

（二）支气管

1. 右主支气管　从隆突至右上叶管口下缘的支气管称为右主支气管，长 2～3cm，与气管成25°～30°角，经右肺门入右肺，分为上叶支气管和中间支气管。中间支气管长约1.5cm，又分为中叶和下叶支气管。

（1）上叶支气管：起自右主支气管的后外侧壁，与右主支气管约成90°角，其开口的上缘一般低于隆突 0.5～1.0cm。上叶支气管距开口 1.0～1.2cm 处又分为 3 个段支气管，即尖、后、前段支气管。

（2）中叶支气管：在上叶管口下方约1.5cm 处开口于中间支气管前壁。距中叶开口约 1.0～1.5cm 处又分出 2 个段支气管，即内段和外段支气管。

（3）下叶支气管：即中间支气管的延长部分，开口于中叶支气管后下方。在下叶支气管后壁与中叶支气管开口的对侧或稍低约 0.5cm 处可见下叶背段支气管开口。在背段支气管开口下方约 1.5cm 处下叶支气管内壁可见有内基底段支气管的开口。由内基底段支气管再往下约 0.5cm 处，下叶支气管又分为 3 个基底段，即前、外、后基底段支气管。前基底支气管的开口在下叶支气管的前外侧壁，其下约 1cm 有外和后基底段支气管的开口。

2. 左主支气管　从隆突到左上叶支气管口的下缘称为左主支气管，长约 5cm，与气管成 40°～50°角，经左肺门入左肺。

（1）支气管：起自左主支气管的前外侧壁。距上叶开口 1.0～1.5cm 处分为左上叶固有支气管和舌段支气管。左上叶固有支气管继续呈弧形弯曲向上，不到 1.0cm 即分出前、尖、后段支气管。左肺舌段相当于右肺中叶，又分为上舌支和下舌支。

（2）下叶支气管：其开口与上叶支气管开口处于同一平面，也可视为左主支气管的延长部分。距下叶支气管开口不到 1.0cm 处后壁即见下叶背段开口，再向下 1.0～2.0cm 又分为前内基底段和外后基底段支气管。

叶和段支气管开口有各种变异，以上叶变异常见。常可见到上叶尖后段同一开口，也可见到右上叶开口位于隆突上方的情况。

三、支气管镜检查的适应证、禁忌证及并发症

（一）支气管镜检查的适应证

随着支气管镜的不断发展、麻醉方法的改进以及插入水平的提高，支气管镜检查的适应证正在逐步扩大，而禁忌证则越来越少。

（1）用于诊断与气管、支气管、肺有关的疾病：一切可疑为气管、支气管、肺的病变而诊断不明者均是支气管镜检查的适应证。检查的同时可以取活检组织进行病理学检查，涂片或灌洗液的细胞学检查，分泌物的细菌学检查等。

（2）用于治疗与气管、支气管、肺有关的疾病：如气管支气管异物的钳取；清除呼吸道的分泌物；瘤内注射；激光、微波等的消融治疗；激光光动力治疗等。

（3）作为术前检查协助确定手术方式：为了明确病变的范围及上限，以便决定手术方式（如肺叶切除、全肺切除、袖状切除等）。

（4）判断放、化疗的治疗效果以辅助决定治疗方案：在肺癌的放射治疗和化学治疗中，以往多根据其影像学征象来判断肿瘤对放射治疗或化学治疗的敏感性。而对于较早期的中心型肺癌，其影像学改变不明显，因而在放疗或化疗前和治疗中，支气管镜检查不但可以观察病灶情况判断疗效，还可以发现某些对放疗或化疗不敏感的肿瘤，从而根据患者情况重新确定治疗方案。

（5）治疗后的随访检查：对于肺癌手术、放疗或化疗后的患者随访支气管镜检查可以早期发现复发的肿瘤，确定复发病灶并为进一步治疗提供依据。

（6）代替胸腔镜检查胸膜疾病。

（二）支气管镜检查的禁忌证

除非是气道梗阻，支气管镜不能通过，支气管镜检查没有绝对禁忌证。但以下情况应视为相对禁忌证。

（1）肺功能严重障碍者：应尽可能在肺功能适当纠正后或在心电监护及充分给氧的情况下进行检查。

（2）一般情况太差、恶质质或终末期的肿瘤患者。

（3）疑有主动脉弓瘤者。

（4）严重的肺部感染及高热患者最好在感染控制后进行检查。

（三）支气管镜检查的并发症

支气管镜检查属于侵入性检查，并发症在所难免。目前广泛使用的电子支气管镜较之硬质支气管镜检查的并发症显著减少。据国外的统计报道，需处理的并发症发生率约为 0.2% ~ 0.3%，死亡率约为 0.01%。常见的并发症有以下几种。

（1）麻醉药物过敏：目前局麻多用1%地卡因或2%利多卡因喷雾吸入或滴入表面黏膜麻醉。国内外均有因药物过敏而发生死亡的报道。麻醉药物过敏的主要表现为胸闷、面色苍白、脉快而弱、全身麻木，重者出现呼吸困难、四肢抽搐及昏迷等。一旦发生过敏反应，应立即给以吸氧、保持呼吸道通畅及其他抗过敏药物治疗。

（2）出血：为最常见的并发症。原因是支气管镜经鼻插入时损伤鼻黏膜或活检、刷检后的出血，一般出血量少，无须特殊处理。但也有极个别可发生危及生命的大出血。鼻黏膜损伤所致的较大量的出血，应立即塞入鼻咽塞压迫止血；而活检、刷检后的出血应立即在镜下喷洒止血药物如立止血、麻黄素等止血，并可静脉使用全身止血药。需特别指出的是，一旦在镜下发现有大量的出血，不可立即拨出支气管镜，而应尽量用支气管镜吸出血液及喷洒止血药物，直至无活动性出血为止。

（3）低氧血症、呼吸困难：较常发生，在支气管镜检查过程中，动脉血氧分压常可降低 10 ~ 20mmHg，一般不影响检查。对于原有肺功能严重障碍或有气道阻塞的患者应在吸氧和心电监护下进行。近年较多开展的无痛支气管镜检查更常见到一过性的低氧血症。

（4）喉头水肿、支气管痉挛：多因咽喉部尤其是声门麻醉不充分而强行插镜引起。一旦发生就应即给以解痉药物和吸氧，必要时行气管切开。

（5）发热：有极少数患者在支气管镜检查后出现发热，以高龄或原有阻塞性肺部疾病的患者为多。原因可能是患者原有上呼吸道或口腔的化脓性病灶在插入支气管镜时感染下呼吸道所致，也可能与支气管镜消毒不严或检查室环境有关。对于发热的患者，必要时给以抗生素治疗。

其他罕见的并发症尚有心搏骤停、窒息、气胸等，但对可能出现的情况仍应提高警惕，尽力避免。

四、支气管镜检查方法

（一）术前准备

1. 患者的心理准备　多数患者都十分恐惧支气管镜检查，因此检查前应尽可能向患者说明检查的目的、意义及有关事项，有条件的可让患者在候诊室观看检查过程的录像，以消除患者的恐惧心理，争取患者的主动配合。

2. 了解病史、体检及辅助检查

（1）药物过敏史：对有药物过敏史者，局麻时应特别注意。

（2）心血管及呼吸系统疾病病史：宜先行心电图及肺功能检查，最好在心电监护下进行支气管镜检查。

（3）有无精神异常或癫痫病史：这类患者应行无痛（全麻）支气管镜检查。

（4）检查双侧鼻道有无狭窄、息肉、鼻中隔偏曲等情况：如有上述情况，可选择经口插入支气管镜检查。

（5）注意出、凝血时间及血小板计数，预防术中、术后出血。

（6）仔细阅读近期的 X 线片或 CT 片，明确病变位置。

（7）口腔有局部义齿的应取下。

3. 禁食　术前至少禁食 6 小时以上，以防反流误吸致吸入性肺炎或窒息。

4. 术前用药　常于术前半小时给予镇静药及莨菪类药物，以防患者过度紧张及麻醉药中毒，还可减少支气管内分泌物。如无禁忌通常给予阿托品 0.5mg 和苯巴比妥钠 0.06g。

（二）麻醉

良好的麻醉是支气管镜检查能否成功的关键。麻醉分为局部麻醉和全身麻醉（即无痛支气管镜检查），以往均以局麻为主，现在要求无痛检查的患者越来越多。无论是局麻还是全麻，经鼻插镜的均需先以麻黄素和局麻药物棉签以收缩和麻醉鼻道便于顺利进镜。

1. 局部麻醉　局麻的药物常用的是 0.5% ~ 1.0% 地卡因和 2% 利多卡因，一般情况下成人总量前者不超过 60mg，后者不超过 400mg。常用的局麻方法有几种，根据医生的经验及习惯选择。

（1）雾化吸入法麻醉：利用氧气筒内氧气压力作为喷雾动力，通过雾化器将麻醉药物喷入支气管内进行麻醉。方法简单，但需时较长。

（2）环甲膜穿刺麻醉：先做咽喉部的喷雾麻醉，然后行环甲膜穿刺，注入麻醉药。此法麻醉效果较好。但穿刺部位可有少量出血流入气管支气管内，注意与病理性的出血相鉴别。

（3）直接注入法：直接将镜插入咽部，在直视下通过支气管镜的活检管道注入麻醉药麻醉咽喉部，特别注意声门的麻醉。一般注入麻醉药 2 ~ 3 次后即可顺利通过声门到达气管，然后边插镜边注入麻醉药。此法简单省时，效果尚可，但局麻药用量较多，特别适合于患者较多的医院采用。

2. 全身麻醉（无痛支气管镜检查）　建立静脉通道后，静注芬太尼 2.0μg/kg、异丙酚 2.0 ~ 3.0mg/kg，待患者意识消失后开始插镜检查，根据患者的反应情况，可适当静脉追加异丙酚 25 ~ 50mg，以达到适当的麻醉深度。麻醉过程中保持患者的自主呼吸、鼻管吸氧及心电监护，密切观察患者的血氧饱和度变化情况。此法麻醉起效快，效果确切，恢复迅速而平稳，无明显不良反应，大大减轻了患者检查时的痛苦，但费用稍高。

（三）操作步骤

1. 体位　患者的体位可根据患者的情况及医生的习惯而定。通常采用卧位，医生在患者的头侧，也可采用坐位，医生面对患者进行检查。

2. 插镜途径　插镜的途径主要有 2 种，即经鼻孔插入和经口腔插入。

（1）经鼻孔插入法：先用含局麻药和麻黄素的棉签插入至后鼻孔麻醉和收缩鼻腔和鼻道以便顺利进镜，在喉和气管麻醉后开始插入支气管镜。通常术者左手持支气管镜操作部，拇指略向下拨动旋钮，使支气管镜前端先端部稍向上形成自然弯曲，右手持插入部由鼻道进入。插入时，要保持视野清晰，在直视下沿鼻道之空隙前进，切忌盲目推进，以免损伤鼻黏膜而出血。进镜约 15cm 即可看见会厌及咽后壁，绕过会厌即可见声门。让患者平静吸气或嘱其发"啊"的声音，当双侧声带张开时，迅速将支气管镜通过声门插入气管。此步骤是支气管镜检查的技术难点，为进镜顺利和减少患者的痛苦，声门的麻醉是关键，如声门麻醉欠佳，则可加喷少许麻药，还要注意不得在声门闭合的情况下强行插入，以免引起喉头水肿、痉挛和声带损伤。

（2）经口腔插入法：分为经口直接插入法和经口气管套管插入法两种。经口直接插入时先让患者口服一支胃镜检查用含局麻药的润滑胶浆，固定牙垫，然后插入支气管镜至喉部，其余方法同经鼻插入法。经口气管套管插入时则需先将气管套管套在支气管镜上，经口插入当镜进至气管下段后，再将气管套管从支气管镜插入部慢慢向先端部推进至气管内。

以上两种方法各有优缺点。一般认为经鼻插入较易进入喉腔和气管，不存在支气管镜被咬坏的可能，患者痛苦小；而经口气管套管插入法则便于支气管镜反复进出气管，对咯血和分泌物较多患者便于吸引，但增加了支气管镜被咬的风险，患者的痛苦稍大。

3. 气管、支气管的进入及识别　支气管镜通过声门后，要随时调节旋钮，使镜体先端保持在气管的中间位，勿使镜体端沿气管壁滑动，以免引起损伤和咳嗽。要边观察边推进，随时注意观察气管的形态，黏膜的色泽，软骨环的清晰度等。正常的气管黏膜红白相间，粉红色的黏膜位于气管平滑肌的表面，色泽光亮，表面无明显血管可见，间以白色的软骨环，界限清晰。成年人气管长度平均为 11.8cm，自鼻孔至隆突的长度为 28～30cm。正常隆突略偏左侧，吸气时边缘锐利，且有一定的活动度，如隆突明显增宽且固定，常常表示隆突下淋巴结受累。

（1）右侧支气管：纤维支气管镜到达隆突后，术者将镜身向右转 90°左右，同时拨动旋钮，使远端稍向上弯，支气管镜便从隆突向右移至右主支气管口。再向内伸入 1cm 左右，可在右主支气管的外侧壁上看到右上叶支气管管口。调整镜体远端的弯曲度，使视野对准右上叶支气管口，缓缓推进，即可进入右上叶支气管内。进入后首先看到前支与后支。有时需将弯曲度增加至 120°，才可以看见尖支。必要时可插入段支或亚段支，进一步观察亚段及次亚段支气管的情况。观察完毕，将纤维支气管镜退至右主支气管开口处，然后向中间支气管推进。在中间支气管远端可见 3 个呈前后排列的开口，即中叶，下叶及下叶背段支气管开口。调节弯曲度，使镜体尖端向上翘，对准中叶支气管开口，进入中叶支气管其远端可见内、外侧及其小分支。由中叶支气管退出，将镜端向下弯，可在中叶支气管开口同一平面或稍下方的后外壁上看到另一横行开口，此为下叶背段开口。将镜体远端向下叶推进，首先可见右下叶支气管内侧壁上的内基底支。下叶支气管远端可见前、外和后 3 个基底支气管开口。

（2）左侧支气管：镜端退回到隆突上方，术者将镜身向左转 90°左右，视野对准左主支气管开口徐徐推进，便可顺利将支气管镜插入左主支气管。进入 4～5cm，可见前外侧壁上的左上叶支气管开口。对准左上叶支开口向前伸入，首先看到舌支。舌支在其远端分为上，下舌段支气管。继续前进即可见左上叶前支及尖后支气管。将镜端退至左主支气管远端，将镜端稍向下弯，可在后内侧壁上看到左下叶及背段支开口。将镜体尖端向下叶推进，依次可见左下叶支气管的前、外、后 3 个基底段支气管。

进行支气管镜检查时，通常应先检查健侧，然后再检查患侧。需注意的是几乎所有的叶段支气管都可见到变异的情况，要正确的识别。

五、常见疾病的镜下表现

（一）炎症

正常的支气管黏膜很薄，表面有光泽，呈粉红色，可见血管网，透过黏膜软骨环的白色轮廓清晰可见。当支气管黏膜及黏膜下层受到各种感染或其他刺激时，镜下可见到黏膜发红、肿胀、血管扩张、黏膜粗糙不平、分泌物增加等炎症反应。炎症反应可以是弥漫的也可是局限的，但均不具特异性，因此，支气管镜检查不能对所发现的炎症进行病因诊断。目前很少有人为单纯诊断支气管的炎症而行支气管镜检查。支气管炎症的一般镜下表现包括 3 个方面，即管壁、管腔的变化和管腔内容物的异常。

1. 管壁变化的镜下表现

（1）黏膜充血、水肿：黏膜因毛细血管充血而发红，有时可看到扩张的血管。充血后常伴有水肿，表现为黏膜表面亮度增加，有增厚的感觉，支气管嵴部变钝，支气管软骨环模糊不清，软骨环间沟变浅或消失。单纯的水肿，黏膜常呈苍白。

（2）黏膜粗糙不平、色泽苍白缺血：为支气管慢性炎症的表现，提示黏膜有增生与疤痕收缩同时存在。

（3）黏膜溃疡或肉芽组织增生：可发生于急、慢性炎症。急性炎症引起的肉芽伴有脓性分泌物。慢性炎症引起的肉芽，周围黏膜可无明显炎症。

（4）黏液腺孔扩大：表现为数目不等的小孔陷入黏膜表面，较易见于两侧支气管、右中间气管及上叶支气管。在慢性支气管炎时较常见。

（5）黏膜肥厚：黏膜由于增生而粗糙不平，色泽较差，嵴部变钝，但活动多良好，管腔有程度不同的缩小。

（6）黏膜萎缩：黏膜表面有收缩感，色灰白，常伴条索状疤痕或纵横皱褶，隆凸嵴部锐利，管腔有扩大感。

（7）疤痕：黏膜色灰白，表面可内陷或凸凹不平，常伴条索状疤痕或放射状疤痕，可使管腔或管口变形、狭窄或闭塞。

（8）纵横皱褶：正常时可见于气管下部及大支气管后壁膜部，系由黏膜下弹力纤维束组成。当慢性支气管炎或支气管痉挛时，表现明显。

（9）管壁瘘孔：支气管壁或支气管淋巴结钙化后，可因物理因素磨破气管、支气管壁而穿孔，如合并继发感染，可使支气管或肺部化脓，在穿孔处可见有脓栓存在。

2. 管腔变化的镜下表现

（1）管腔狭窄：多发生于中小支气管，一般皆由支气管及肺部炎症引起黏膜水肿或增厚而产生狭窄。当肺叶改变体积较大时，管腔可发生变形和移位，例如上叶高度萎陷时，因下叶上移，可把下叶背段开口当作上叶开口，必须注意辨认。

（2）管腔阻塞：在支气管狭窄的基础上，由于脓栓、黏液栓、血栓阻塞，可使管腔阻塞，引起肺部不张，吸引后可通畅。也可由于炎症或手术后的感染引起黏膜高度充血水肿而阻塞，待炎症消散后可畅通。

（3）管腔扩张：可见支气管黏膜萎缩，管腔增大，嵴锐利，纤支镜可同时窥见多级支气管。

3. 管腔内容物异常　正常情况下管腔内无分泌物存在，只要能吸取到分泌物时即为异常。

（1）脓性分泌物：提示有化脓性细菌感染，黏膜常红肿。

（2）血性分泌物：除肺癌外，肺阿米巴病、肺吸虫病以及支气管病变时皆可有出血，在咯血后，有时可见陈旧性血栓阻塞于支气管内。

（3）钙化及骨化：慢性炎症时，于支气管内有时可见钙石及骨化碎片。有的游离于管壁，有时可见骨化的软骨自管壁突入管腔，在其表现有完整的上皮覆盖。

（二）结核

事实上肺结核的镜下表现同其他炎症一样，其改变包括管壁、管腔的变化及管腔内容物的异常，镜下难以区别，但可通过活检或制片来确诊，如合并有支气管结核则镜下表现有其特点，因此支气管镜检查已成为诊断和鉴别诊断结核的重要手段。支气管结核的镜下表现常见的有以下4种类型。

（1）浸润型：表现为局限性或弥漫性黏膜下浸润，结核性小结或斑块，亦可合并管外淋巴结压迫。在急性期，黏膜高度充血、水肿、易出血。出血常局限于一侧支气管的一个叶或段支气管。支气管开口处有时可有脓液溢出。在慢性期，黏膜有轻度充血水肿，呈灰白色；或黏膜粗糙，呈颗粒状增厚，软骨环模糊不清，可产生不同程度的狭窄。黏膜下结节或斑块常呈黄白色乳头状突入管腔，可破溃坏死，也可痊愈而遗留疤痕，

（2）溃疡型：可继发于浸润型支气管结核或由支气管淋巴结核溃破而引起黏膜表面有散在孤立的溃疡，溃疡底部有肉芽组织，有时溃疡底部有一层黄白色干酪样坏死组织，吸除后才能看出溃疡，如坏死物阻塞管腔或溃疡底部肉芽组织增生，常可引起管腔阻塞，可并发肺叶或肺段不张。

（3）增殖型：主要是增生的肉芽组织，呈颗粒状或菜花状向管腔突出，易出血，可发生支气管阻塞，或愈合后而成疤痕。

（4）纤维狭窄型：为支气管结核病变的愈合阶段，黏膜成纤维组织，无活动性。狭窄程度和狭窄管腔长短不一，严重者管腔完全闭塞。

（三）肺癌

支气管镜是检查肺癌不可或缺的重要手段。对于中央型肺癌，支气管镜可直接观察肿瘤的部位、大小、形态及浸润范围，并对肿瘤进行活检或制片。对于周围型肺癌则可能见到一些间接征象如狭窄、阻塞、外压等，并可对其进行经支气管镜针刺吸引或支气管肺泡灌洗做细胞学检查。通过支气管镜检查观察支气管肺癌有3种情况。

1. 肺癌的直接所见　肺癌在镜下的形态可分为三型。

（1）肿块型：肿块的形态多种多样，可呈菜花状、结节状、息肉状、乳头状、分叶状、蕈状、斑块状等。少数肿块可长蒂，有移动性。肿块表面光滑或凹凸不平，可伴坏死、血管怒张、溃疡出血。其共同特点为肿块凸向管腔。大体分型属管内型。

（2）浸润型：表现为支气管黏膜凹凸不平，常呈扁平状隆起，伴有血管扩张、坏死，软骨环模糊不清，支气管黏膜充血、水肿、增厚。肿瘤可沿支气管长轴方向浸润，形成管状或漏斗状狭窄，也可沿横轴浸润，形成环形狭窄。如果以黏膜下浸润为主，黏膜表面好似正常，但有增厚、僵硬的感觉。浸润型与肿块型之区别，在于不形成明显的肿块，大体分型属管壁型。

（3）混合型：既见癌块，又见癌浸润。

肿块型或浸润型癌灶表面的坏死脱落后即可形成溃疡。所谓菜花样肿块，就往往是由于肿块表面形成多发性小溃疡之故。浸润型癌灶时可使管壁轻度凹陷。

2. 肺癌的间接所见

（1）阻塞：阻塞的原因很多，肿块、癌浸润、外压等均可造成管腔阻塞。支气管结核性肉芽、慢性支气管炎肉芽、外伤所致的支气管断裂、支气管黏膜肿胀、结核性及炎症性瘢痕、黏液、坏死组织、血块阻塞以及非肿瘤所致的外压等，亦可以造成支气管阻塞，注意鉴别。

（2）狭窄：狭窄的形态可呈环状、偏心状、不规则状、管状、漏斗状、扁状等。狭窄的原因有癌性浸润、肿块部分阻塞、结核性肉芽肿、炎性充血水肿、瘢痕、分泌物部分阻塞等。

（3）外压：外压性膨隆与外压性狭窄意义相同，前者是指管壁外压而膨出，后者是指管壁受外压而膨出后使特定管腔狭窄。外压的原因可由肿瘤、转移性淋巴结、良性肿块如结核等所致。

（4）隆凸或嵴部增宽、固定：是外压一种表现，其意义同外压。

（5）血性分泌物：常提示小支气管处肿瘤表面有少量出血，若用毛刷沿出血处支气管擦刷，有时可获阳性结果。

（6）声带麻痹：以左侧声带麻痹较常见，常提示肺部肿块压迫喉返神经。

3. 无异常　由于支气管镜一般只能观察到Ⅳ～Ⅴ级支气管，对周围型支气管癌变常无法观察到。即使是发生于大支气管的癌，有时病变主要表现为黏膜下浸润，初看起来黏膜好似正常，但活检或擦刷有时可获阳性结果。因此，对临床及影像学检查有异常的可疑肺部病因，即使支气管镜检查无异常可见，也应常规进行活检及刷检细胞学检查。

六、现代电子支气管镜常用诊疗技术简介

（一）常用的经电子支气管镜活检方式

术者活检时调好内镜的深度、方向及前端的弯变，务必使要活检的部位暴露清楚，在视野中将钳端伸至病部位上方，由助手打开钳口，然后准确压在病变部位，助手关闭钳口，术者将活检拽出。注意不可太用力过猛。标本采取后由助手放在小滤纸片上，浸入10%甲醛溶液固定送检。

取材时应先吸出局部支气管内的分泌物，清楚暴露病变部位，并局部注入麻黄素或肾上腺素，可减少钳夹后出血，避免视野模糊。对于表面附有坏死物的病灶，要先尽量清除表面的坏死物后深入病灶中钳取以提高阳性率。

（二）经电子支气管镜细胞刷检的注意事项及防污染采样技术

细胞学刷检一般在活检后进行，将细胞刷慢慢插至病变部位，稍加旋转刷擦数次，然后将细胞刷退至镜前部（不要退入前端钳孔内），与内镜一起拔出，立即涂片，并置入95%的酒精中固定。

如用于细菌学的检查，要采用防污染细菌刷。毛刷在防污套管内，在病变部位推出毛刷刷检，然后退入套管内，将内镜同套管毛刷一起拔出，剪除套管顶端有污染的部分，伸出毛刷做细菌培养。

（三）经电子支气管镜肺泡灌洗液检查

将生理盐水5～10mL注入病变部位进行冲洗，再用吸引器收集入标本瓶中送检，可离心后收集沉

渣行细胞学检查。

（四）经电子支气管镜激光、微波手术治疗肺部肿瘤

主要采用 Nd – YAG 激光，光源部分输出的激光通过可弯曲石英纤维导管头端，照射病变部位。大功率激光可直接产生高温高压，汽化肿瘤组织。

微波属高频电磁波，可作用于生物组织，产生高温，有效杀灭肿瘤组织。

（五）经电子支气管镜腔内后装机放射治疗肺部肿瘤

通过支气管镜可在病变部位放置后装放疗的施源器（头端为盲端的聚乙烯细导管）后，遥控放置放射源，进行近距离放射治疗，可有效对局部肿瘤组织进行治疗。

（六）经电子支气管镜光动力学治疗肺部肿瘤

对于早期不能手术治疗的中央型肺癌，肿瘤仅侵及黏膜并能被激光束照射到的病例较为合适。此外，对于肺癌切除术后支气管残端复发，或是姑息治疗，扩张患者的呼吸道也是较好的适应证。静脉注射光敏剂后经特定波长的激光照射，光敏剂被激活，产生细胞毒性，特异地杀死肿瘤细胞。现有的光敏剂多为卟啉类衍生物，采用波长为 630nm 的激光激活。

（七）经电子支气管镜局部化疗

采用肿瘤局部注射的方式，可提高肿瘤局部的药物浓度，对缓解部分晚期肿瘤有一定效果，同时可减少对全身的副作用。常规的化疗药物大部分适应于局部治疗。对于中晚期不能手术治疗，其他疗效不佳，中央型腔内生长的肿瘤较适宜用此法。插入内镜后经活检孔送入注射针头，注射针刺入瘤体基底部或瘤体中心，注入化疗药物。

（八）经电子支气管镜支气架置入术

对于肺部肿瘤术后或其他原因引起的气管或主支气管狭窄，可以经电子支气管镜置入气管或支气管支架以通畅气道。对于肿瘤所致的无法愈合的气管食管瘘，可以置入带膜的支架堵塞瘘口。

（九）荧光电子支气管镜检查及意义

当组织细胞受到光线照射时会产生自体荧光效应，通常情况下肉眼无法察觉。但是在特殊光源及高灵敏度的摄影机的辅助下，医生便能以肉眼检视自体荧光效应。因正常组织与早期癌细胞及癌前病变组织之自体荧光效应强度都有明显差异，所以自体荧光效应在临床上有着重大意义。荧光内镜影像技术就是利用此自体荧光强度之差异增强检查各种病变的能力。

（十）经电子支气管镜超声探头检查及意义

将一带水囊的超声微探头通过支气管镜的活检管道送达需检查的部位探查气管、支气管管壁及周边组织的情况。对于早期的病变或向气管外生长的肿瘤及周边淋巴结有较好的诊断作用。

（十一）电子支气管镜在其他相关领域的应用

如食管癌往往可侵犯临近组织和器官，最常见的就是侵犯气管，如果肿瘤未穿过气管壁，则仅可在直视下观察到气管膜部受压的表现。如果肿瘤穿破气管壁，则可明确看到癌组织。如果存在气管食管瘘，往往在食管镜窥视不清的时候，利用支气管镜可明确看到瘘口。

（孙兆义）

第二节　食管镜检查

一、食管镜的发展简史

食管是消化道的一部分，而且是检查胃和十二指肠的必经之路，因此食管镜的发展与消化道其他内镜的发展同步。目前已很少生产专用的食管镜，而是用胃镜代替食管镜进行检查和治疗。

从 1868 年 Kussmual 制成第一台食管胃镜至今，内镜的发展大致经历了以下 4 个阶段。

（一）硬管式内镜

有 3 种不同的类型，即开放式硬管式内镜、含有光学系统的硬管式内镜及套管式内镜。目前部分医院尚保留有硬管式内镜，在取某些食管异物时较软镜方便。

（二）半可屈式内镜

是在硬管式内镜的基础上发展而成的，与硬管式内镜不同在于其远端可屈曲，可在体腔内做一定范围的弯曲，使术者能更大范围的观察体腔内的病变。

（三）纤维内镜

由于利用光导纤维来传导光和光学图像，使内镜镜身变细且柔软，可顺利插入人体各种腔道。纤维内镜的问世使医用内镜进入了一个新时代，并随着内镜的外围设备（如手术器械、电视系统等）的不断发展，使内镜在诊断和治疗人体各种腔道内疾病有了飞跃发展。

（四）电子内镜

将一极小的光敏集成电路作为微型电视摄像机安装在内镜的前端，把观察到的图像以电子信号的方式传至电视信息处理系统，在监视器上还原为图像，这就是目前广泛使用的电子内镜。它不需要利用光纤来传导图像，其图像质量较纤维内镜有了极大的提高，配以先进的计算机系统，图像及患者资料的处理（如打印、存取等）十分方便。

随着内镜制作技术的发展，新型内镜不断推出。目前临床常用的新型内镜有超声内镜、放大内镜、母子镜、荧光内镜等。

二、食管镜检查的应用解剖

食管起于咽部，向下经胸腔并通过膈肌止于贲门 E - G 线（即食管胃交界线）。成人男性食管全长 25～30cm，女性为 23～28cm。食管入口起自环状软骨的下缘，相当于第 6 颈椎椎体平面，构成食管的第一个狭窄，下行至第 5 胸椎平面跨越主动脉弓时构成食管的第二个狭窄，继续下行在主动脉前方穿过膈肌的食管裂孔进入腹腔，当它穿过膈肌脚时构成食管的第三个狭窄。

为便于描述食管病变的发生部位，通常将食管分为颈段、胸段和腹段。颈段即自食管入口至胸骨柄上缘平面，距门齿约 18cm；胸段又分为上、中、下三段。胸上段自胸骨上缘平面至气管分叉平面，距门齿约 24cm；胸中段自气管分叉平面至 E - G 线全长的上半，其下极距门齿约 32cm；胸下段即自气管分叉平面至 E - G 线全长的下半，其下极距门齿约 40cm。胸下段也包括食管腹段。跨段病变以病变中点所在归段，如上下长度均等则归上面一段。

食管壁由黏膜层、黏膜下层及肌层组成，无浆膜层。其上中下段的血液供应分别来自甲状腺下动脉、支气管动脉、肋间动脉及降主动脉的食管支，膈下动脉及胃左动脉分支。淋巴输出管穿出食管壁，一部分沿食管上行，一部分沿食管下行，分别注入食管旁淋巴结，其中一部分淋巴管绕过淋巴结直接进入胸导管。

三、食管镜检查的适应证、禁忌证及并发症

（一）食管镜检查的适应证

（1）用于诊断食管及与食管有关的疾病：凡有吞咽困难、胸骨后疼痛或烧灼感、原因不明的呕血等症状疑为食管炎症、溃疡、息肉、肿瘤、食管静脉曲张、食管异物及食管外压等均为食管镜检查的适应证。

（2）用于治疗食管疾病：如取食管内异物、扩张狭窄的食管及贲门、息肉的切除、食管静脉曲张的内镜下治疗、瘤内注射、肿瘤的光动力治疗、贲门失弛缓的内镜治疗等。

（3）用于食管疾病治疗后的随访。

（4）放置胃内营养管或放置后装放疗的施源器等。

（二）食管镜检查的禁忌证

随着内镜检查技术的不断提高及无痛胃镜的开展，食管镜检查的禁忌证越来越少。以下几点视为食管镜检查的相对禁忌证。

（1）环后区肿瘤或食管入口狭窄无法通过内镜者。但如能通过导丝则可先行扩张后再插入食管镜检查。

（2）未能控制的严重高血压患者。

（3）疑有主动脉瘤者。

（4）严重的心肺疾病致心肺功能不全或极度衰弱者。

（5）急性上呼吸道感染和严重咽喉炎则应在控制感染后进行检查。

（6）严重的脊椎（颈、胸椎）畸形。

（三）食管镜检查的并发症

食管镜检查的并发症通常与操作者的水平及患者原有疾病有关。可能发生的并发症有以下几种：

（1）局麻药过敏：咽部麻醉前应先问清过敏史，并准备肾上腺素及其他抗过敏药物。

（2）咽部损伤、出血及感染：多由操作不熟练所致，如患者食管入口狭窄则较易发生。一般不需特殊处理，但若发生咽部蜂窝组织炎或咽后壁脓肿则应积极使用抗生素和局部治疗。

（3）食管穿孔：多发生于原有食管疾病，尤其是食管癌的患者。晚期食管癌常可合并食管穿孔，因此在对某些尚未穿孔的晚期食管癌患者行食管镜检查时的注气和插镜过程易导致穿孔。

（4）吸入性肺炎：发生原因可能是食管镜误入气管或检查过程中患者唾液呛入气管所致。

（5）下颌关节脱位：常发生于原有下颌关节脱臼史的患者，一旦发生即可用手法复位。

（6）出血：检查过程中偶可因剧烈呕吐致贲门撕裂出血，也可能将食管静脉瘤误认为其他病变活检而出血。

（7）其他意外：对有心脑血管病史的患者检查时可能诱发心律失常、心绞痛、心肌梗死、脑血管意外等。

四、食管镜检查方法

（一）术前准备

术前准备与支气管镜检查基本相同。术者应复习病史、检查患者及了解相关的检查结果；术前半小时肌内注射镇静剂以缓解患者的紧张情绪；术前 15 分钟肌内注射阿托品以抑制分泌和蠕动（青光眼和前列腺增生患者不用）；患者应于术前禁食 6 小时以上；取下局部义齿。

（二）麻醉

（1）咽喉部麻醉方法：目前大多采用胃镜润滑胶浆麻醉。胃镜润滑胶浆中含有局麻药物、去泡剂及润滑剂，口服简单方便。

（2）无痛食管镜检查：方法同无痛气管镜检查。

（三）操作步骤

1. 插镜　患者左侧卧位，面向检查者，两腿屈曲，仰头张口轻轻咬住牙垫。术者的右手持着食管镜头端，使镜头方向保持与患者咽喉管方向一致，食管镜轻轻沿咽喉后壁进镜，进镜 12～15cm 处，当持镜的手部感到略有阻力时则将镜身退后，并嘱患者做吞咽动作以便会咽向前上方移动、软腭上升、气管关闭，食管入口处即在瞬间开放，在开放的同时迅速插入食管镜即可到达食管上端。若插镜时感到有阻力，可能是环咽肌痉挛所造成，可让患者休息一会，再做一次局部麻醉。切忌用暴力插镜，也不要让患者连续不断地做吞咽动作，因为这样可能会造成环咽肌痉挛更加严重。如用电子镜检查，则可在直视下进镜，当镜的头端到达下咽部时，将镜从环后区直接插入。也可选择从左或右梨状窝进镜，方法是如选择从左梨状窝进镜，当镜到达左梨状窝时，边向逆时钟方向旋转镜身边进镜即可顺利进入食管，反之亦然。切忌盲目用力，易致梨状窝损伤。

2. 观察顺序

（1）定位：当食管镜的头端进入食管后即边注气边匀速进镜。视野的上下左右分别为食管的右侧壁、左侧壁、前壁和后壁。食管全长约25cm，平均分成上中下3段，一般进镜约40～50cm处即到达贲门口，E-G线清晰可见。

（2）观察顺序：食管镜由咽部进入食管腔后，缓慢地沿食管壁推进，同时观察食管四壁黏膜的形状、色泽、蠕动、扩张度等。一般在进镜40cm左右即可到达E-G线，仔细观察食管末端及贲门口的情况。食管镜插入贲门口后调节角度钮观察贲门下部和胃底部。当食管镜推进到50cm处调节角度钮，使内镜头部极度向上（高位反转），然后做左右180°的镜身旋转，边充气边通过"提插"胃镜的方法即可清晰地观察到贲门口四周及整个胃底穹窿部。

除非疾病所致食管明显狭窄无法过镜，一般即使在食管发现肿瘤病灶也应尽可能地设法观察肿瘤远端的情况，并争取使胃镜能进入胃腔，同时注意观察食管肿瘤病灶特别是食管下端病灶与贲门的关系，因为临床上常常有贲门癌向上累及食管下端的病例发现。

3. 检查后处理　食管镜检查完毕后嘱患者禁食2小时，待咽部麻木感消失后方可进温凉流质或半流质食物。如检查中出血明显或怀疑有食管损伤者，应使用止血剂或让患者留院观察，并根据病情做相应处理。

五、常见疾病的内镜下表现

正常食管黏膜光滑湿润，呈淡红色，皱襞纵横、柔软。血管清楚可见，主要沿纵轴分布，自由分支。一般均可观察到食管蠕动，其蠕动波呈同心环形收缩，最后形成2～3条纵形皱襞而消失。当食管松弛时环形或纵形皱襞消失。内镜下尚可观察到外部传导性运动，如呼吸、咳嗽等。吸气时胸腔负压增高，胸部食管可扩张。搏动性运动是由主动脉及心脏的搏动传导而致，见于食管距门齿24～30cm处。出现食管内部的活动，如吞咽或反胃时肌肉的收缩，属于正常生理性现象。在距门齿40cm处即可发现原先整齐纵行的食管皱襞变为粗大、不规则的胃襞皱，并可观察到淡红色食管黏膜延伸为橘红色胃黏膜，此处有曲折而清晰的分界线即E-G线。

（一）食管静脉曲张

食管胃底静脉曲张可发生于导致门静脉高压的任何一种疾病。门静脉高压时门静脉血流发生梗阻，梗阻可以发生在门静脉或肝静脉内（肝外梗阻）。食管胃底静脉曲张通常是肝内梗阻的结果，在我国最常见的原因是肝硬化。

食管镜下食管静脉曲张是指在食管镜检查时，当少量注气使食管松弛、消除了正常的黏膜皱襞后仍可见到显著的静脉，即称为食管静脉曲张。食管静脉曲张的内镜诊断标准目前尚未统一，我国常用的食管静脉曲张的诊断标准有3种。

1. 日本分类法　为1979年日本第12届"门静脉高压症研究会议"制定的标准。

（1）基本色调（C）：分白色（Cw）和青蓝（Cb）两类，与正常黏膜一致者为Cw，青蓝灰色或浅蓝色为Cb。同一病例如见数条曲张静脉而色泽又不一样时，取最粗大的基色为准；一条曲张静脉各段色泽不一样时，记录最粗部位的基色。

（2）红色征（R-C征）：是指曲张静脉表面黏膜的红色征象。有蚯蚓样、樱桃红斑、血泡样斑、弥漫性发红等。

（3）形态（F）：分为F_1（曲张静脉呈直线形或蛇形）、F_2（串珠状）和F_3（结节状）3种。同一病例如见F_1～F_3并存的话，记录其最严重者。

（4）部位（L）：气管分叉的近侧为上段（Ls，食管起始至23cm），分叉至E-G线平均分为两段，即中段（Lm，25～32cm）和下端（Li，32～40cm）。胃底曲张静脉记录为Lg。

（5）食管炎（E）：是指曲张静脉之间的食管黏膜充血、糜烂或附有白苔。

2. Dagradi 分类法　将内镜下所见的曲张静脉按外观大小分为 5 级。

Ⅰ级：曲张静脉直径 <2mm，颜色红或蓝，需用内镜的镜端按压方可显露，常呈线状或 S 状，食管黏膜松弛时不隆起。

Ⅱ级：曲张静脉 2～3mm 粗，色蓝，线状或轻度扭曲，食管黏膜松弛时不用镜端按压即突出表面。常在食管前壁向头侧延伸一较长距离，称为"前哨静脉"。

Ⅲ级：明显隆起的蓝色曲张静脉，直径 3～4mm，直或迂曲，常为单个，表面黏膜完好。

Ⅳ级：蓝色，明显迂曲，最大直径超过 4mm，多条曲张静脉围绕整个食管腔，彼此几乎在中心相遇，曲张静脉被覆的黏膜完整或残缺。

Ⅴ级：曲张静脉呈葡萄串，阻塞食管腔使内镜不易推进，表层黏膜菲薄，且可见樱桃红色细小血管。

3. 国内分类法　较为简单，即将内镜下食管静脉曲张分为轻、中、重度。

轻度：曲张静脉直径 <3mm。

中度：曲张静脉直径 3～6mm。

重度：曲张静脉直径 >6mm。

食管镜对食管静脉曲张诊断的重点是观察静脉的色泽、形态、大小、部位（与贲门之间的距离）等。只有在上消化道出血的病例才能观察到红色征中有血泡样斑，通常认为这种血泡样斑的长度若超过 5cm，极有可能在短期内发生出血，因此对这些病例要采取预防性治疗措施。白色纤维素栓子是出血停止不久的标志。

（二）食管恶性肿瘤

1. 早期食管癌　病变仅累及黏膜层及黏膜下层而未侵犯肌层者为早期癌。我国将食管镜下早期食管癌分为以下 4 种类型。

（1）充血型：病变处有小片状不规则的充血、发红、黏膜表面色泽潮红等变化，一般能区别出病变区与正常黏膜的交界处，如食管镜头轻触该区域都可造成出血。整个病灶黏膜表面平坦，无破损，食管管壁舒张良好，病灶区在食管舒张时能自如变形，无明显僵硬感。

（2）糜烂型：此型较为常见，病变处黏膜糜烂且稍凹陷，颜色较正常黏膜深，失去了黏膜正常的光泽，糜烂表面附有白色或灰白色黏液，病变处黏膜变粗易出血，食管的管壁舒张良好。

（3）斑块型：黏膜粗糙呈橘皮或颗粒状，表面色泽苍白或呈白斑样改变，如果病变范围较广则病类中央可出现微凹或小的浅表性糜烂。

（4）乳头型：肿瘤呈乳头状、结节状或小息肉状，头端突向食管腔内，病灶与周围黏膜的界线清楚。一般瘤体直径 1cm 左右，有时可见小的浅表性糜烂。

日本内镜学会将早期食管癌分为 3 型，即浅表隆起型（又分为息肉型、丘状型、上皮下肿瘤型）、浅表平坦型（又分为轻度隆起型、平坦型、轻度凹陷型）、浅表凹陷型。国内有相当多的医院采用此分型方法。

2. 进展期食管癌　病变侵犯深至肌层、外膜层或突破外膜。一般癌灶直径在 3cm 以上，食管镜下可分成以下 5 种类型。

Ⅰ型（肿块型）：肿瘤组织呈息肉状突入食管腔内，病变界限清楚，周围黏膜无明显浸润，此型约占中晚期食管癌的 20%。

Ⅱ型（溃疡型）：溃疡底部污秽，表面高低不平，溃疡中央可见小岛状结节，常有出血，溃疡边缘不齐，溃疡四周有隆起，呈小结节状。

Ⅲ（肿块浸润型）：除有隆起性癌灶外并有周围黏膜的广泛浸润，病灶处常有出血、坏死，肿瘤境界不清楚，此型在食管癌最多见，约占中晚期食管癌的 1/3。

Ⅳ型（溃疡浸润型）：溃疡性食管癌的周围黏膜亦有广泛的浸润，溃疡周围黏膜高低不平，表面有糜烂、出血坏死，肿瘤境界不清楚，此型约占中晚期食管癌的 1/3。

Ⅴ型（狭窄型）：由于食管全周被癌肿广泛浸润可引起管腔严重狭窄，检查时食管镜无法通过病变，此时若在狭窄区的上方注气可发现食管腔狭窄无法扩张，食管镜头端碰撞狭窄区常引起渗血。此型约占中晚食管癌的 1/10。

3. 特殊类型食管癌

（1）多发性食管癌：此类食管癌的癌灶可为多发性，一般病灶较小，发现多发性病灶时应仔细观察各病灶之间的间距、间距的黏膜形态等，认真推断这些病灶是否为一个较广泛病灶基础上的各个不同病变。

（2）重复癌：重复癌是指两个不同的脏器同时或相继发生的癌肿，食管癌可合并口腔、胃和结肠癌，亦可合并乳房癌、皮肤癌等。如临床怀疑有重复癌的可能，应做相应检查。

4. 食管的其他恶性肿瘤 食管肉瘤约占食管恶性肿瘤的 1%，以平滑肌肉瘤为主，其他还包括淋巴肉瘤、纤维肉瘤、横纹肌肉瘤、黑色素瘤、网状细胞肉瘤等。食管镜下根据肉瘤的形态可分成溃疡型、息肉型和弥漫型 3 类。单单凭形态变化肉瘤有时与食管癌不易区别，需依赖于活检病理学检查做出判断。食管黑色素瘤大多呈息肉状，表面有溃疡，黏膜活检可以明确诊断，但有人认为黏膜活检极易使癌扩散，需慎重对待。

（三）反流性食管炎

反流性食管炎是一种胃食管反流病，由胃和十二指肠内容物，主要是酸性胃液或酸性胃液及胆汁反流至食管所引起的食管黏膜的炎症、糜烂、溃疡和纤维化等病变。主要症状有胃灼热、胸痛、吞咽困难、反胃等。食管镜检查能准确判断有无反流性食管炎及炎症程度，且可对食管炎进行分级。我国参照日本的分级标准如下。

0 级：正常食管，无食管炎症表现。

Ⅰ级：E - G 线轻度模糊不清，远端食管黏膜失去光泽，但黏膜无明显破损。

Ⅱ级：食管镜下见一个或多个不连续的点状或条形糜烂，并可见白色渗出物。糜烂常见于食管皱褶的顶部，累及范围在 E - G 线上方 5cm 以内，面积少于 10%。

Ⅲ级：黏膜糜烂沿纵轴或横轴汇合成片，但不呈圆周状糜烂，表面有渗出物或痂形成。病变累及食管远端 5cm，面积占 10% ~ 50%。

Ⅳ级：食管胃连接处有圆周状糜烂或渗出性病变，与病变累及的食管远端范围的多少无关。

Ⅴ级：食管任何部位的深溃疡或不同程度的狭窄。

六、现代食管内镜常用诊疗技术简介

（一）超声内镜在食管疾病中的应用

1. 超声内镜的原理 经内镜超声扫描是将微型超声探头安装在内镜的前端或通过内镜活检孔道插入微型超声探头，当将内镜插入食管后既可通过内镜直接观察黏膜表面的病变形态，又可进行超声扫描获得食管壁各层的组织学特征及周围邻近重要脏器的超声影像，大大提高了内镜和超声的诊断水平。

2. 食管超声内镜检查的适应证 一般认为，所有食管局限性病变都是超声内镜检查的适应证，但是对于食管癌的深度、分期、食管黏膜下肿瘤的鉴别诊断特别有意义。主要适应证有以下几方面。

（1）食管癌：用于食管癌可疑病变的诊断；判断食管癌病变的侵犯深度、周围淋巴结有无转移以及与周围器官的关系；术前 TNM 分期；术后或放疗后复发的诊断；放疗后疗效的评估等。

（2）食管静脉曲张及孤立性静脉瘤的诊断。

（3）食管黏膜下肿瘤的诊断及鉴别诊断。

（4）食管壁外压的判断及食管周围淋巴结的显示。

3. 正常食管声像图 食管壁与其他消化道管壁有着共同的组织结构特点，均由黏膜层、黏膜下层、肌层及外（浆）膜层组成。若将正常食管标本浸泡于生理盐水中进行超声扫描，可观察到 5 层结构。

（1）黏膜浅层：即第 1 层，为一薄的高回声层。

（2）黏膜深层：即第 2 层，相当于黏膜肌层，低回声层。

（3）黏膜下层：即第3层，高回声层。

（4）固有肌层：即第4层，低回声层。如用高频（20MHz 以上）探头扫描，此低回声层被一极纤细的高回声一隔为二，这时管壁显示为7层结构。

（5）外（浆）膜层：即第5层，高回声层。

在临床检查时，常因探头水囊压迫，管壁变薄，仅能见到3层回声：即第1层高回声相当于水囊壁、黏膜及黏膜下层，第2层低回声相当于肌层，第3层高回声相当于外膜层。

4. 食管癌的超声内镜检查　超声内镜检查不仅用于食管癌的诊断和鉴别诊断，而且由于其可比较准确地判断食管癌的浸润深度和周围淋巴结转移，已成为术前分期、判断可切除性、术后复发及放化疗疗效评估等的重要检查手段。

（1）侵犯深度的判断：正常食管在超声内镜下可显示5层结构，而食管癌的声像图表现为低回声病灶取代了其中几层或全层而形成缺损、不规则、断裂等现象。超声内镜检查时根据侵犯深度的不同，将食管癌分为：

m 癌　肿瘤浸润局限于第1、2层，而第3层完整，连续性好。

sm 癌　第3层变窄、不规则，但无中断。

mp 癌　第3层中断，且第4层可见点状高回声。

A_1 癌　第4层中断，第5层变窄。

A_2 癌　第5层中断，边缘不整。

A_3 癌　食管全层浸润并侵犯邻近器官。

（2）淋巴结转移的判断：通常转移淋巴结常为圆形或类圆形，直径多在5mm 以上，若能见到10mm 以上且多个融合的淋巴结则转移的可能性更大。但大小和形状均不能作为判断是否为转移淋巴结的准确依据，术后的病理证实，常见很小的淋巴结有癌细胞的转移，而较大的圆形淋巴结是炎症肿大淋巴结的情况。

（3）术前 TNM 分期：对于食管癌的术前 TN 分期，超声内镜是目前已知的最为准确的手段，大量的报道显示其准确性为80%～90%，甚至更高。而对食管癌的 M 分期则远不如 CT 或 MR。

T 分期　T 分期与超声内镜浸润深度的关系如下：

T_1：相当于超声内镜下的 m 和 Sm 癌，即第1、第2、第3层受侵犯。

T_2：相当于超声内镜下的 mp 和 A_1 癌，即主要侵犯至第4层，而第5层虽可有变窄但光整。

T_3：相当于超声内镜下的 A_2 癌，即第5层中断，不规则。

T_4：相当于超声内镜下的 A_3 癌，即肿瘤已侵犯邻近器官。

N 分期：在食管癌中任何区域淋巴结的转移都被定为 N_1，而远处的淋巴结转移则被认为是 M_1。

M 分期：在超声内镜扫描时一旦发现有左肝的转移灶、腹腔动脉旁的转移淋巴结或胰腺的转移则可确定为 M_1。

（二）色素内镜检查

色素内镜检查即指在内镜检查时的黏膜染色技术。正常食管黏膜为鳞状上皮，含有丰富的糖原，遇碘后起棕色反应。而食管癌细胞内不含糖原，遇碘后不起任何变色反应，不典型增生的上皮内糖原明显减少，遇碘后呈浅染或淡染。常用的食管黏膜染色剂为 Lugol's 液，此法有以下优点：简单方便；有助于初步判断病变的良恶性；明确病变的范围；有助于诊断食管的多源多发癌。是目前最广泛使用的筛选早期食管癌的检查技术。

（三）内镜下黏膜切除术（EMR）

内镜下黏膜切除术目前广泛应用于消化道的扁平隆起性病变，能获得整块病变组织做病理检查，对于癌前病变或早期黏膜内癌更是一种有效的治疗手段。主要应用于早期黏膜内癌的切除、治疗癌前病变如中重度不典型增生、亚蒂或无蒂息肉、局部癌变息肉、侧向发育型息肉、来源于黏膜层的黏膜下肿瘤等。切除前明确病变的范围和深度是成功切除的关键，因此术前除一般内镜检查外，最好能利用色素内镜、超声内镜、放大内镜等以明确病变的范围和深度。

食管内镜尚广泛应用于食管各种出血性病变的诊治、食管息肉的治疗、食管贲门部狭窄的扩张和支架置入、食管异物的治疗、食管肿瘤的各种内镜下消融治疗、食管癌和癌前病变的激光光动力治疗等发挥着重要作用。

（孙兆义）

第三节　纵隔镜检查

一、历史发展

1949 年，Daniels 首次介绍了纵隔淋巴结病理的正规诊断技术，它包括用手指探查上纵隔及随后行斜角肌脂肪垫活检。在 1954 年，Harken 使用 Jackson 喉镜通过双侧颈切口，可探查和直视气管旁纵隔淋巴结，并首次提及外科切除纵隔淋巴结有转移的病例预后较差。1955 年，Radner 报道了经胸骨上切迹单一切口，在提供进路到达双侧气管旁淋巴结中的价值；1959 年，Carlens 介绍了在全麻下使用颈部纵隔镜，并命名此操作为纵隔镜检查术。虽然纵隔镜检查术很快在欧洲普及，但直到 20 世纪 60 年代中，才由加拿大多伦多的 Pearson 及其同事，开始在非小细胞肺癌剖胸术前分期中，常规施行纵隔镜检查术；他们因此建立了一种系统评价纵隔淋巴结的方法，并能可靠地估计非小细胞肺癌区域转移的程度。

二、适应证与禁忌证

（一）适应证

（1）确诊纵隔肿物的性质，如淋巴瘤、结节病等。

（2）用于治疗，如纵隔内胸腺组织、胸腺瘤、支气管囊肿的切除等。

（3）明确纵隔淋巴结转移情况，协助分期，决定是否手术切除、确定放疗范围。

临床上纵隔镜检最常用于肺癌患者，以证实同侧或对侧纵隔淋巴结转移与否，和其他检查相似，它只在结果将改变患者治疗时施行。对较大的不能切除的纵隔淋巴结行活检，可提供诊断和分期的信息。对可能切除的肿大淋巴结活检，可证实多个水平的转移，从而将患者归类于预后很差的组别中。同样，对 T_3、T_4 的病例，无论淋巴结大小均需行纵隔镜检查术，因为此组有纵隔淋巴结转移时的手术切除并无得益。

在同时有双侧肺部病灶的患者，可能是双原发肺癌或者是一侧原发另侧单发转移；通常，如果纵隔淋巴结是阴性的，就按独立的原发肿瘤处理；因此纵隔镜检查术用于决定患者是按双发早期肺癌，还是晚期肺癌去治疗。纵隔镜检查术也用于决定患者是否合适进入新辅助化疗试验。另外，已证实为小细胞肺癌的单病灶患者，少数如考虑手术应在肺切除术前行纵隔镜检查术。

影像学上无纵隔淋巴结肿大病例，纵隔镜检查术的应用存在争论。如果主诊医生认为纵隔淋巴结有转移，无论多小，都不考虑手术（起码最初不考虑），那么应该常规行纵隔镜检查术。但假如已经会诊统一意见，推荐施行完整 N_2（通常为单站转移）切除，就没必要行镜检。此进路用在右侧肺癌很令人满意，因为全部的同侧纵隔淋巴结在都容易右侧开胸术时切除；不过在左侧开胸术由于有主动脉弓，使左侧气管旁区难以进入，因此部分外科医生认为，全部可切除的左上叶肺癌都应行镜检。

（二）相对禁忌证

有些罕见的解剖因素可影响纵隔镜检查术的安全，包括严重的颈动脉炎（妨碍颈部的伸展和镜身置入）、巨大甲状腺肿、大范围主动脉弓或无名动脉的钙化或扩张动脉瘤以及现存气管造口术。而再次纵隔镜检查术，尽管存在气管旁纤维化以及正常颈部筋膜平面消失，但在大部分病例仍可安全完成。

三、操作方法

（一）标准经颈纵隔镜检查术（图1-1）

标准经颈纵隔镜检查术可以评估气管旁纵隔淋巴结（1，2R，2L，4R和4L组）和隆突下（7组）前组；其敏感度为85%～90%，特异度为100%，阴性预测值大于90%。对肺癌患者在行纵隔淋巴结切除术之前的分期，经颈纵隔镜检查术是最准确的手段。

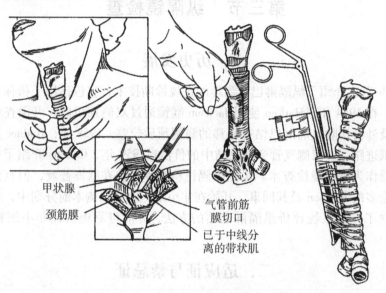

甲状腺
颈筋膜
气管前筋
膜切口
已于中线分
离的带状肌

图1-1　标准经颈纵隔镜检查术

1. 手术方法　患者在气管内全麻下，取仰卧位，置右侧桡动脉导管和/或指式血氧计，不仅能监测血压和血氧饱和度，也可提醒术中不经意压迫无名动脉的时间和程度。肩胛后垫卷枕令颈部过展，使气管从纵隔上提并方便置入纵隔镜。气管内插管从口腔另侧引出，与手术医生使用器械侧分开；胸前备皮和铺巾达剑突水平。平行胸骨切迹上方1～2cm行3～4cm皮肤横切口，切开颈阔肌，带状肌向外牵拉，向下纵向分离达气管前筋膜。

切开气管前筋膜，用食指伸入气管前间隙行钝性分离，利用这一重要手法可到达隆突水平并常可扪及异常淋巴结，纵隔镜通过分离好的隧道在直视下逐渐置入，以后完全用吸引头分离，活检前先行针吸避免误伤血管，分开纵隔淋巴结与比邻结构，用视频纵隔镜能更好显示和发挥手术技巧。一般可见隆突、主支气管、无名动脉、肺动脉干、奇静脉；为避免损伤左侧喉返神经，在左侧气管旁区域需小心分离、慎用电刀；在充分止血后，分层缝合伤口。

对右肺病灶，先分离右气管旁清楚暴露奇静脉，取右气管旁和气管支气管角淋巴结活检，奇静脉上方淋巴结为右气管旁淋巴结（2R、4R），下方为气管支气管角淋巴结（10R）。单纯活检无名动脉上方淋巴结（2R）是不够的，应仔细辨认并活检无名动脉下方淋巴结（4R），中下肺病灶常见仅有此处淋巴结转移。接着，活检隆突下淋巴结，纵隔镜前进到肺动脉干上方，即可见隆突下筋膜，用吸引头打开并暴露淋巴结，注意此处与食管关系最紧密，避免误伤。隆突下淋巴结的活检，最好推迟到镜检最后才做，因为此处血管丰富、镜检过程易出血而妨碍观察和降低诊断的准确性。

必须强调的是在此操作过程中，各部位的活检淋巴结没必要是完整切除。完整淋巴结送检病理并不比单纯活检诊断更准确。在活检前有必要完全暴露淋巴结，以核实其同一性，避免伤及相关血管和撕开淋巴结。用活检钳抓咬淋巴结和用力拉扯易撕裂比邻结构而出血。

2. 并发症和结果　小出血是最常见的并发症，多与供应纵隔淋巴结的支气管动脉（特别是隆突下）有关，用带电刀的绝缘吸引器头可电凝止血，少见情况下出现明显出血时，不要撤出纵隔镜，通过镜子直视下接近出血部，首先填塞止血材料和纱布压迫5分钟，看能否止血。损伤大血管的大出血可能致命，必须尽快辨认、填塞、修补；奇静脉出血有时通过压迫胸骨就可控制，但还须行右侧开胸术止血；损伤无名动脉、主动脉弓或肺动脉干，一般要行胸骨劈开术止血；另一罕见并发症可能需要开胸的是气管支气管的撕裂。

在标准经颈纵隔镜检查术中可能损伤的其他结构，有左侧喉返神经（在左气管支气管角易损）、纵隔胸膜（右侧较左侧多）、食管（在隆突下后区易损），喉返神经麻痹和气胸能通过仔细观察而获处理，而食管穿孔很罕见，多在出现纵隔源性败血症的症状和体征才获诊断。

尽管存在潜在的并发症，经颈纵隔镜检查术仍不失为安全的操作，且常在门诊层面施行。Pearson 报道行纵隔镜 432 例中，有出现合并症 1.6%（气胸 2 例，喉返神经麻痹 3 例，出血 2 例），全部无须开胸、无死亡。Coughlin 报道，累计 1 259 例已确诊的、可手术肺癌术前纵隔镜检查，无发生死亡，并发症发生率 1.7%，最常见的是右侧气胸（8 例），均为因经纵隔胸膜行肺活检所致；左侧喉返神经损伤 7 例，完全恢复 3 例；3 例分别因肺动脉干撕裂、食管撕裂、电刀损伤右主支气管而需要开胸。Luck 报道 1 000 例经颈纵隔镜检查术，3 例（0.3%）发生严重并发症而需要开胸，其中出血 2 例、气管撕裂 1 例；另外有 20 例（2%）发生小并发症，共计并发症为 2.3%，无手术死亡。

（二）纵隔镜行锁骨上淋巴结活检

锁骨上淋巴结活检不再是肺癌的术前常规，不过，研究表明，4% ~24% 的可切除肺癌中，发现其不可扪及淋巴结有隐性转移，锁骨上淋巴结转移（N_3）彻底改变了患者的预后和推荐治疗。所以对此区域的评价也是合适的。

Lee 和 Ginsburg 介绍了改进标准经颈纵隔镜检查术，用于锁骨上淋巴结活检；在完成纵隔淋巴结活检之后，旋转纵隔镜于颈动脉鞘后方进入锁骨上窝。

据所报道结果，在一组怀疑有 N_2/N_3 的 81 例选择病例中，标准纵隔镜证实为 N_0 且无锁骨上淋巴结转移 29 例，不过在 39 例 N_2 病例中发现 15% 锁骨上淋巴结转移，有对侧转移（N_3）19 例中有 13 例（68%）锁骨上淋巴结转移。全部发现有锁骨上淋巴结转移的病例，都是中央型（纤维支气管镜所见）和非鳞癌。

（三）扩大经颈纵隔镜检查术（图 1-2）

扩大经颈纵隔镜检查术最先由 Kirchner 在 1971 年介绍，Ginsberg 和同事将其普及推广，作为左上叶肺癌术前分期的单独操作，出于考虑能避免胸前进路纵隔镜检查术的限制和潜在并发症，它提供左上叶肺癌的气管旁、主动脉弓旁纵隔淋巴结分期，适应证与上述的纵隔镜检查术相似。

1. 手术方法 完成标准经颈纵隔镜检查术后，纵隔镜从颈部切口退出，用食指分开披覆主动脉与无名动脉间的筋膜，进入位于无名静脉后方与主动脉前外侧面的无名三角，纵隔镜由先前建立的隧道，逐渐置入主动脉弓旁纵隔间隙，钝性分离包绕淋巴结的疏松脂肪组织，清楚显露淋巴结并行活检，小心避免越入纵隔胸膜，确认无明显出血后，撤出纵隔镜，颈部切口如常规缝合。

2. 并发症和结果 要注意扩大经颈纵隔镜检查术需要熟习过程和特别小心，初次应用须做胸前进路切口，对应颈部切口双合诊，方便纵隔镜进入无名三角时避免副损伤。Ginsberg 和同事报道了 100 例左上叶肺癌的镜检结果，其中上纵隔、前纵隔或两者兼有转移的有 20 例，总共 75 例行剖胸术，74 例获彻底切除；镜检中有 8 例假阴性，每例都是第 5、第 6 组的微转移，均获彻底切除并组织学病理证实，此报道中唯一 1 例并发症是颈部切口浅表感染。

Lopez 和同事报道一组 50 例镜检结果，左上叶和下叶各 38 例、12 例，纵隔镜检查阳性 9 例，其余 41 例切除率为 97.6%；此组研究显示阴性预计值达 97.5%，诊断准确率达 97.8%。Urschel 的镜检后脑血管意外个案报道，质疑其安全性；如 CT 扫描有主动脉弓钙化、可触及的动脉粥样化斑块。

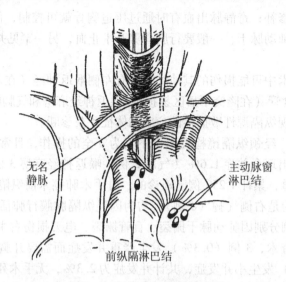

无名静脉

主动脉窗淋巴结

前纵隔淋巴结

图1-2 扩大性纵隔镜检查术

（四）前胸进路纵隔镜检查术

McNeil 和 Chamberlain 于1966年，介绍左胸前进路纵隔镜检查术，作为左上肺癌确定诊断和可能手术切除的方法。Chamberlain 相信，胸外科医生用此术式不仅可以行左肺门和主动脉窗淋巴结活检，而且能估计左上肺肿瘤与纵隔结构的固定程度，从而避免不能切除的局部晚期病例的不必要开胸。Chamberlain 术式，通常用于标准经颈纵隔镜检查术不能到达的纵隔淋巴结组别，即主动脉弓旁和主动脉窗（第5、第6组）淋巴结的分期。适应证也与其他纵隔镜检查相似。1983年 Deneffe 报道，在一组45例拟为左肺癌且临床纵隔淋巴结阴性的病例用此术式检查，活检证实28.9%纵隔淋巴结转移，均为左上叶癌所致。在这前 CT 时代的报道中，有学者总结认为左上肺癌应行此检查以改善切除率。Jolly 证实此检查阴性的左肺癌，预计切除率达96%（25/26）。

新近 Barendregt 报道，在37例临床 N_0 确诊的左上肺癌，结合手指触诊和镜检，16例确认有淋巴结，仅1例为 N_2，因此认为临床非 N_2 的病例没必要行胸前进路纵隔镜检查术。

1. 手术方法　患者全麻下取平卧位，置单腔气管插管，于胸骨旁第2或3肋软骨部做5～6cm长切口，深达胸大肌。切开软骨膜在软骨膜下平面切除软骨，也可从肋间进路免切肋软骨。内乳动脉及静脉在术野中，应牵开或分离结扎。从胸骨后平面钝性游离纵隔胸膜返折，向外侧可暴露主动脉弓旁和主动脉窗纵隔间隙，可直视下行肿大淋巴结切除或切取活检，纵隔镜通过切口可行纵隔探查。

进入胸腔能改善解剖确认和进路，如果已进入，未伤及肺时无须置胸管，在关胸前置一导管于胸腔，另一端没于水面下2cm，确认无出血，逐层关胸，让麻醉师鼓肺排气并退出导管。

2. 并发症与结果　胸前进路纵隔镜检查术的并发症和死亡率很低，可按门诊患者处理。主要有局部疼痛和第2肋软骨切除后的伤口愈合，尤其在须辅助放疗者。术中容易损伤的主要结构包括主动脉、内乳动脉、上肺静脉、左喉返神经、膈神经；不过除内乳动脉外，罕有损伤其他结构；报道最多的并发症是伤口浅表感染和气胸。

（孙兆义）

第二章

胸外科急诊处理原则及基本技术

第一节　胸外科急症早期处理基本原则方法

胸心外科急症主要临床特点是：①伤情危重，相继出现呼吸、循环功能障碍。②患者多伴有多发性损伤（如腹部、四肢、颅脑损伤）。因此接诊后应力求尽快做出准确判断，分秒必争地抢救患者。

（一）早期处理基本原则

（1）迅速有效针对威胁患者生命的伤情进行紧急处理，如开放气道、解除堵塞、心肺复苏等。

（2）在进行各种急救措施的同时，立即实施简明扼要的体检。

（3）必要时行胸穿以确定是否存在血气胸，有条件可行血气分析及胸部 X 片等检查，尽快明确诊断。

（4）接诊要点：①对胸心外科急症患者有严重呼吸困难、明显缺氧，首先应紧急行环甲膜穿刺、气管插管或气管切开，及时应用呼吸机辅助呼吸。②对胸部大血管、心脏破裂导致大量血胸、心脏压塞、心跳微弱的患者，应及时行心包穿刺或剖胸探查，同时补充丢失的血液，反对盲目进行胸外心脏按压。③床边备气管切开手术包，气管插管操作失败后应立即行气管切开术。④及时做胸腔闭式引流。⑤分清多发伤主次，首先处理危及生命的伤情（呼吸、循环、出血）。

（二）早期处理基本方法

1. 通畅气道　紧急解除呼吸道阻塞，迅速清除口鼻腔内血块、分泌物及异物等对气道的阻塞，改善和维持呼吸功能。对清醒患者，可用负压吸引分泌物，辅助患者咳嗽，自行排除呼吸道分泌物及异物，尽快解除呼吸道阻塞。对昏迷患者则根据患者呼吸困难缺氧的程度，清除呼吸道血块和异物，尽快保持呼吸道通畅，要求立即做气管插管或气管切开，用呼吸机恢复正常的呼吸功能。

2. 立即处理张力性气胸和开放性气胸　由于开放性和张力性气胸均可改变胸腔的负压，引起肺不张、纵隔移位等，如果不迅速处理，可因呼吸循环功能衰竭致死（图 2-1）。因此，对开放性气胸必须尽快用敷料等物，将创口封住，变开放性气胸成闭合性气胸。张力性气胸的紧急处理办法是穿刺减压或安置胸腔闭式引流。在野外紧急情况下，可用一粗针头连接橡胶手指套，顶端剪开一小孔，于患侧胸前锁骨中线第 2~3 肋间插入胸腔，以达到单向减压急救的目的。继之进行胸腔闭式引流（图 2-2）。

3. 反常呼吸运动的处理　严重闭合性胸部创伤患者，由于多根多段肋骨骨折（连枷胸），形成反常呼吸运动，可导致呼吸循环功能障碍（图 2-3）。在野外或受伤现场时，可先用清洁敷料或衣物等压迫，以相对固定胸壁和限制胸廓反常运动，便于采取下一步处理措施。患者送达医院后，可先行胸廓外固定法和断肋牵引外固定。如不奏效可手术切开断肋行内固定和胸廓重建术。

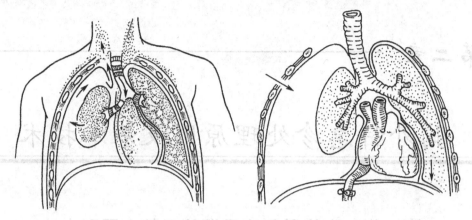

图 2-1　纵隔气肿及开放性气胸示意图

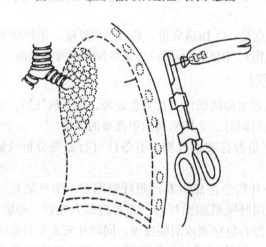

图 2-2　橡胶指套排气法

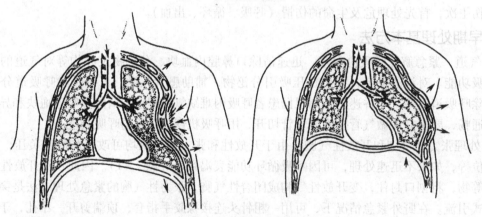

图 2-3　多根多处肋骨骨折导致反常呼吸

4. 快速建立补液通道，有效抗休克治疗　严重胸部创伤患者，由于出现不同程度的休克，因此，在维持呼吸循环功能的同时，必须有效地抗休克治疗。根据患者休克的严重程度采取相应抗休克办法。首先要建立足够的静脉通道，以尽快补充血容量。安置心电监护和中心静脉压测定，以便监测心脏功能，正确掌握输液速度。但对肺损伤患者的输液需要特别注意。在补充血容量的同时，可适当应用血管活性药物，如异丙肾上腺素、多巴胺、山莨菪碱及间羟胺等，必要时应用强心药物，如西地兰（毛花苷 C）、米力农等。当有严重内出血时，补充血容量及止血治疗应同时进行，如有腹腔、下肢出血，应采用上肢径路补血，以保证心脏灌注。

5. 开胸探查　由于严重胸部创伤病情危重，故剖胸探查应严格掌握手术适应证，否则适得其反。凡严重胸部创伤后，通过各种非手术治疗措施，如抗休克，维持心肺功能及胸腔闭式引流等，治疗一段时间后均未能使病情稳定，甚至病情继续恶化、严重威胁患者生命，又具有剖胸探查适应证者（如胸内活动性出血，胸内脏器损伤，胸腹联合伤疑有腹腔脏器损伤等），应尽快剖胸探查。

6. 及时处理心脏压塞及心脏挫伤　心脏压塞后由于心包腔的压力增大，致使回心血量和心排出量均下降，加重休克。心包穿刺不但可作为心脏压塞诊断的一种手段，而且也可起治疗作用，但不是唯一的治疗手段。一旦确定为急性而严重的心脏压塞，就应及时开胸手术解除。心脏挫伤多见于严重闭合性胸部损伤，尤其是胸骨钝性挫伤和胸骨骨折者。虽然心脏挫伤在闭合性心脏损伤中是最常见的类型，但往往被漏诊。据报道，在非穿透性胸部损伤中，心脏挫伤发生率为21% ~ 25%，但很少死亡。诊断主要依据心电图出现复极异常和心律失常，另外可依据心肌酶谱改变来协助诊断。一般心脏挫伤只需一般保守治疗，对并发心力衰竭和心律失常的心脏挫伤，可用小剂量洋地黄制剂（正常量的1/3 ~ 1/2）治疗。

（孙兆义）

第二节　胸外科并发症处理原则

并发症一词见于众多的医学参考书或教科书，是专门的医学术语。并发症（complication）是指在手术过程中及手术后，可能出现的与手术有因果关系的一些病症或病征，在原发疾病的基础上，由其他的因素引起的新的疾病的称谓。目前认为并发症是在原发病发生发展的过程中，由于机体抗病能力的减退，易受另一种致病因素的侵袭；或在治疗原发病的过程中出现的新问题及药物毒副作用，以及不可忽视的社会生活环境、心理、精神等不良因素侵袭，使患者的机体再次遭受新的损伤，其发生的先决条件是要有原发病，即基础病。综上所述，并发症的概念包括了三部分：一是要有原发病，二是有新的病因，三是在原发病的基础上由新的病因产生了新的疾病。

胸心外科手术本身具有双重性。手术可以治愈疾病，挽救患者的生命，但手术本身也具有创伤性质，不仅导致机体发生器质性损害，还可在不同程度上干扰机体的正常生理功能，甚至危及生命。发生这种现象有其一定的客观必然性，包括患者的解剖变异；切除病变时对周围器官组织不可避免的影响；患者对治疗的不同反应；患者在治疗及发病以前的基本体质等。因而术中或术后出现各种并发症并不足为奇。当发现不良后果时，应当清楚地区分医疗事故与并发症，两者的概念是绝对不一样的，所要负的法律责任完全不同。判断的要点应在于：第一，所发生的不良医疗后果是否由医务人员的过失造成，如属过失行为造成，应定为医疗事故。若属非过失行为造成，则应视为并发症。第二，所发生的不良医疗后果与医疗人员的过失行为是否有直接因果关系，如有，应视为医疗事故；若无，可视为并发症。对于已尽力预防和控制，但由于现阶段的医疗技术或医疗条件仍难以或未能阻止而发生某一不良后果时，则为意外，仍应属于并发症范畴。

（孙兆义）

第三节　基本技术

一、胸腔穿刺

胸腔穿刺具有诊断与治疗意义。当疑有气胸、血胸时，可进行诊断性胸腔穿刺术，对张力性气胸、血胸有挽救生命的作用，它是胸心外科临床常用的一种基本技术。

1. 适应证　胸腔穿刺术的适应证为：①胸部手术和胸外伤后出现胸腔积液体征，需明确积液性质。②有大量血胸，需判明是否有持续出血。③大量气胸，需查明是否继续漏气。④需通过胸腔穿刺术抽液减压或给药等。

2. 禁忌证　胸腔穿刺术禁忌证为：①不能合作者。②有严重心肺功能不全者。

3. 术前准备

（1）体位：患者可取坐位、半卧位或仰卧位。如取坐位，患者反向坐于椅上，健侧臂靠椅背，头枕臂上，术侧臂伸过头顶；如取半卧位，患者仰卧，术侧手上举，枕于头下，或伸过头顶，使穿刺部肋间张大；如取仰卧位，则术侧胸部移置于床沿的略外方，胸部下垫软枕。

（2）确定穿刺部位：除纵隔和叶间的包裹性积液外，原则上胸膜腔的各个部位都可进行穿刺。为了抽气，可在锁骨中线第2肋间进行穿刺；为了抽液，可在腋后线第7、第8肋间或腋中线第5、第6肋间穿刺。至于包裹性积液，可根据体征、X线或超声波定位后，确定穿刺部位后进行穿刺。

4. 手术操作　预先选定穿刺部位并在皮肤上做出标记。用1%聚维常规消毒穿刺部位皮肤，周围铺以无菌孔巾。用2%利多卡因（或0.5%~10%普鲁卡因）局部麻醉穿刺点的皮肤、皮下软组织和胸膜。将穿刺针头在穿刺点先斜行刺入皮肤，越过皮肤后再垂直向胸壁刺入。针刺深度，视伤员胸壁的厚薄而定，一般进针3~5cm便可到达胸膜腔。为了避免刺伤肋间血管，在腋中线的前方穿刺时应在两肋骨之间进针；在腋中线的后方穿刺时应在肋骨的上缘进行。当穿刺针接近胸膜腔时，要边推进边抽吸，针头进入胸腔时有阻力突然消失感，一旦抽得气体或液体，即停止前进，用止血钳将穿刺针头固定于该处进行抽气或抽液。

5. 结果判断　结果判断可依据：①穿刺抽到血液可确诊为血胸。顺利地抽出血液可能血液量很大。血中带气泡提示肺或支气管破裂出血。血中混有消化道内容物则为胸腹联合伤兼有消化道破裂。②大量血胸并发休克。经抗休克及抽出部分胸内积血后，暂时改善了呼吸、循环功能和纵隔移位，但不久呼吸困难和休克又复加重，抽出的血液很快凝固，则提示有持续性出血，可考虑剖胸探查。③穿刺抽到空气可确诊为气胸。如针栓被推向后，说明胸腔内积气的压力很高，提示为张力性气胸。如气体抽不尽，说明肺组织或呼吸道有持续漏气，应放置胸腔闭式引流管。

6. 穿刺注意事项　具体事项为：①固定好针头。防止针头固定不良，在抽吸过程中容易发生不是将针头慢慢推进过深，刺伤了肺组织，便是无意中将针头慢慢拔出，离开了胸膜腔退入胸壁软组织内的现象，以致不能抽出气体或液体。②有时固定针头良好，并没有滑出胸膜腔，也会突然抽不出气体或液体，这可能是膨胀了的肺组织堵住了针头，可注入少量空气或等渗盐水，将肺组织推开，或稍为变动穿刺针头的位置，再缓慢抽吸。③气胸一般可顺利地抽出较多空气，但也有胸膜腔原本没有积气，只是针头误伤肺组织，才会抽出气体，但这种气体一般较少，常断续地被抽出和含有少量鲜血。此时应拔出针头停止穿刺或变换穿刺部位。④穿刺过程中，伤员应避免咳嗽和转动身体，如有咳嗽不止或其他严重反应，应即停止穿刺。发生虚脱时，可即注射肾上腺素或苯甲酸钠咖啡因（安钠咖）等。⑤张力性气胸的排气针安放法。在紧急情况下对张力性气胸可在第2或第3肋间用粗针穿刺排气，并在穿刺针尾端连接一个带裂口的橡胶指套，制成单向活瓣排气针。

二、心包穿刺

心包穿刺术有诊断血心包和急性心脏压塞的作用。对急性心脏压塞，心包穿刺抽出血液，可缓解对心脏的压迫，有挽救生命的作用。

1. 适应证

（1）对高度怀疑有急性心脏压塞征者，应立即进行心包穿刺以明确诊断和抽血减压。有下列情况者，应高度怀疑有急性心脏压塞征：①胸部外伤者出现循环衰竭，循环衰竭的严重程度与伤情及失血量不符。②伤员立（坐）位时，颈静脉怒张且有搏动或中心静脉压升高（>14cmH$_2$O或1.37kPa）。

（2）伤后数周内，X线显示心影逐渐增大，超声心动图提示心包积液量增多，临床出现血流动力学障碍的体征（脉压变小、脉搏增快、心音模糊及低血压）时，应做心包穿刺，抽出心包内积液以查明积液性质和改善循环功能。

2. 术前准备　同胸腔穿刺，但需加上心电图与血压的监测（图2-4）。

3. 穿刺方法　心包穿刺应严格遵守无菌操作原则。用2%利多卡因（或1%普鲁卡因）液做局部麻醉。针刺深度按部位和伤员胸壁厚薄而异，一般要插入3~6cm。穿刺时，如针头触及心脏即有搏动感，应立即停止进针，并略后退少许（图2-5）。胸部外伤早期心包穿刺以采用剑突左肋软骨角进路为宜，因此时即使发生了心脏压塞，心包内积血量也不会太大，采用心前区途径易误伤胸廓内血管或胸膜腔，而采用剑突左肋软骨角则较为安全，较易抽到血液，又不会损伤胸廓内血管及胸膜，也不至于损伤较大的冠状动脉。

（1）体位：一般采用45°仰卧位。

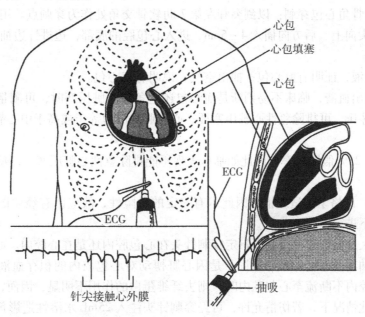

图2-4　连接心电图的穿刺针示意图

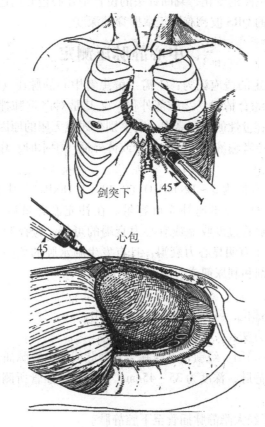

图2-5　心包穿刺示意图

（2）穿刺位置

1）心前区心包穿刺：在胸骨左缘第 5 肋间，心浊音界内侧约 2cm 至胸骨左缘外方约 2cm 都可穿刺（穿刺前应仔细叩出心浊音界并结合 X 线和超声检查选好穿刺点并标记定位）。用 20 号穿刺针向内、后朝脊柱方向，慢慢穿入心包腔，边进针边抽吸，抽到液体后即将针头固定好，穿刺不宜过深，以免损伤心肌或冠状动脉。

2）左剑突肋软骨角心包穿刺：以剑突和左第 7 肋软骨交角处作为穿刺点。用 20 号穿刺针与腹前壁成 30°~45°角，针尖向上、后方向插入 4~5cm，进入心包腔的底部，边进针边抽吸至抽出液体为止。

（3）结果判断

1）穿刺抽出血液，证明有血心包；抽出空气，说明有气心包。

2）心包穿刺抽出血液，临床不易判断是血心包还是急性心脏压塞时，可测量心包腔压力。心包腔内压力低于中心静脉压，可排除急性心脏压塞征；心包腔内压力等于或高于中心静脉压，则可确诊为急性心脏压塞征。

3）心包穿刺有 25% 假阴性率。因此如临床表现不能排除急性心脏压塞，即使心包穿刺阴性，也应进行心包切开探查。

（4）注意事项：严格掌握适应证。因此术有一定的危险性，故应由有经验医师操作或指导，并尽可能在心电图监护下进行穿刺。

心包穿刺抽出大量血液时，常难以肯定穿刺针头在心包腔内还是在心腔内。心腔内抽出的血液容易凝固，但心包腔内抽出的血液却不易凝固，是因心脏搏动对心包腔内的积存血液有去纤维蛋白作用所致。大量血液自心腔内不断流至心包腔内时，则去纤维蛋白的作用不明显，因而，心包腔内抽出的血液也可发生凝固。在此情况下，若伤情允许，可经穿刺针头注入 25mL 水溶性造影剂，同时用可移动的 X 光机检查，若注入造影剂后心包腔显影，说明针头已插入心腔内。较简易的方法是将一消毒的心电图导联连接在穿刺针头上，根据心电图的变化，判断针头的位置是在心包腔内还是在心腔内。当针尖触及心肌表面心外膜时，即显示反向的 QRS 波，有助于掌握穿刺深度。

三、中心静脉压测定

1. 适应证　中心静脉压测定的适应证为：①需了解患者中心静脉压（CVP）的高低，用以判断其血容量、心功能与血管张力的综合情况。②胸部外伤，尤其是对严重肺挫伤限制输液时的容量监控。③鉴别是低血容量抑或非低血容量性的循环衰竭。④鉴别少尿或无尿的原因是血容量不足还是肾衰竭所致。⑤需要大量输液或心脏病患者输液时、危重患者或体外循环手术时，作为指导输液量和输液速度的指标。

2. 正常值及临床意义　正常值为 5~12cmH$_2$O（0.49~1.18kPa）。中心静脉压降低表示血容量不足，如休克患者，CVP <5cmH$_2$O，应迅速补充血容量。在补充血容量后，患者仍处于休克状态，而 CVP >10cmH$_2$O，则表示容量血管过度收缩或有心力衰竭的可能，应控制输液速度或采取其他相应措施。若 CVP >14~20cmH$_2$O 表示有明显心力衰竭，且有发生肺水肿的危险，应暂停输液或严格控制输液速度，并给予速效洋地黄制剂和利尿剂或应用血管扩张剂。

3. 方法

（1）患者仰卧，选好插管部位，常规消毒，铺无菌孔巾。

（2）局部麻醉后静脉插管方法：

1）经皮穿刺法：目前较常采用。经锁骨下静脉、头静脉或颈内静脉插管至上腔静脉，深度为 12~15cm，或经股静脉插管至下腔静脉，深度为 35~45cm；上腔静脉插管所测压力较下腔静脉插管更为精确、可靠。

2）静脉切开法：现仅用于经大隐静脉插管至下腔静脉。

（3）将测压计的零点调到右心房水平，如体位有变动要随时调整。测压前使输液瓶内液体充满测压管到高于预计的静脉压之上。连接上静脉导管后，再将液体流向阀（三通）旋转到如图 2-6 所示位置，使测压管与静脉导管相通，这时测压管内的液体迅速下降，到一定水平不再下降时，观察液面在量尺上的相应刻度数，此即 CVP 计数。不测压时，旋转三通使输液与静脉导管相通，继续补液。每次测压倒流入测量管内的血液需冲洗干净，以保持静脉导管的通畅。现代监护仪均带有监测中心静脉压功能，将换能器与插管连接后即可由机器自动测量。以上手工操作仅在无条件的基层医院或紧急情况下使用。

4. 注意事项　注意事项主要包括：①如测压过程中发现中心静脉压突然出现显著波动性升高时，提示导管尖端进入右心室，立即退出一小段后再测，这是由于右心室收缩时压力明显升高所致。②如导管阻塞无血液流出，应用输液瓶中液体冲洗导管或变动其位置。若仍不通畅，则用肝素或枸橼酸钠冲洗。③测压管留置时间，一般不超过 5d，时间过长易发生静脉炎或血栓性静脉炎，故留置 3d 以上时，需用抗凝剂冲洗，以防血栓形成。④使用血管活性药物、正压辅助通气及明显腹胀、肠梗阻等腹腔压力过高时所测得压力均受影响，需正确评估。

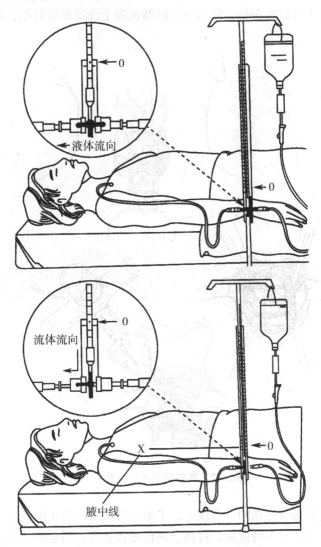

图 2-6　人工测定中心静脉压装置示意图

四、气管切开术

1. 解剖概要　气管前方有皮肤、皮下组织及颈阔肌、舌骨下肌群、甲状腺峡部、气管前筋膜；气管后方为食管；气管两侧为甲状腺侧叶、颈总动脉、颈内静脉及迷走神经。

2. 手术适应证　气管切开手术适应证为：①严重颌面部、颈部外伤，或呼吸道烧伤。②颅脑伤伴昏迷。

③胸部损伤不能咳嗽排痰，引起的下呼吸道分泌物潴留。④呼吸衰竭需较长时间呼吸机治疗。⑤咽、喉及颈部大手术，或破伤风、高位截瘫的伤员，需做预防性气管切开术。

3. 麻醉　局部麻醉即可，昏迷者可不用麻醉。

4. 体位　仰卧，肩下垫枕，头向后仰，使颏、喉结和胸骨上切迹成一直线。

5. 手术方法

（1）常规气管切开术：用左手拇指和中指固定环状软骨，自环状软骨下缘至胸骨上切迹做一个4～6cm切口，切开皮肤、皮下组织及颈阔肌；于正中线切开颈白线，向外牵开两侧的胸骨舌骨肌、胸骨甲状肌、显露甲状腺峡部，如遇甲状腺奇静脉丛，应先结扎切断；将峡部牵向上方并用止血钳游离、切断、贯穿缝合；在第3～4气管软骨环处，用尖刀由下向上连同气管前筋膜一并挑开2个软骨环；以弯血管钳撑开气管切口，插入气管套管，拔出管芯，吸尽分泌物，再放入内管。有时，可将气管切口的软骨环修剪成与套管直径等大的圆窗，便于插入套管；插入套管后，将套管上方的皮肤切口缝合1～2针，然后在切口与套管之间放置半开口纱布垫，将套管上的两根带子绕过颈后打结，松紧要适度，结扎要牢固（图2-7）。

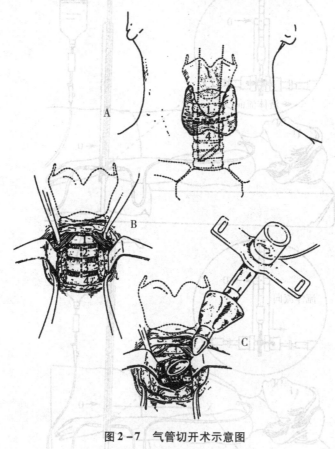

图2-7　气管切开术示意图

注意事项：①皮肤和气管切口应在同一直线上，手术始终保持在颈正中线，不可偏斜，以免损伤周围重要组织如颈总动脉等。②切口不可过高，过高会损伤环状软骨，引起喉狭窄；亦不可过深，过深有损伤气管后壁和食管的危险。③气管前筋膜不可分离过多，也不要缝合过紧以免引起纵隔气肿。④术后定时检查、清洗和消毒内管，及时清除呼吸道分泌物，保持其通畅。

（2）紧急气管切开术：适用于病情危急，需立刻解除呼吸困难者。方法是以左手拇指和中指固定喉部，在正中线自环状软骨下缘向下，一次纵行切开皮肤、皮下组织、颈阔肌，直至气管前壁，在第2～3气管软骨环处向下切开2个软骨环，立即用血管钳撑开气管切口，或用刀柄插入气管切口后再转向撑开，随后迅速插入气管套管。呼吸道阻塞解除后，按常规方法处理套管和切口。

（3）环甲膜切开术：在紧急情况下，可做环甲膜切开术，暂时解除呼吸困难。方法是以左手拇指和中指固定喉部，摸清甲状软骨与环状软骨的位置，在二者之间做一横行切口，切开皮肤、皮下组织和颈阔肌。紧贴环状软骨上缘用尖刀刺入环甲筋膜内，注意勿伤及环甲动脉吻合支。用刀柄或血管钳撑开切口，插入气管套管（图2-8）。

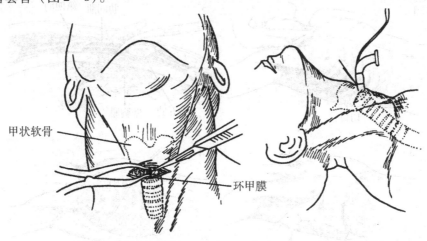

甲状软骨

环甲膜

图2-8 环甲膜切开术示意图

五、胸腔闭式引流术

1. 手术适应证 常用于胸腔排气、排液、排血、排脓及胸内手术后预防胸腔积液和感染。

2. 术前准备

（1）配套和消毒胸腔闭式引流装置：

1）胸腔引流管：应选用内径8mm、长60cm的橡胶管或硅塑管。在距插入胸腔内的一端5cm内剪1个侧孔，再距尖端7~8cm处环绑一黑线，作为引流管插入胸腔内的深度标记。如果在引流管道中间使用接头，所用的接头内径要够大，以免中间狭窄致引流不畅。

2）胸腔引流瓶：引流瓶的装置形式有4种，可按当时条件及伤情的需要选择制备。第一，水封瓶。其长管的一端与引流管相接，粗细要与引流管的内径相适应。瓶内放入消毒等渗盐水，长管的另一端应没入水面下1cm，使引流液流入水中。根据液面上升的高度，可测出单位时间内的引流量。如胸腔内有气，可见气泡经水面逸出。第二，双瓶闭式引流。即在一个水封瓶的基础上再加接一个密封瓶，其主要目的是为了收集标本和观察引流物的性质和预防引流物溢出瓶外。第三，恒压吸引装置。为持续胸腔负压吸引之用，常用于肺膨胀不佳或胸腔感染。调压管没入水中的深度即代表负压吸引力大小，没入水中越深，负压吸引力越大。第四，新"桥"式单向胸腔引流装置。要求瓶子密封，在排气管上安装一单向活瓣，瓶内无须放水，便于伤员转送。活瓣可采用血压计的橡胶球后端的活瓣，将活瓣装在橡胶管或塑料管内。

3）胸腔引流袋：分为两类，一类是将单向活瓣安装在引流的通道上；另一类是将单向活瓣安装在排气管上，即新"桥"式引流袋。平时使用，将引流管接在袋的长管上，可看到代表胸腔内压的液柱波动。转送伤员时，将引流管接在短管上，使引流液不致倒吸。

（2）术前选好引流部位，并在皮肤上做标记。一般情况下，若用于排气，于锁骨中线第2肋间插管；用于排液则于腋中、后线第七肋间插管；用于双重目的，可同时分别插入上下二管。对包裹性积液、积血、积脓，如条件许可，应先在X线或超声监视下定位。

（3）体位：按伤情采用坐位，半卧或侧卧位。

（4）麻醉：用2%利多卡因或0.5%~1%普鲁卡因做局部浸润麻醉。

3. 手术步骤 具体手术步骤包括：①在选定插管部位作一长约2cm的小切口，切开皮肤及皮下组织。②用尖的弯血管钳分开肋骨外肌层，再沿肋骨上缘经肋间直接插入胸腔，张开血管钳，扩大切口。③另用两把血管钳分别夹住引流管的两端、经胸壁切口向后下方将引流管迅速插入胸腔内，至引流管的标记深度为止。利用皮肤缝线缚扎固定引流管，其远端与引流管道、单向引流瓶、水封瓶或单向引流袋连接后，松开血管钳（图2－9）。

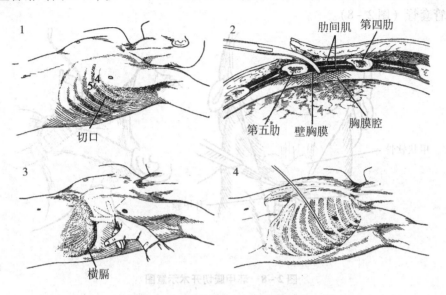

图2－9 胸腔闭式引流置管示意图

4. 术后处理 术后处理措施主要有：①保持引流管通畅，经常观察水封瓶玻璃管水柱波动情况，如波动不佳，表示引流不畅，应检查引流管道是否有被折压之处，管道接头有无凝块堵塞，通常用双手反复挤压引流管可使引流管恢复通畅。②记录引流量及观察引流物性质。如引流血胸，应记录单位时间内引流量，对判断胸内有无持续性出血甚为重要。③如是气胸，注意观察排气情况，如排气量大且无减少趋势，应警惕支气管断裂。④术后2d，应行胸部X线透视或摄片检查，以了解肺膨胀情况。⑤术后48h，如无液体流出，肺膨胀良好，可将引流管拔除。拔管后用手术时预留缝线缝合伤口或用大块凡士林纱布覆盖伤口加压包扎。⑥鼓励和协助伤员咳嗽排痰，以利肺膨胀。⑦当更换引流瓶或倾倒引流液时，须先将引流管用血管钳夹闭，以免空气进入胸腔。

5. 改良胸腔闭式引流术

（1）手术适应证：同胸腔闭式引流术。

（2）术前选择引流部位：同胸腔闭式引流术。

（3）麻醉和体位：同胸腔闭式引流术。

（4）手术步骤：在选定穿刺部位用尖刀尖挑一小口，用粗的实心套管针（胸穿引流专用）经肋间穿刺进入胸腔，然后拔除实心内针，将外套管针置入胸腔合适长度后缝合固定。外套管尾端接引流管及水封瓶（同胸腔闭式引流术）。

六、肋骨骨折外固定术

1. 胶布固定术 适用于闭合性单处肋骨骨折。患者取坐位或侧卧位。伤侧胸壁剃毛，涂安息香酸酊以增加胶布的黏性，并减少皮肤刺激反应。用宽为7～8cm的胶布条，于患者深呼气后屏气时，紧贴胸壁后端起自健侧脊柱旁，前端越过胸骨。从胸廓下缘开始，依次向上粘贴胶布条到腋窝下方，上、下胶布条重叠1/3宽度，成叠瓦状。胶布贴紧胸壁有时可引起表皮水疱，在暑天肥胖者尤易发生，且有限制呼吸的弊端，现已应用较少。目前较常用的是弹力胸带外固定法。

2. 牵引固定法 适用于闭合性多根多处肋骨骨折并胸壁软化反常呼吸运动者。在局部麻醉下，消毒胸壁软化区用无菌巾钳经胸壁夹住中央处游离段肋骨，再用绳带吊起，通过滑轮做重力牵引，使浮动胸壁复位。牵引重量为2～3kg，固定时间为2～3周，此法不利于患者活动。另一种方法是在伤侧胸壁放置牵引支架，把巾钳固定在硬性支架上，患者可起床活动（图2－10）。

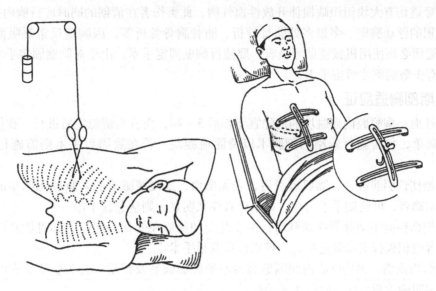

图 2－10　肋骨骨折外固定法

（孙兆义）

第四节　剖胸探查适应证及技术

胸部创伤是较常见的损伤之一，其发病率仅次于头部创伤和肢体创伤而居第二位。因胸部容纳着人体呼吸和循环的重要器官，胸部创伤后容易引起呼吸功能不全和循环功能障碍，严重者可危及生命。在以前，对于大多数胸部穿透伤均施行剖胸探查术。近些年来。随着对胸部创伤救治经验的积累，对胸部外伤后的病理过程认识进一步深入，使剖胸探查手术（thoracotomv）仅用于有手术适应证的患者，而不是盲目探查。本章旨在讲述胸部创伤的剖胸探查的手术适应证及施行该手术时应注意的一些问题。

一、剖胸探查的适应证

根据伤情，将剖胸探查分为：急症剖胸和延期剖胸探查。探查手术适应证亦相应的划分为：急症剖胸适应证，非急症剖胸适应证以及手术禁忌证等。

（一）急症剖胸适应证

（1）胸内持续和大量的出血：胸内持续和大量的出血的判断多基于胸腔闭式引流管的引流情况。具体情况包括：①在置入胸腔闭式引流管的初时排血量达 1 000mL 以上或积血排出后引流管内持续有血液流出，大于 200mL／h，且持续 2～3h 以上。②患者出现进行性休克的表现。③快速输血补液后血压不升，或稍稍减慢输血输液速度后血压下降或不稳。④未行胸膜腔闭式引流者，多次复查血细胞比容进行性下降或胸部 X 线检查提示胸部阴影持续增大等。这些均提示胸腔内有活动性出血，需要急症行剖胸探查止血。

（2）急性心脏压塞：心脏压塞多由于心脏壁破裂、心包内大血管破裂以及心脏或心包表面出血所致。急性心脏压塞需紧急手术，心包穿刺仅为手术前一种暂时性的救治措施。

（3）胸膜腔闭式引流后，引流管内持续有大量气体溢出或出现颈胸部皮下气肿、纵隔气肿，并有加重趋势，呼吸困难表现不能缓解或严重肺不张，提示气管、支气管破裂和大或深的肺裂伤者。

（4）胸腔内大血管损伤。

（5）食管破裂：胸腔引流液中出现食物残渣或经内镜或食管造影检查证实有食管破裂者，需早期手术处理。

（6）枪弹横穿纵隔伤。

（7）胸部穿透伤有大块组织缺损伴开放性血气胸，此类伤者在清创的同时应行胸内探查。

（8）大面积的浮动胸壁、多根多处肋骨骨折、肋骨胸骨骨折等，因胸壁反常呼吸面积大，严重影响患者呼吸功能而必须使用机械辅助呼吸者，要施行胸壁固定手术。由于对胸壁固定手术适应证仍存在不少争议，只有少数病例才考虑手术。

（二）延期剖胸适应证

（1）凝固性血：胸膜腔内血凝块的清除宜于伤后 3~7d，伤者病情稳定后进行。在伤后 1 周内手术者，手术较为简单，仅需施行较小的剖胸术以清除血凝块。若在数周后手术则需施行胸膜纤维板剥脱术。

（2）慢性创伤性膈肌破裂：膈肌破裂后，若无出血，或腹腔脏器疝入胸腔无明显的压迫症状，或诊断一时不能明确者，可延期手术治疗。如果患者症状明显，则应急症手术。

（3）慢性创伤性胸主动脉假性动脉瘤：由于此类动脉瘤在受伤一年以上亦可能随时发生破裂，因此怀疑有此病者应积极行主动脉造影，一旦确诊应及早手术。

（4）心内结构损伤：创伤性心内间隔破裂或心脏瓣膜破裂及腱索、乳头肌断裂在经超声心动图或心导管检查证实明确诊断后应及时行手术治疗。

（5）胸导管损伤：胸腔闭式引流液或穿刺液为乳糜样液体，乳糜实验阳性，怀疑有胸导管破裂者经保守治疗无效，应积极手术治疗。

（6）创伤后慢性脓胸：早期处理血气胸或清除胸内异物可避免脓胸的发生。一旦发生脓胸应立即予以通畅引流，多能痊愈。少数转为慢性者，可行开放引流。只有极少数需行胸廓成形术或胸膜纤维板剥离术。

（7）创伤性肺脓肿：在保守治疗无效时，择期行肺叶切除术。

（8）创伤性气管 - 食管瘘。

（9）创伤性无名动脉 - 气管瘘和创伤性动静脉瘘。

（10）胸内有较大异物存留：在患者病情稳定后可考虑行手术取除异物。异物靠近心脏大血管附近或合并感染者应予以摘除。大于 1cm 的金属异物，尤其形状不规则者，日后可能并发咯血或感染，在患者情况稳定后应予以取除。

（三）剖胸探查的禁忌证

少量血胸、经气管支气管食管检查正常的纵隔气肿、内镜和血管造影正常的纵隔增宽、可疑的位于胸腔重要结构附近的异物存在、单纯的弹片摘除、肺挫伤、心脏挫伤、肺内血肿等均为手术的禁忌证，但并不绝对。以心脏挫伤为例，单纯心脏挫伤无手术指征，而当挫伤的心肌出血导致心脏压塞时，则应予以手术处理。

二、剖胸探查的注意事项

（一）术前准备

除胸腔内大出血需紧急剖胸探查止血外，大多数胸外伤患者应做好术前准备，以降低手术死亡率和减少术后并发症的发生。包括：①尽量维持患者血流动力学的稳定，出现休克者，应先纠正休克，使血压脉搏趋于稳定，尽量在收缩压大于 80mmHg，脉压大于 20mmHg 时进行手术。但对于胸部进行性出血探查止血，经积极的输血补液治疗休克症状无明显改善者，应在抗休克治疗的同时迅速剖胸探查止血，只有在有效的手术止血后休克才能得以纠正。②要重视伤者的生命体征监测，对于昏迷者还应留置导尿管，观察每小时尿量、尿比重及酸碱度等，以了解患者的组织血流灌注和肾功能情况。③要静脉应用广谱抗生素。④对于胸腹联合损伤腹部症状重且无急症剖胸适应证者，在行剖腹探查之前，应先行患侧胸膜腔闭式引流术，以免加重已受损的呼吸功能，预防麻醉和手术中张力性气胸的发生。

（二）麻醉方法选择

要根据患者的受伤部位、伤情、手术切口的选择、手术方式以及患者年龄等因素选择合适的麻醉方法。由于患者已有休克或潜在休克的可能，所选用的麻醉方法尽可能达到以下要求：①对患者呼吸循环功能抑制较轻。②较少干扰脏器生理功能和影响血压波动。③快速达到麻醉镇痛而满足手术的需要。④选用麻醉医生比较熟练掌握的麻醉方法。另外，对于高度呼吸困难和严重缺氧患者、麻醉插管时可能发生呼吸停止或心脏骤停，应引起注意。

（三）手术切口选择

应根据胸部创伤的原因和受伤机理、创口的位置和术前判断的受伤脏器部位选择合适的手术切口。原则上所选择的手术切口要达到以下要求：①操作简便。②出血量少。③尽量接近受损脏器部位。④能迅速切开直达受伤脏器并能作适当延长。切口宜足够大，使手术野显露良好，便于探查。

1. 前外侧切口

（1）适应证：前外侧切口是胸部手术损伤最常选用的探查切口（图2-11）。前外侧切口可避免纵隔移位和心脏受压，对呼吸和循环功能影响较小，不需翻动体位，同时加做剖腹切口亦较为方便；该切口可向后外侧延长，向前延长横断胸骨可进入对侧胸腔操作。另外，因进胸仅切断较少的肌肉，术后对患者影响较少。前外侧切口的适应证为：心脏损伤、心脏压塞、行胸内心脏按压、凝固性血胸清除凝血块、胸廓内动脉或肋间动脉出血、严重的肺损伤、肺血管和腔静脉损伤、支气管损伤和胸内气管损伤等（除个别需做胸骨正中切口外，一般多行右侧剖胸切口）。

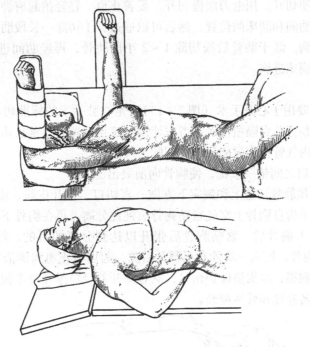

图2-11　前外侧切口

（2）体位：先取仰卧位，用软枕将术侧胸部垫高30°~45°，患侧上肢妥善固定于麻醉架上。

（3）手术步骤：切口在乳房下缘，自胸骨旁沿第4或5肋间向后走行至腋中线，略弯曲呈弧形，将胸大肌、胸小肌、前锯肌和部分背阔肌切断，沿肋间途径进胸，注意避免损伤胸廓内动静脉，如显露仍不满意，可将第4、第5或第3肋软骨切断，如仍需要扩大可将切口向健侧延长，结扎切断对侧胸廓内血管，横断胸骨。

2. 后外侧切口

（1）适应证：右后外侧切口可为肺、气管、食管等部位的损伤处理提供良好的暴露，主要用于肺、气管、食管损伤的手术探查切口（图2-12）。尽管其也可以为右心房和某些左心房损伤的处理提供显露，但它不宜作为处理心脏损伤的探查径路。另外，该切口可以很好地显露上下腔静脉、奇静脉和部分显露右锁骨下动脉。左后外侧切口可以良好的显露后纵隔、左肺及肺门、胸降主动脉和左锁骨下动脉等。该切口也可用于处理左后外侧面的心脏损伤。

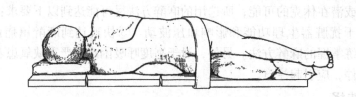

图 2-12　后外侧切口

（2）体位：取对侧卧位，手臂前伸，放在手术台边的搁手架上，角度以舒适不过伸为准，卧侧腋下放一软枕，既可以增加术侧肋间隙的宽度，又可以减少臂丛神经的损伤。两腿用枕头隔开，下腿髋关节和膝关节伸直，上腿弯曲放在软枕上，用沙袋支持患者的背部和腹部保持体位，然后用两条有粘贴毡的宽布带分别固定髋部和膝关节。

（3）手术步骤：皮肤切口由背阔肌前沿附近开始，向后到达肩胛骨后缘和脊柱中线之间，在肩胛骨下 2~3cm 绕过肩胛骨，使之呈新月或 S 形。切开皮肤和皮下组织，保护皮肤后，于肩胛骨内侧缘寻找到听诊三角，用电刀切开到达骨性胸壁。顺肌层和骨性胸壁之间的间隙，伸入左手食指和中指，向前稍加分离，可见第一层肌肉（斜方肌和背阔肌）和第二层肌肉（菱形肌、后锯肌和前锯肌），如此可使整个肌层组织完全显露并方便切开。用电刀缓慢切开，妥善止血。轻轻抬起肩胛骨，右手伸入自上而下计数肋骨，确定所要切开的肋间和肋床的位置，然后可以通过：①切除一长段肋骨经肋床进胸。②沿肋骨上缘切开肋间肌经肋间进胸。③于肋骨后缘切除 1~2 小段肋骨，再经肋间进胸。④切开肋骨骨膜，从肋骨上缘剥离骨膜，经骨膜床进胸。

3. 胸骨正中劈开切口

（1）适应证：该切口主要用于心脏手术（图 2-13），是心脏手术的标准切口，但在胸部损伤中的应用较少。只在少数术前诊断为前纵隔损伤者才考虑使用。该切口费时，延长切口有一定的限度。应用适应证为升主动脉损伤、胸内气管损伤可能且右侧剖胸不理想者。

（2）体位：仰卧位，两肩之间垫一窄枕，使胸骨向前突出。

（3）手术步骤：自胸骨颈静脉切迹上和剑突下方做一直切口，切开皮肤、皮下组织和胸大肌筋膜。沿胸骨正中线切开骨膜，用手指自胸骨上窝处紧贴胸骨后钝性分离，再在胸骨下端后方将横膈的附着部分开，用组织剪一把合拢伸入胸骨后，紧贴胸骨后张开以达到分离的目的。然后使用电锯由下向上（或由上向下）沿正中锯开胸骨，填入一块纱布至胸骨后隙，起压迫止血和清洁术野的作用，并用骨蜡或电凝止血。推开两侧纵隔胸膜，湿棉垫保护伤口，胸骨撑开器轻轻撑开两半胸骨，撑开器应放置在胸骨的下 1/3 处，以免损伤无名静脉和臂丛神经。

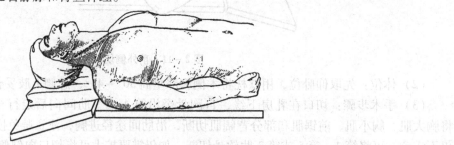

图 2-13　正中切口

4. "活板门"式切口　该切口可为处理左侧胸部损伤提供良好显露，具有显露较长段的左颈总动脉和左锁骨下动脉的优势（图 2-14）。

5. 经剑突下心包切开　主要用于心脏压塞患者紧急处理途径。该切口向上延长，行胸骨正中切口，亦较为方便，可暴露整个心脏及大血管，如打开胸膜可暴露两侧肺门。其缺点为对后纵隔损伤（如胸降主动脉、食管的创伤）则难以处理。

6. 胸腹联合切口　该切口现在已应用较少（图2－15），其缺点为损伤范围大，创伤重，费时久，容易加重伤者呼吸循环功能紊乱，导致多种并发症的发生。现在多被剖胸切口加剖腹切口取代。

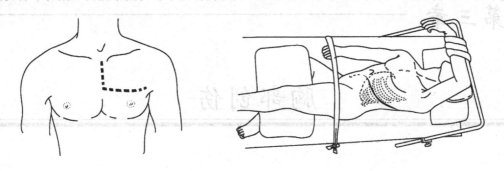

图2－14　活板门切口　　　　　图2－15　胸腹联合切口

取右侧卧位，采用后外侧切口经第7肋间进入胸腔。探查后认为有必要进入腹腔时，延长胸部切口到脐与剑突连线的中点，切断肋弓，从肋弓向食管裂孔方向剪开膈肌，即可显露胸腹腔。

（四）手术探查步骤

剖胸探查应先探查和处理心脏大血管损伤，其次为气管、支气管、肺、纵隔、食管、胸导管和膈肌。对于胸腹联合损伤，无论先开胸还是先开腹，术中先要行膈肌探查，了解膈肌有无损伤，若有则需要进行相应的处理，切勿遗漏。在剖胸时发现膈肌破裂者，要切开膈肌探查腹内情况。盲管损伤者需探查异物存留的部位，并予取除。

（五）异物取出

伤道内的异物应在清创时取除。胸膜腔内的异物、肺组织表面的异物，术中要尽量取净。可沿伤道切开后行肺创面修补，肺组织损伤严重无法修补者，在尽量保留患者肺组织的条件下可连同异物行肺段或肺叶切除术。对于心血管金属异物有存留者，一般认为右心系统对金属异物耐受性较好，可无不良反应，故不一定需要摘除。但在心包内的金属异物，几乎均导致化脓性心包炎，必须及早摘除。动脉的枪弹栓，应立即摘除，必要时行血管重建。心内和肺动脉内异物可不急于摘除，特别是右心内异物，可待患者情况稳定后择期摘除。静脉系统内投射物滞留一般无症状，如有症状可择期摘除。对于穿透并嵌顿在胸壁内的长形异物，因其对胸膜腔起暂时的封闭作用，不宜在急救或清创时贸然的将其取出，否则会导致大出血或血气胸，应在充分估计可能发生的各种情况，并做好充分的术前准备后取出。

（六）胸腔冲洗和引流

胸腔手术术毕应对胸腔进行彻底冲洗，并于低位肋间置入胸腔引流管（或附加高位肋间引流管），这是胸内脏器损伤后防治并发症的重要措施，有利于伤者在开胸清创术后顺利的康复。这一点亦应引起手术者的重视。

（孙兆义）

第三章

胸部创伤

第一节　概　述

　　胸部创伤是常见的外伤之一，战争时期约占外伤总数的10%，非战争时期可高达40%。

　　由于具有与身体其他部位不同的解剖结构特征，不同外力作用下可使胸部从胸壁到胸腔内脏器产生不同反应、导致不同结果。根据外力性质，胸部创伤可分为钝性伤和穿透伤两类；目前临床上多根据创伤后胸膜腔的完整与否，将胸部创伤分为闭合性和开放性两大类。战争时期以开放、穿透性的枪弹火器伤为主，爆震引起的闭合、钝性伤亦多见；和平环境中交通、工伤事故所致胸部创伤最多见。

　　由于心、肺等重要脏器位于胸腔内，涉及胸膜腔和胸内脏器的胸部创伤可导致呼吸和循环系统功能障碍，如处理不及时或不恰当，患者可在短时间内死亡。胸部创伤可单独出现，也可伴有身体其他部位创伤。对胸部创伤应迅速作出初步估计和判断，及时处理紧急情况。即使伤情轻，有时处理不及时也可产生严重后果；例如老年人肋骨骨折，如果处理不善，可因骨折引起的疼痛影响呼吸和咳嗽排痰，产生肺不张、肺炎等并发症甚至最后导致死亡。另一方面，伤情虽重，如处理及时，则可立即改善患者情况，为进一步检查和治疗赢得时间；例如对开放性或张力性气胸的患者，首先应快速封闭并包扎胸壁创口或作胸膜腔穿刺和闭式引流，排气减压，有效地稳定住呼吸、循环系统功能，然后再进一步检查处理身体其他部位的伤情。

（一）诊断

　　结合外伤病史和临床表现，对一般胸外伤即可作出初步诊断。在较轻的胸外伤患者中，常见的症状有局部胸痛、胸闷及痰中带血等，结合局部体征及普通 X 线检查即可确诊。在较重的患者中，除上述症状外，还可伴有咯血、严重呼吸困难甚至休克，除相应体征外，如情况需要和条件允许，还可行 CT、超声、内镜、生化等检查以助诊断。情况危急或需鉴别时，还可进行诊断性穿刺，包括胸膜腔穿刺和心包穿刺。

　　外伤史询问中应尽量搞清外力性质、作用力方向、力量大小等因素，因为这些对快速作出初步诊断至关重要。

（二）治疗

　　对较轻的胸外伤，一般对症处理即可，如镇痛、相对限制活动（如包扎固定）等。对伤情较重者应遵循急救"ABC"法则（A：呼吸道清理；B：呼吸支持；C：循环支持），然后在此基础上视具体情况进行针对性处理。如有胸壁创口者，应予清创缝合；有血、气胸者，如量较少则密切观察，量多则应予胸膜腔闭式引流，同时应预防感染。如有连枷胸，应在软化区加压包扎固定，纠正反常呼吸活动。

　　即使在较严重的胸外伤中，大多数患者只需经胸腔闭式引流及其他保守治疗即可治愈。

　　一旦出现下列情况，应及时行剖胸探查术

　　（1）胸膜腔内进行性出血，经保守处理效果不佳，可能存在胸腔内较大血管、肋间血管损伤或较严重的肺组织损伤。

　　（2）经引流后，仍存在较大的持续漏气现象，提示有较广泛的肺组织或支气管损伤。

（3）心脏、大血管损伤。

（4）膈肌损伤或胸腹联合伤。

（5）食管破裂。

（6）大范围胸壁创伤导致胸壁软化等。

对其他一些情况如胸腔内存在较大异物、凝固性血胸、陈旧性支气管破裂也应尽早行手术治疗。

（三）胸腔镜在胸外伤中的应用

胸腔镜在其他胸部疾病的诊治中逐步得到广泛应用已有近二十年的历史，相比之下，胸腔镜在胸外伤中的应用起步略晚。目前已使用胸腔镜进行评估和治疗的胸外伤有：血气胸、外伤性乳糜胸和脓胸、膈肌损伤、外伤性连枷胸、异物残留以及心脏大血管损伤等。胸腔镜在胸外伤诊治中应用的优缺点如下。

1. 优点　包括以下几点。

（1）胸腔镜手术切口小，正确处理时术中出血少，术后切口并发症少、恢复快，住院时间短，对创伤康复有利。

（2）可减少手术前观察时间，争取手术时机，为患者手术探查提供确切依据，改变了传统的经闭式引流观察漏气、出血量再决定手术与否的模式。

（3）术后切口影响小，提高了患者术后生活质量，对年老体弱、估计心肺功能差的患者尤为适用。

2. 缺点　包括以下几点。

（1）对单肺通气耐受性差的患者不宜采用。

（2）创伤范围广或胸腔内有广泛粘连时，胸腔镜处理受限。

（3）配套使用的器械、设备等的费用较贵。

（4）如遇较严重的心脏大血管损伤、胸腹联合伤等，开放性手术比腔镜手术更能争取时间，抢救成功的可能性更高。

（孙兆义）

第二节　肋骨骨折

肋骨骨折是最常见的胸外伤之一，无论在开放性损伤还是在闭合性损伤中均多见。

胸壁每侧各有12根肋骨。肋骨骨折多见为单根单处，也可为多根单处骨折。在较严重的外伤中可见多根多处肋骨骨折，产生胸壁局部软化区，导致患者出现反常呼吸活动，即软化区胸壁在吸气时内陷、呼气时外突的现象，又称连枷胸（flail chest），可引起呼吸、循环系统功能的严重紊乱。

幼、童时期肋骨富有弹性，不易折断。成年期后，肋骨渐失弹性，遭暴力时容易折断。老年人由于骨质疏松，遇外力作用时肋骨最易折断，有时即便轻微作用如咳嗽、打喷嚏也可引起肋骨骨折。

（一）病因和病理

肋骨骨折主要由钝性暴力直接作用所致。暴力作用可使骨折发生在肋骨的任何部位；胸廓受挤压时，使肋骨中段过度向外弯曲而产生的骨折称为间接暴力引起的肋骨骨折（图3-1）。

第1~4肋骨较短，又受到锁骨和肩胛骨的保护；第11、第12肋骨前端游离，活动度较好，因而在创伤中很少发生骨折。一旦第1肋骨发生骨折则说明承受的暴力较强，必须注意是否伴有锁骨骨折、锁骨下动静脉及臂丛神经等的损伤，并应警惕胸内脏器是否受到损伤，应详细检查明确创伤造成的伤害范围。当第11、第12肋骨骨折时，应注意肝脾是否损伤。肋骨骨折最常发生在第5~10肋骨。按肋骨折断的根数和折断的处数，可将肋骨骨折分为单根单处骨折或多处骨折、多根肋骨每根仅单处骨折或多根多处骨折。肋骨骨折断端可刺破胸膜和肺组织引起气胸、血胸、皮下气肿、咯血等，损伤肋间血管引起血胸。肋骨骨折引起的局部疼痛，可使呼吸活动受限、呼吸道分泌物潴留，引起肺不张和肺部感染等并发症。

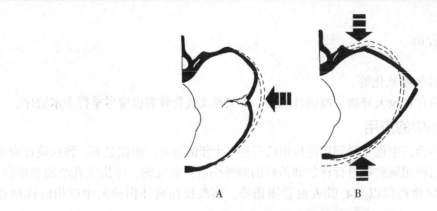

图 3 - 1 引致肋骨骨折的暴力

A. 直接暴力，常伴有肺组织创伤；B. 间接暴力

单根或多根肋骨单处骨折后，由于肋间肌的固定作用，骨折处一般很少移位，骨折本身对呼吸活动影响不大。多根肋骨多处骨折常由强大暴力所致，如挤压、碾压、高处坠落等，常伴有其他脏器的严重创伤。两根以上肋骨多处骨折时，骨折区的肋骨前后端失去骨性连接和支撑，产生胸壁局部软化区，引起反常呼吸活动（连枷胸）。如果软化区范围较广，产生呼吸运动时两侧胸膜腔内的压力严重失衡，无效通气量增加（图 3 - 2），同时影响排痰，引起二氧化碳潴留和缺氧；产生纵隔左右摆动，影响静脉回流和血压稳定。连枷胸面积越广，对呼吸、循环造成的影响越大，甚至可引起呼吸、循环功能衰竭。

肋骨骨折由于断端常无明显移位，骨折后 2~3 周即可通过骨痂形成而逐渐愈合，即使断端对位不良，愈合后亦不影响胸廓的正常呼吸活动。

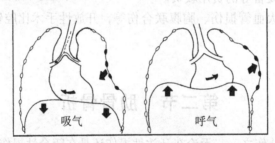

图 3 - 2 胸壁软化引起的反常呼吸运动

吸气时软化区下陷，纵隔推向健侧，部分气体从伤侧肺进入健侧肺；呼气时软化

区外凸，纵隔向伤侧移位，部分气体从健侧肺进入伤侧肺

（二）临床表现

肋骨骨折者均有局部疼痛，活动或深呼吸、咳嗽时加剧。如骨折断端刺破胸膜和肺组织致痰中带血或咯血。并发气胸者如胸膜腔内积气量较多，可引起呼吸困难。如多根多处肋骨骨折（连枷胸）时，上述症状可更明显，甚至出现休克。体格检查在骨折区或承受暴力的部位可见有软组织挫伤。触诊时在骨折部位有明显压痛、可有骨擦感，双手挤压前后胸廓时，可引起骨折处疼痛。并发气胸者患侧胸部叩诊呈鼓音，呼吸音减弱。有时胸壁可出现皮下气肿，触诊时可查到捻发感。范围较大的连枷胸，可见到骨折区胸壁塌陷和反常呼吸活动现象。

（三）诊断

肋骨骨折的诊断一般比较容易，结合胸部创伤史和临床表现，X 线检查可显示肋骨骨折的部位和范围，并可看到有无气胸、血胸，是否并发肺部挫伤等，但 X 线不能显示肋骨与肋软骨连接处的骨折和肋软骨骨折。因此，X 线检查未见肋骨异常者并不能完全排除肋骨骨折存在的可能。

临床上可见有些肋骨骨折并发血胸的患者，初诊时 X 线检查显示积血量很少，但数日后复查会发现胸膜腔较多积液，因此随访很有必要。

（四）治疗

肋骨骨折一般均能自行愈合，即使断端对位不良，愈合后也不影响胸廓的呼吸功能。因此对单根或数根肋骨单处骨折，治疗的目的是减轻疼痛症状，使患者能进行正常呼吸活动和有效排痰，防止呼吸道分泌物潴留所致的肺不张、肺炎等并发症，对老年患者尤为重要。根据疼痛症状的程度可选用不同的镇痛剂，一般以口服或局部用药为主，辅以胸带包扎、相对限制局部活动等。较严重的可予肌内注射镇痛剂或肋间神经封闭。肋间神经封闭的范围应包括骨折区所有的肋间神经和骨折区上下各两根肋间神经，每根肋间神经在脊椎旁注入1%～2%普鲁卡因或2%利多卡因3～5mL。必要时数小时后重复，可连续封闭数天以维持疗效。鼓励患者咳嗽、咳痰、起床活动，是防止肺部并发症的重要措施。

多根多处肋骨骨折者应作详细检查以排除胸腔内其他脏器是否也受到损伤，并按伤情及早给予相应处理。产生明显或范围较大的反常呼吸运动，影响呼吸功能者，需采取下列方法治疗。

1. 敷料固定包扎　用厚敷料或沙袋压迫覆盖胸壁软化区并固定包扎，可限制软化区胸壁的反常活动。

2. 胸壁外固定术　在麻醉下用手术巾钳夹住游离段肋骨或用不锈钢丝绕过肋骨将软化区胸壁提起，固定于胸壁支架上，可消除胸壁的反常呼吸活动。

3. 胸壁内固定术　切开胸壁软组织显露骨折断端后，用金属缝线或钛板、可吸收肋骨钉连接固定每一处骨折的肋骨。双侧多根肋骨骨折产生的严重的胸壁软化可用金属板通过胸骨后方将胸骨向前方拉起，再将金属板的两端分别固定于左右两侧胸廓的肋骨前方的方法，以消除反常呼吸活动（图3-3）。

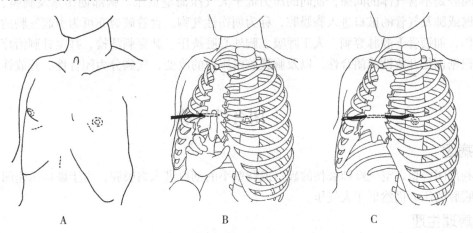

图3-3　用金属板固定双侧前胸壁软化
A. 切口；B. 置放金属板；C. 金属板固定后

4. 呼吸机辅助法　重症患者经口、鼻气管插管或气管切开于气管内置管连接呼吸机后作持续或间断正压通气，这种强制方法可减轻反常呼吸活动，便于呼吸道分泌物清除，并能保证通气，利于抢救。待患者病情稳定、胸壁相对固定后，可逐渐停止呼吸机治疗。

开放性肋骨骨折：无论单根或多根肋骨开放性骨折，均应尽早施行清创术，摘除游离的断骨碎片，剪去尖锐的骨折断端，以免刺伤周围组织；肋间血管损伤者，应予缝扎止血。骨折根数不多者不需要固定断端，多根多处骨折则需作内固定术。胸膜破损者宜放置肋间引流管，然后分层缝合创口。术后宜用抗生素。

（孙兆义）

第三节　胸骨骨折

（一）病因和病理

胸骨骨折很少见，在胸外伤中所占比例不到5%，但在连枷胸患者中发生率可高达16%。大多由强暴力所致，往往伴有多根肋骨骨折，产生胸廓反常呼吸活动，影响呼吸、循环功能，多数患者还伴有胸内脏器损伤或胸椎骨折，应严加注意。

（二）临床表现和诊断

骨折后下段胸骨可向前或向后移位，局部剧烈疼痛伴皮下血肿和畸形，触诊常能查到骨折部位明显压痛。侧位或斜位 X 线胸片可明确诊断。

（三）治疗

胸骨骨折的治疗重点应放在处理胸内脏器的并发伤上，对位良好的胸骨骨折一般不需要手术。对有明显移位的骨折，鉴于这部分患者往往伴有连枷胸或胸内脏器的损伤，故多主张在剖胸探查时予以一并处理，骨折部位予复位后用钢丝或金属板作内固定。

单纯胸骨横断骨折伴有移位者，可行闭式复位。复位的方法是取仰卧位，两臂抬起，持续垫高背部使脊柱过度伸展，并在骨折移位区逐步加压使之复位。闭式复位成功后大多数患者于 1 个月后骨折即可逐步愈合。闭式复位失败者则需行手术复位。

（孙兆义）

第四节　创伤性气胸

正常胸膜腔是不含气体的间隙，期间的压力低于大气压而呈负压。胸部创伤累及胸膜、肺或气管，使空气经胸壁或肺及气管的破口进入胸膜腔，称为创伤性气胸。食管破裂亦可为引起气胸的原因。许多医源性的损伤，如锁骨下静脉穿刺、人工呼吸、胸外心脏按压、肺穿刺活检，甚至针刺治疗等均有可能引起气胸。根据创伤开放性或闭合性，以及胸膜腔内压力的改变，气胸分为闭合性、开放性及张力性气胸三大类。

一、闭合性气胸

（一）病因

多见于胸部闭合伤，空气经肺裂伤的破口或胸壁小的创口进入胸膜腔，由于破口迅速闭合，气体不再增多，胸膜腔的压力仍然低于大气压。

（二）病理生理

小量气胸多无呼吸困难，大量气胸可引起肺萎陷，除因呼吸面积减少外，肺萎陷后可导致肺内由右向左分流，也是造成患者缺氧的重要原因，但由于萎陷肺内血管阻力增加，血流也明显减少，如健侧肺功能基本正常，所造成的缺氧仍可代偿。

（三）临床表现及诊断

患者的临床表现主要取决于肺受压萎陷的程度及伤员伤前肺功能的情况。小量气胸指肺萎陷在30%以下，患者可无明显的呼吸与循环功能障碍。中量气胸指肺萎陷在 30%～50%，超过50%则为大量气胸。中量或大量气胸最常出现的症状是胸痛及气急，检查时气管微向健侧移位，伤侧胸部叩诊呈鼓音，呼吸音明显减弱或消失。少数患者可出现皮下气肿。X 线胸部检查是诊断闭合性气胸的重要手段。中量或大量气胸多无困难，但小量气胸容易漏诊，若伤情允许，立位后前位摄片，能清楚地显示气胸的程度。

（四）治疗

小量闭合性气胸一般无须特殊治疗，胸腔内气体可逐渐吸收，萎陷肺随之复张，胸膜腔的压力亦逐渐恢复正常。中量或大量闭合性气胸应特别注意，警惕张力性气胸的发生，采用胸腔穿刺抽气治疗或放置胸腔闭式引流。但多数主张放置胸腔闭式引流，即可迅速使肺复张，改善患者缺氧症状，避免可能发生张力性气胸的危险。Kirsh 等提出胸腔闭式引流的适应证：①中量到大量气胸。②无论气胸多少，只要有呼吸困难者。③非手术治疗中气胸增加者。④胸腔闭式引流拔出后气胸复发者。⑤需用机械辅助通气者。⑥需行全身麻醉者。⑦并发有血胸者。⑧双侧气胸。⑨张力性气胸。

肺复张后有可能发生患侧肺的复张性肺水肿。这并发症的发生机理可能由于肺的长期萎陷、缺氧等使得萎陷肺泡壁的渗透性改变，肺泡表面活性物质丧失，引流时强烈的胸腔内负压可使患侧肺毛细血管压力及血流增加，从而促使发生间质性肺水肿。这种并发症多见自发性气胸，而创伤性气胸由于得到及时处理，早期肺就得到复张，故甚少见。但仍应注意。

二、开放性气胸（图 3-4）

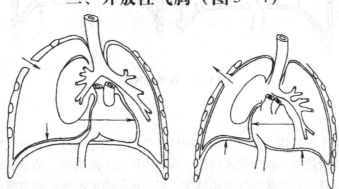

图 3-4 开放性气胸

（一）病因

这种气胸主要是火器或锐器暴力致伤，胸壁伤口穿破胸膜，外界空气进入胸膜腔，空气可随呼吸自由出入胸膜腔，引起一系列严重的病理生理变化，使患者的呼吸与循环功能迅速发生严重的紊乱。

（二）病理生理

当胸腔有一较大伤口与外界相通时，由于胸膜腔内变为大气压，使肺完全压缩，两侧胸腔压力不平衡，纵隔不稳定并呈摆动状态。当吸气时，由于对侧胸膜腔的负压，使纵隔向健侧移位，健侧肺也受到一定压缩，严重影响通气功能。当呼气时，纵隔则向反方向移位，这种纵隔移动，称之为纵隔摆动。纵隔摆动引起心脏大血管时而移位，影响静脉血回流，可导致循环功能紊乱。纵隔摆动刺激纵隔及肺门神经丛，可加重或引起休克。残气的对流（亦称气摆动），加重了缺氧。吸气时将伤侧肺内的残气亦吸入健侧肺内，呼气时健肺从气管排出部分残气的同时，也有不少残气被送入伤侧肺内，造成残气在两肺间来回流动。这部分残气二氧化碳含量高，影响气体交换，加重了缺氧。

（三）临床表现及诊断

患者表现有烦躁不安、呼吸严重困难、脉搏细弱而频数、血压下降等。胸部贯穿伤在呼吸时有空气进出伤口的响声，伤侧呼吸音消失或减低。

（四）治疗

所有开放性气胸患者，均有可能危及生命，一经发现，必须紧急处理。

（1）立即封闭胸腔伤口，如用纱布填塞伤口，再用胶布固定以使开放性气胸转变为闭合性气胸。但必须防止有张力性气胸的危险。

（2）立即气管插管进行机械呼吸，在严重损伤时这是最好的治疗方法。在呼吸循环功能紊乱尚未得到纠正或稳定之前，如无其他需要紧急手术的适应证，清创手术在气管插管麻醉下施行，能仔细检查伤口，置入胸腔闭式引流，再关闭胸腔。气管插管麻醉能立即消除纵隔摆动，使肺复张。

（3）应用抗生素防治感染。

三、张力性气胸（图 3-5）

闭合性或穿透性损伤均可引起张力性气胸。

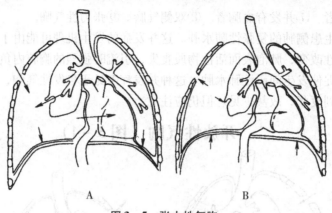

A   B

图 3-5　张力性气胸

（一）病理生理

肺或支气管，常因很小的损伤，由于裂伤的创口呈单相活瓣，当吸气时空气推开活瓣进入胸腔。呼气时活瓣闭合，因而随呼吸使空气源源进入胸腔，胸腔内压力不断增加，肺组织被完全压缩，并将纵隔推向健侧，使健侧肺亦受挤压，呼吸通气面积减少，但血流仍灌流不张的肺泡所产生的分流，可引起严重呼吸功能障碍、低氧血症。这时由于胸内正压使静脉回心血量减少，另外纵隔移位使心脏大血管扭曲，将迅速导致呼吸与循环功能衰竭。

（二）临床表现及诊断

临床诊断一般较容易，伤侧胸壁饱满，肋间隙变平，患者呼吸活动减弱，气管向对侧移位，使空气吸入受阻。叩诊呈鼓音，呼吸音减低或消失。如患者躁动不安、大汗淋漓、高度呼吸困难、发绀、所有胸颈呼吸肌均参与剧烈动作、脉快而细弱、血压下降并常伴有纵隔及皮下气肿。一旦出现上述症状后应立即处理，不应拖延或拍摄胸部 X 线片，若因张力性气胸已出现血压下降，则数分钟后心跳将停止。

注意在应用机械呼吸时可并发张力性气胸。当潮气量正常，而通气压增加伴有中心静脉压升高时，表示存在张力性气胸。

有以下两种情况可使诊断困难。

（1）在严重肺损伤出现严重肺水肿，或已有纤维化者，肺将无法被压缩，因此，即使出现张力性气胸，仍能闻及呼吸音。

（2）若已有胸膜粘连，仅可产生局限性张力性气胸，这时几乎无法从临床做出诊断。胸部 X 线片见整侧肺压缩，纵隔向对侧移位，横膈平坦圆顶消失。在这种病例中，纵隔移位是重要的诊断依据。

（三）治疗

正确的治疗是立即减压，可先放置胸腔闭式引流管，使大量气体得以逸出。如一时无胸腔引流管，则可在第二或第三肋间锁骨中线，用粗针穿入排气减压使张力性气胸转变为单纯性气胸。可于穿刺针尾端拴一橡胶指套，其顶部剪一小口，制成活瓣排气。或可将静脉输液用的乳胶管取下，下端放入 100～200mL 盐水输液瓶内，并于瓶口用胶布固定，以防滑出。

患者经急救处理，一般情况有所改善。应于局麻下在锁骨中线第二或第三肋间隙插管，做胸腔闭式引流。漏气停止及肺充分膨胀后 24～48h 即可拔管。如胸腔闭式引流有重度漏气，呼吸困难改善不显著，肺未能复张，疑有严重的肺裂伤或支气管断裂时，应行开胸探查，修复漏气的破裂口。

有人指出即使临床判断有错误，或置入胸腔闭式引流管后未发现张力性气胸，亦无特殊妨碍。反之，如张力性气胸被误诊或延误治疗，则多导致致命的后果。

（孙兆义）

第五节　创伤性血胸

一、病因病理

　　肋骨骨折及其他胸壁损伤，常伴有壁层胸膜撕裂，出血多来自肋间动静脉和胸廓内动静脉，其来源于体循环，压力较高，出血常为持续性，不易自然停止，往往需要开胸手术止血。肺组织破裂出血。因肺动脉压明显低于体循环压，而且受压萎陷的肺血管通过的循环血量比正常时明显减少，因而肺实质破裂的出血可在短期内自然停止。需行开胸者不多。胸内血管损伤，心脏或大血管出血，包括主动脉及其分支，上、下腔静脉和肺动、静脉出血。量多而猛，大多数患者死于现场，少数得以救治。以上都可产生血胸。但脊柱骨折，尤其 $T_{4\sim6}$ 骨折亦可形成血胸，常在损伤数天后才引起注意。

　　血胸除局部影响外（如对肺的压迫，使纵隔移位），使健侧肺也受压，并影响腔静脉回流。还有失血问题，应注意到胸膜腔能容纳 6 立升血液，所以，胸膜腔出血本身不会产生填塞止血作用。当胸腔内迅速积聚大量血液，超过肺、心包和膈肌运动所起的去纤维蛋白作用时，胸腔内积血发生凝固，形成凝固性血胸（coagulating hemothorax）。凝血块机化后形成纤维板。限制肺与胸廓活动，损害呼吸功能。

二、诊断

　　大量血胸可使呼吸音减弱，叩诊呈浊音，但少量血胸在临床上很难被发现。当积血量少于 200mL 时，胸部 X 线片很难做出诊断，尤其卧位时更难，如是少量出血，在临床上无重要性。在较严重的血胸，如患者取卧位摄片，则不能见到典型的沿胸壁倾斜的胸腔积液现象，仅见损伤侧胸腔呈云雾状增深甚至完全不透光，严重血胸可使纵隔向对侧移位。大量血胸产生失血性休克外，大量积血压迫肺使肺萎陷而引起呼吸、循环功能障碍。

　　胸部 X 线摄片有助于诊断，超声波检查可看到积血的多少，穿刺部位的选择定位（特别是小量血胸时）均有帮助。若胸腔经穿刺抽出积血即可确诊血胸，但在凝固性血胸时则不易抽出，或抽出的量很少。胸部 CT 检查能帮助进一步明确诊断。

　　对于早期血胸患者，除明确诊断外，还必须判别胸腔内出血是否停止，有以下情况考虑出血仍在继续。

　　（1）脉搏加快、血压下降，经输血、补液等抗休克措施不见好转，或情况暂时好转不久又恶化。

　　（2）血红蛋白和红细胞进行性持续下降。

　　（3）放置胸腔闭式引流，每小时引流血量超过 200mL，持续 3h 以上，流出血液色偏红。

三、治疗

　　血胸的复苏治疗，恢复血容量和对活动性出血进行止血，及早清除胸膜腔内积血，防治感染；对极少量血胸，仅呈肋膈角变钝者并不需进行治疗，但须严密观察。

　　对少量血胸可做胸穿，必要时可重复进行；而多数患者有较大量的血胸，则首先应选择放置胸腔闭式引流。

　　治疗目的和要求如下。

　　（1）尽量排净胸腔内的积血，应在损伤后早期血液未凝固或未纤维化前进行。

　　（2）使被胸腔积血所压缩的肺得到复张。

　　（3）肺表面或胸壁的中等量出血时治疗的目的在于使肺膨胀紧贴壁层胸膜而起到压迫止血的效果。

　　（4）估计失血量：在腋中线第七肋间插入一较大的胸腔闭式引流管，负压吸引。对同时伴有气胸患者须放置两根胸腔闭式引流管。当置入胸腔闭式引流管后，见有大量积血排出，不一定表示在引流时仍在出血，大多数病例当积血排净后，出血多能逐渐停止。如因胸腔内出血造成休克经大量输血后仍无法纠正休克者，或疑有大血管或心脏损伤者，或有持续大量出血者应立即剖胸探查。尚有将初次胸腔穿刺或闭式引流积血超过 1 000mL，列为紧急开胸的指征之一。但多数认为，初次胸腔穿刺或闭式引流积血较多，要提高对胸腔大出血的警惕性，有人认为，更主要是根据伤员的具体情况来判断是否有活动性出血。

如血液已凝固无法经胸导管排出，凝固性血胸的病理改变结果是形成纤维胸。因此及早有效的胸腔闭式引流是预防纤维胸的最好措施。

当大量血胸无法引流时，即有手术取出凝血块的指征，或施行肺胸膜剥离术，这多应用于一侧胸腔的一半或一半以上已有密度增深阴影的患者。

手术应在损伤后 1 周至多不超 2 周内施行。在这时期胸腔镜下，可顺利完成凝血块清除术。凝血块与肺组织粘连疏松，很容易分离，若凝血块已有机化，则可用纱布拭子帮助剥离。术后胸腔闭式引流时间应适当延长。

（孙兆义）

第六节　创伤性窒息

创伤性窒息是一种较为少见的源于胸部、上腹部受到剧烈压迫后的综合征，常常并发有胸部、中枢神经系统、眼部及肝、脾脏器的损伤，发生于车祸、战争、恐怖袭击、工厂或农场的意外伤害、自然灾害、房屋坍塌、故意伤害等。

一、概述

创伤性窒息（traumatic asphyxia）即 Perte 综合征，是瞬间或严重的钝性暴力作用于胸部和（或）上腹部所致的上半身广泛皮肤、黏膜、末梢毛细血管扩张、瘀血及出血性损害。当胸部与上腹部受到暴力挤压，同时患者由于恐惧反应声门紧闭来抵抗来自胸壁的压力，从而导致胸内压骤然剧增，右心房血液经无静脉瓣的上腔静脉系统逆流，造成末梢静脉以及毛细血管过度充盈扩张并破裂出血。该症状首次由 Tardieu 在 1866 年描述。

二、临床表现

症状及体征　表现为面、颈、上胸部皮肤出现针尖大小的紫蓝色瘀斑、水肿，颈部、口唇发绀，颜色可为蓝红色到蓝黑色之间，以面部与眶部最为明显。口腔、球结膜、鼻黏膜瘀斑，甚至出血。视网膜或视神经水肿或出血可产生暂时性或永久性视觉障碍。鼓膜破裂可致外耳道出血、耳鸣，甚至听觉障碍。

三、辅助检查

1. 胸部 X 线检查　肋骨、胸骨骨折、气胸、血胸。

伤后多数患者有暂时性意识障碍、烦躁不安、头晕、谵妄，甚至四肢痉挛抽搐，瞳孔可扩大或极度缩小，上述表现与脑内轻微点状出血和脑水肿有关。若有颅内静脉破裂，患者可发生昏迷或死亡。

患者下肢无临床表现的原因是由于下肢静脉系统存在静脉瓣，静脉压力相对较高；另外，气道压力增高会压迫下腔静脉从而保护身体的下半部分。

2. 并发伤　创伤性窒息患者最为常见的并发伤是胸壁软组织挫伤、胸骨骨折、锁骨骨折、多发肋骨骨折、血胸、气胸及肺挫伤。若暴力力量大，作用时间长，则会导致肝、脾破裂、意识障碍、昏迷、眼球突出，视网膜出血，甚至失明。Jongewaard 等报道 14 例创伤性窒息患者中，有 11 例并发胸壁及胸腔内的损伤，8 例出现意识障碍，5 例昏迷，2 例惊厥，2 例视觉障碍。

3. CT　胸部：可见肋骨骨折、胸骨骨折、气胸、血胸；头颅：脑水肿，脑出血；腹部：肝、脾破裂。

4. 实验室检查　肌酸激酶（CK）、乳酸脱氢酶（LDH）、天冬氨酸氨基转移酶（AST）、丙氨酸氨基转移酶（ALT）水平升高。

5. 动脉血气分析监测　分析是否存在呼吸衰，有无顽固性的低氧血症和二氧化碳潴留，指导是否需要气管内插管呼吸机支持治疗。

四、诊断及鉴别诊断

依据典型的临床症状和体征，常常可以迅速做出诊断，但在临床工作中要特别注意的是在考虑到创伤性窒息后应该立刻推测并通过客观辅助检查证实暴力所致的胸腔、颅内及腹腔内气管的损伤程度。视觉障碍常提示视网膜出血或水肿，前者往往是永久性的失明，而后者则是暂时性的损伤。约有 1/3 的患者损伤时伴有意识障碍，应通过头颅 CT 检查，明确有无颅内出血，一般而言，创伤性窒息所致的中枢神经系统症状往往在 24～48h 缓解，若能长期、生存后遗症较为罕见；极少部分患者伴有颅内出血，其原因为颅内静脉窦有吸震的特性，当吸收剧烈震动时会破裂出血。

五、治疗

创伤性窒息临床变现颇为明显，但病程往往是自限性的，其所致的出血点及瘀斑，一般于 2～3 周自行吸收消退。治疗措施包括：迅速解除胸部及上腹部的压迫，头侧抬高 30°，吸氧；动脉血气分析提示顽固性的低氧血症或二氧化碳潴留时需要迅速给予支持治疗；气管内插管，呼吸机辅助呼吸；重新建立良好的氧合和血流灌注后，患者预后一般较好。值得注意的是有些伤员在压力移除后可发生心搏呼吸停止，应做好充分抢救准备。一般患者在严密观察下对症处理，有并发症者应针对具体伤情给予积极处理。

患者预后取决于原始肺功能状态和承受压力大小，持续时间的长短以及并发有无并发伤。长时间的压迫会导致大脑缺氧产生神经系统的后遗症。

六、总结

创伤性窒息有着典型的临床症状和体征，明确的受伤原因，病理机制较为明确，在提供基础治疗之后预后相对较好。对于胸腹部外伤的患者，若观察到有头、面、颈部皮肤发绀，出现瘀点、瘀斑，口腔、球结膜、鼻腔黏膜瘀血或出血时，应考虑创伤性窒息，同时完善颈静脉回流系统包括颅内大脑、面颅内器官（眼、耳、鼻）及喉部的详细检查，做出相应正确的处理。

预防创伤性窒息发生的措施包括系好安全带，鼓励在工厂或农场机械操作室内使用附加的固定装置，同时配有助手配合、监督安全操作，制定严格的安全操作规程，教育 <5 岁儿童的父母注意较重家具的摆放和加固。

（孙兆义）

第四章

胸膜、胸壁外科

第一节 脓 胸

一、脓胸定义

胸膜内积存有脓液即称为脓胸。医学史上早已有关于脓胸的记载，最初 Hippocrates 广泛地描述了这一疾病的临床症状和自然病程。70 多年以前，Graham 和 Bell 就提出了处理脓胸的基本原则，这些原则至今仍然适用。在发现抗生素以前，脓胸是一严重威胁人们健康的疾病，当患者从严重肺部感染度过以后，他们中约有 10% 发生脓胸这一并发症。抗生素的问世证明它能有效地控制肺炎，随之而来肺炎后脓胸的发生率大大减少了。临床能有效控制肺部感染，促进胸外科手术的进步，从而开展了以前未能进行的许多胸内疾病的外手术。结果手术后脓胸并发症的上升了成为脓胸的主要内容。手术后脓胸与肺炎后脓胸特点不同，处理方法也不尽一致。今日各种有效抗生素和外科手术技术的提高，术后脓胸也不多见。但是对于初涉胸外科的年轻医师来讲，辨识和处理脓胸还缺乏经验，本节拟在这方面予以必要的介绍。

二、脓胸的病理

（一）脓胸的发病原因

原发性脓胸临床极为罕见，绝大多数是胸膜腔内继发感染所致。继发感染中约 60% 从邻近胸膜腔的脏器或组织感染而来，其中肺部感染最为常见。肺炎后脓胸产生机制可能是细菌和感染物堵塞了肺部淋巴管，致淋巴液逆流，感染通过淋巴管从肺部病灶传递到胸膜腔；或者是肺炎直接扩散至胸膜腔，细菌产生溶组织酶引起组织坏死和微小脓肿形成，终末小支气管的脓肿破溃可直接污染胸膜腔产生脓胸。所以，胸膜腔内有无效腔存在，胸膜腔内有积液成为细菌培养基，加上细菌污染的共同作用才引起了脓胸。临床上所谓的"原发性脓胸"实际上都是亚临床肺炎。其他引起脓胸的原因还有来自纵隔内的感染，如食管破裂最终会造成脓胸，若曾有过器械或内镜检查的病史可帮助诊断脓胸和产生的原因，但是缺乏产生脓胸的明显诱因时，应尽力寻找，也应警惕自发性食管破裂的可能。某些少见的情况亦可造成脓胸，如颈后深部软组织感染、胸壁感染、胸椎感染以及极罕见的纵隔淋巴结感染等。在附近脏器感染蔓延所致脓胸中，临床上膈下脓肿并不少见，它常常造成胸腔反应性积液，偶尔严重感染蚀破膈肌也可直接感染胸膜腔。隐袭发生的腹腔内脓肿有时也有类似情况发生。

细菌直接种植胸膜腔也是产生脓胸的一个原因，它占 35% ~ 40%，如胸腔诊断性穿刺、胸膜腔置管引流、较大的胸腔内手术操作以及食管或肺等污染性手术均可造成手术后脓胸。另外，胸部创伤有两个因素对于脓胸产生最重要，胸壁穿透伤和血气胸，前者是因为附有细菌的异物存留于胸膜腔，后者是因胸腔穿刺、置管或邻近肺组织的感染污染胸膜腔，从而继发血胸感染。已有材料表明血气胸比单纯血胸或单纯气胸更容易继发感染。少见的胸外伤所致脓胸还有食管钝性破裂和急性膈破裂造成肠嵌顿绞窄坏死等。更少见的是血源性细菌播散发生在一侧全肺切除后脓胸，在脓胸发病原因中，它占不到 1%。

（二）脓胸的病理分期

脓胸一般按疾病的进程分为三期，从患者的治疗角度主要还是二期：急性期和慢性期。

1. 急性期　急性期也叫渗出期或脓胸前期，此期的主要病理改变是胸膜明显水肿充血，胸膜腔内大量的渗出，渗出液稀薄清亮，细胞成分少，无纤维素沉着。若此时排空胸膜腔，肺组织能迅速复张不留无效腔。

2. 纤维脓性期或移行期　在以上炎症基础上细菌侵入，脏和壁两层胸膜上均有大量纤维素沉着，开始形成纤维素层，使得肺膨胀受到一定的限制。胸液逐渐变得黏稠和混浊，胸液内有多量中性粒细胞，培养可发现细菌。

3. 慢性期或机化期　胸膜表面形成极厚的纤维素板，并有大量新生毛细血管和成纤维细胞长入，纤维素板机化变硬，严重束缚嵌闭肺组织，使得肺组织失去的舒缩作用和呼吸功能。脏壁两层胸膜，特别是壁层胸膜增厚尤为显著，厚可达 2～3cm，有时胸膜发生钙化坚硬如石。胸膜增厚系由纤维组织构成，呈为纤维板样，两层增厚胸膜之间即为脓腔，其内可有肉芽组织，中间存有积液，积液内 75% 为细胞成分和沉渣，极为稠厚，或完全变成脓性。脏层胸膜和肺为机化的纤维瘢痕包膜所限，肺的呼吸功能受到严重影响。膈肌表面也有纤维素沉着增厚成板状使之固定。纤维板的机化过程可以早于发病后的 7～10d 开始，通常讲于病后 4～6 周即进入脓胸的慢性期。脓胸的并发症可以出现于脓胸病程中的任何一期，但是临床所见多发生在脓胸的慢性期。脓胸最终结果是脓液从胸壁软组织分离，它可穿通胸壁皮肤形成窦道。另一种是脓液侵蚀穿破肺组织，脓液自发经支气管内引流，形成支气管胸膜瘘。少见的并发症还有肋骨骨髓炎和椎骨骨髓炎、化脓性心包炎、纵隔脓肿、脓胸经膈裂孔造成腹膜腔感染。

（三）脓胸的致病菌

在有效的抗生素发现以前，肺炎球菌和链球菌是脓胸最常见的致病菌。目前抗生素广泛大量应用，葡萄球菌已成为呼吸系统最常见的致病菌了，尤其是 2 岁以下的儿童脓胸病例，92% 培养出的细菌是葡萄球菌。其次的致病菌还有革兰阴性菌，如假单胞菌属、肺炎杆菌、大肠杆菌、产气杆菌、变形杆菌和沙门菌等。细菌培养技术的提高，以上这些细菌引致脓胸越来越多地被辨识出来。

三、脓胸的临床表现

肺炎后脓胸并无特殊的临床表现。对于一急性肺部感染的患者，并发有胸膜腔积液，应时刻想到急性脓胸的可能。典型急性脓胸患者常见主诉有患侧胸部疼痛、沉重感。全身症状可有发热、疲乏无力、心跳、呼吸增快，有时患者可有咳嗽并咳出脓痰。体格检查可发现受累侧胸廓呼吸动度减弱，肋间隙饱满增宽，叩诊有疼痛发现浊音，听诊可闻及胸膜摩擦音，呼吸音减低或消失。

胸部放射学检查能确切显示胸腔内病变，这是体格检查和化验所无法比拟的客观检查结果。初始胸部 X 线片可能显示肺炎或肺组织炎以及中等量胸腔积液，或一侧胸腔因大量积液变得完全不透明。当然不含气的肺组织与胸腔积液在 X 线片上具有相同的密度，面对一侧胸腔灰白一片完全不透明，放射科医师单从 X 线片上很难说出有多少不张的肺或肺实变，又有多少是胸腔积液。此时，胸部听诊可有较大帮助，肺实变可闻及支气管性呼吸音，胸腔积液则听不到呼吸音。另外，大量胸腔积液时，气管与纵隔可被推移向健侧，而肺不张时气管和纵隔可被拉向患侧。有时纵隔移位可产生严重的呼吸循环障碍，出现明显的临床症状。

目前医学临床已有了更多供选择的检查手段，脓胸的诊断变得更容易更简单了。超声检查对于胸腔积液与肺实变、肺不张的鉴别提供较大帮助。胸部 CT 能清楚显示胸膜腔内的病变，如积液的量、部位以及肺内病变等。一旦证实胸腔内有积液，即应行胸膜腔诊断性穿刺。有人提出，穿刺液的大体形态特征和臭味对脓胸诊断和处理最有价值。稀薄的脓液，即使培养出细菌，胸腔穿刺和抗生素治疗就可取得明显的治疗效果，稠厚的脓液则需要外科手术处理。

胸腔穿刺抽出的胸液要送细菌培养和药物敏感度试验，包括革兰染色、厌氧菌培养。最近的研究表明，耐青霉素的金黄色葡萄球菌、革兰阴性菌和厌氧菌是造成脓胸的最主要病菌。Bartlett 等也提出

76%的脓胸患者或者单独（35%）有厌氧菌，或者并发（41%）有需氧菌。

在胸腔积液的分析检查中，最有争论的是关于胸液的生化指标。某些作者认为，若胸液内的 pH 值低（<7.0），葡萄糖含量低（<50mg/dL），LDH 含量高（>1 000IU/L），则应行胸腔引流。因为这些参数预示着将要发生脓胸等并发症，这些生化指标改变在细菌染色和培养结果出来以前即已显示。解释原因是白细胞活性以及酸性代谢产物增加的结果。

患者已经接受了抗生素治疗后，其临床症状、体征可有相当的变化。抽出的胸液仅可见稍许有些混浊，在50%的病例细菌培养往往无细菌生长。尽管细菌培养结果阴性，但是胸腔内感染依然存在，这是因为抗生素对细菌培养的掩盖作用，也可能是未进行全面的细菌培养，如厌氧菌培养。在进行胸液细菌培养的同时，还需要做痰细菌检查和培养，它的意义在于产生肺部感染的致病菌同时也是造成脓胸的致病菌。若连续多次细菌培养均为阴性，而患者对治疗无明显改善，此时应怀疑是否脓胸因结核菌或真菌感染所致。纤维支气管镜检查的目的是除外气管或支气管内有无肿瘤存在，有无异物存留。此外，通畅的呼吸道对于胸管引流后肺的膨胀或以后行胸膜纤维板剥脱手术均是必不可少的。

鉴别诊断方面，脓胸和肺内脓肿的鉴别对治疗有较大的意义。虽然两者的治疗原则均是抗感染和脓液引流，但是脓胸依靠胸管引流出脓液，而肺脓肿则需要体位引流达到治疗的目的。若将胸管误插入肺脓肿内，则可能会产生脓胸、气胸、支气管胸膜瘘和出血等并发症。但是若肺脓肿周围有较多的增厚的胸膜和纤维化的肺组织所包围，也不一定会发生以上并发症。关键要看肺脓肿的位置，紧贴胸膜的肺脓肿并无太大的危险。出现气液平面对于两者的鉴别也没有更大的帮助，因为包裹性脓胸也可以出现气液平面，如气体可来自于产气杆菌，胸腔穿刺，以前气胸未完全吸收，有支气管胸膜瘘等。此时，胸部CT 在鉴别诊断上有较大帮助。一般来讲，脓胸的脓腔形态比较均匀，位置靠近胸壁，垂直向和水平向比其横向更大。相对典型肺脓肿多呈球形，并不一定贴近胸壁，肺脓肿周围有较重的肺组织感染。此时，肺炎症状逐渐减轻或消失，但是患者仍持续有发热。最终脓胸可形成皮下脓肿自发从胸壁破溃，或蚀破支气管形成支气管胸膜瘘。此时，患者可有咳嗽、咳痰，有时咳出有臭味的脓性痰。支气管胸膜瘘形成后，若引流量大，应嘱患者侧卧病侧位于下方，以免大量呼吸道分泌物和脓胸液体流入健侧造成窒息。

急性脓胸发作6周后即进入脓胸的慢性期。慢性脓胸多是由于急性脓胸未能及时发现，或者虽然发现了却未能适当治疗，引流不彻底而致。另外，某些患者是因为胸内有异物存留、存在支气管胸膜瘘、邻近脏器有慢性感染，如肋骨骨髓炎，膈下脓肿，还有些患者是因患有肺结核病。患者多表现消瘦，全身衰弱，呈现贫血，营养消耗，低蛋白血症，还有慢性全身中毒症状，如乏力、低热、食欲不振等。体检可发现患者患侧胸廓塌陷变形，肋骨聚拢，肋间隙缩窄，纵隔移向患侧，呼吸音明显减低，有时并可见杵状指（趾）和脊柱侧弯（脊柱弯向对侧）。

慢性脓胸的放射学检查可发现胸膜广泛增厚、钙化或异物存留。有支气管胸膜瘘则可显示气液平面。包裹性脓胸脓腔较小或有窦道存在，可注入造影剂显示脓腔大小和范围以及与支气管胸膜瘘的关系。

四、脓胸的治疗

（一）急性或移行性脓胸的治疗

正常胸膜腔，只要肺能完全膨胀就有很强的抵御细菌侵入的能力。肺部感染出现胸腔积液，以后发展至慢性脓胸，意味着肺内感染未能有效控制。一旦肺炎得到有效控制，胸膜腔本身即有能力清除积液和残渣。因此，处理肺炎后胸腔积液重点应放在治疗肺部感染。处理慢性脓胸的许多方法，像开放引流、胸廓成形术、胸膜纤维板剥脱术都是因为身体本身缺乏肺部病变自愈的能力。继发于肺炎的胸膜腔积液，可能是清稀浆液性的，或云雾状混浊的，或完全是脓性的。后两种胸液可以诊断为脓胸。

对于急性和纤维脓性脓胸治疗的原则是：①全身和局部应用有效的抗生素控制感染。②充分引流排净胸腔内积液。③促使肺复张闭塞胸膜腔。胸腔穿刺是最简单有效的排除胸腔积液的方法。首先确定积液的位置，采用大号粗针进行穿刺，渗出性稀薄的积液有时一次穿刺即可抽净，加上应用敏感的抗生素，治疗效果极佳。当脓胸已有包裹时，脓腔定位并不容易。此时，胸部正侧位胸像帮助不大，胸部CT和超声检查对定位有重要作用。若胸穿抽出的稠厚脓液，送化验检查显示低 pH，低葡萄糖量，高LDH，则应胸腔闭式引流，以尽快排净胸内积液，使肺重新复张。若胸液显示未被细菌污染，系因支气管内肿瘤或限制性肺炎而致肺不能膨胀，此时不宜插管引流，因为可能会造成胸膜腔污染和脓胸形成。至于采取哪种胸管（橡皮管、蘑菇头状或硅胶管），或是什么方式（切开或套管针）进行置管，依每个医师的偏好决定，目标是充分引流尽快促使肺复张。需注意的是置管多少具有一定的盲目性，小心勿损伤膈肌将胸管插入膈下。

当脓液比较稠厚时，穿刺不容易获得较多脓液，此时胸腔置管行闭式引流可有较大效果，它帮助排空胸内脓液，也促使肺尽快复张。有时反复胸腔穿刺后，胸内脓液逐渐变得黏稠，并因纤维素沉着，使游离的胸腔出现分隔，无论穿刺或胸腔闭式引流均不能有效排出脓液，在这种情况下，肋骨切除胸腔引流术便有指征。具体做法在全身麻醉下，切开胸壁及肌层，切除一小段肋骨，完全打通胸膜腔内所有的分隔，再吸净胸内脓液，冲洗胸腔，最后另戳孔置放胸腔引流管，接闭式引流。患者一般状况不好，可采用局部麻醉进行。术后是否行负压吸引，则视各自情况酌情处理。有学者体会，负压吸引并非如理论上所说有那么多的优点，单纯闭式引流不加负压吸引同样取得良好治疗效果，关键是胸管引流要通畅。胸管放置 2~3 周后，脓腔缩小，胸管的液面不再上下波动，脓液量逐渐减少，当每日引流量少于 2mL，则可改成开放引流。胸腔开放引流的条件是胸内脓液已经形成包裹，纵隔相对固定，胸管通向大气，亦不会产生纵隔摆动，肺组织亦不会被压缩。具体做法是在距离胸壁约 1cm 处剪断胸管，用安全别针和胶布固定胸管，以免胸管脱出或滑入胸膜腔，每日交换敷料。以后随着肉芽组织生长和纤维化逐渐填塞脓腔，胸管逐渐被推出，剪短，最后由肉芽组织自行将胸管完全推出胸膜腔，达到脓胸的完全治愈，在开放胸腔引流的过程中可进行脓腔造影。以了解脓腔的大小。注意不要主观地将胸管向外拔出，以免遗留残腔，日后脓胸再发。当然，在治疗脓胸的同时，亦要治疗肺内的原发病灶，否则脓胸的治疗也不会彻底。

对于稠厚黏滞的脓液，为了引流通畅，有人推荐胸腔内注入纤维素溶酶。一般的做法是 250 000 单位的链激酶溶于 100mL 的生理盐水内注入胸膜腔，目的为刺激纤维素液化促进引流。纤维素溶解酶仅用于脓胸的早期阶段，到了慢性期脓腔已形成包裹，纤维素溶解酶无任何作用。另外，在使用溶解酶时应慎重，偶尔有患者对此发生过敏反应。

对于急性脓胸，传统的治疗是胸腔引流，但是早在 21 世纪初即有作者推荐早期胸膜剥脱治疗急性脓胸。Lilienthal 是第一位介绍早期胸膜剥脱概念，以后不断有多篇报告赞同这一做法。最近 Fishman 和 Hoover 报告了他们应用早期开胸行胸膜剥脱术治疗先天性免疫缺陷和药物成瘾的患者的脓胸，整个存活率优于长期置管胸腔引流。早期开胸行胸膜剥脱术的指征为患者一般状况好，脓胸已形成多房性分隔，或单纯依靠胸腔引流肺组织不能自行膨胀，此时单纯脏胸膜剥除即可达到治疗目的，因为一旦胸膜腔被排空肺迅速膨胀，壁层胸膜自然变薄。

（二）慢性脓胸的处理

急性脓胸未能及时发现；或虽然被发现却没有合理、正确的治疗；或肺内病变未得到有效的处理，如存在支气管胸膜瘘、异物存留；或邻近脏有感染灶存在，如膈下脓肿、肋骨骨髓炎或肺本身特异性感染，如结核病等。以上多种原因均可造成慢性脓胸。到了这个阶段，肋骨切除引流或开窗引流，开始尚可有某些作用，但是若脓腔已经形成包裹固定，脓腔不再缩小，此时则需行胸膜纤维板剥脱、胸壁塌陷、肌肉瓣填塞残腔等胸廓成形术。

与急性脓胸不同，慢性脓胸的治疗原则是改善患者的全身状况增强患者体质，消灭胸内残腔，保持肺的呼吸功能。慢性脓胸患者因长期感染和慢性消耗，往往有营养不良，全身衰弱。治疗应包括纠正水电解质紊乱和贫血、低蛋白血症，增加蛋白质和维生素的摄入，改善肺功能，减少痰量。鼓励患者轻度活动和锻炼，以提高手术的耐受力。慢性脓胸手术方法有改进脓胸的引流、胸膜纤维板剥脱术、胸廓成形术和胸膜肺切除术。

改进脓胸引流的最简单的方法是更换较粗的引流管或做一较大的胸腔造口，最好切除一段肋骨以使脓液得到充分引流。这是一个较小的手术操作，需在脏胸膜与壁胸膜之间形成较多的粘连，用于一般情况不佳，胸膜残腔不大且有可能较早地自行闭合的患者。具体方法前已叙述。肋骨切除胸管引流需要肉芽组织生长填塞残腔，故所需时间较长，剪断胸管和交换敷料较麻烦。

另一比较有肯定治疗效果的是胸壁开窗引流术。最早是由 Eloesser 提出用于引流急性结核性胸膜炎，以后有作者加以评价。其主要做法是在脓腔之上切除 2 ~ 3 根肋骨，然后再游离皮片，将之翻入胸腔缝到壁胸膜上形成脓腔的衬里，进行持续引流。开窗引流的优点是可以在直视下清除坏死的组织和纤维素碎片，以后随着脓腔的缩小变成无菌的干腔。用抗生素充满后闭合窗口或残腔太大无法自行闭合可用肌瓣填塞残腔。开窗引流有时也为以后胸廓成形术和其他手术创造条件。

一侧全肺切除后脓胸的治疗可采用无菌残腔技术，这是 Clagett 等人对于治疗慢性脓胸的贡献。其基本做法是通过原手术切口进行前胸壁开窗术，每日脓腔灌洗持续 4 ~ 8 周，当判断残腔已经干净无菌时，再将皮瓣拆除，腔内灌满抗生素溶液，分层缝合胸壁开窗伤口。虽然各组报告的结果不尽相同，但是总的说来不并发支气管胸膜瘘的患者约半数可获得治疗成功，若有支气管胸膜瘘，则有效率约为 5% ~ 10%。无菌残腔技术也可用于未行肺切除的脓胸患者，效果颇佳。

自从 Abrashanoff 首次报告应用肌肉瓣填塞术治疗感染性胸膜残腔后，不管是闭式胸腔引流还是胸壁开窗，均获得良好治疗效果，得到了广泛的应用。应用此技术关键是腔内要有生机的活的肌肉组织。当然选择肌肉不仅是存活一个条件，还要考虑脓腔的部位，大小和形状。同时应注意保护其血运、神经和成块的肌肉。手术时应保证使整块肌肉充满脓腔，不遗留间隙，以免日后脓胸再发。小的（＜2mm）支气管胸膜瘘不必缝合，大的支气管胸膜瘘应修剪后严密缝合关闭。术后脓腔引流要保留 10 ~ 12d。

胸膜剥脱术和脓胸切除术的目的都是促使肺膨胀以充满胸内残腔，胸膜剥脱是清除增厚的胸膜纤维板，脓胸切除是彻底清除脓腔和其内容物。手术成功要求脏胸膜的完整，更重要的是肺能够膨胀填满整个胸膜腔。有时为了彻底清除慢性感染的来源，不得不切除邻近的肺段或肺叶，极少情况下需做全胸膜肺切除术。

胸廓成形术应用在单纯胸管引流感染的胸膜腔不能闭合，没有满意的肌肉瓣填塞或不能填满脓腔，或者肺不能有效膨胀，这样需要胸壁本身塌陷来消灭残腔了。去除几根肋骨减少胸腔的体积再使感染的胸腔塌陷以消灭脓腔的概念首先由 Scheede 和 Eastlander 提出的，以后经学者不断改进，使此种技术逐渐完善。安全有效地施行此手术的基本要点是：全面考虑患者对于手术的耐受力，手术可一次或分次完成；为了保持颈部、肩带和上胸廓的骨性结构的完整性，保留第 1 肋是必要的；当椎旁间隙亦要塌陷时，切除肋骨应达到肋骨横突；为美观、结构完整，也为保护肺功能，前胸下部肋骨切除应持保守态度；有良好的术前准备，包括营养、水电解质平衡、纠正贫血、加强锻炼，小的支气管胸膜瘘有术后可自行闭合，大的瘘口需严密缝合。过去数十年来，胸廓成形术在临床上的作用越来越少了，主要原因是患者难以耐受这种破坏性较大的手术。最近的报告显示胸膜外胸廓成形术对于选择性患者有极好的效果。Hopkins 等报告，一组 30 例患者，手术死亡率为 10%，82% 的存活者取得脓腔持续性闭合。而 Gregoire 等报告，17 例全肺切除后脓胸，经一期胸廓成形术治疗无手术死亡率，15 例（88%）术后脓胸即获得控制。

（鲁立军）

第二节　胸壁畸形

胸壁畸形主要包括先天性胸壁畸形和外伤、手术引起的胸壁畸形，本章只讨论先天性胸壁畸形。

一、漏斗胸

漏斗胸（funnel chest）是指胸骨、肋软骨和部分肋骨向脊柱方向凹陷，形成漏斗状畸形。一般胸骨柄和第 1、第 2 肋软骨正常。

（一）流行病学

漏斗胸的发病率约为每300~400个存活新生儿中有一个发病。80%~86%的患者在1岁以内被发现，青春期后才发现的不到5%。约有37%的患者有家族史。并发其他先天性畸形者占10%。男女比例为（3~4）：1。

（二）病因和发病机制

漏斗胸的病因尚不清楚，一般认为是下胸部肋骨和肋软骨发育过度，挤压胸骨向后移位形成的，也有人认为是膈肌胸骨部发育不良，向后牵拉胸骨所致。胸骨、肋软骨和部分肋骨向脊柱方向凹陷，使胸骨和脊柱之间的间隙大为减少，胸腔与纵隔内的脏器受到压迫，影响其心肺功能。患者膈肌明显下降，肺活量随之下降。

（三）临床表现

漏斗胸较轻者可无明显症状，变形较重者可压迫心肺，产生呼吸循环症状，并可影响患儿生长发育。主要表现为胸部漏斗状畸形，肺活量减少，残气量增加，反复出现呼吸道感染症状，和活动后心慌、气短，甚至出现心前区疼痛。症状多随年龄的增长而加重。学龄前畸形多对称，心肺功能影响不重。随年龄增加畸形逐渐加重，多为不对称，常有轻度驼背，腹部凸出等特殊体形，给患者带来严重的精神创伤。漏斗胸患者可伴有左肺发育不良或缺如，也可并发左侧缺肢畸形。

（四）实验室检查和特殊检查

（1）胸部X线片和CT检查可清楚地显示胸壁凹陷程度及心脏移位情况。由于心脏受压向左移位，胸部X线片显示心脏右缘与脊柱平齐。侧位片示胸骨体凹陷，胸骨与脊椎间距明显缩小，严重者几乎接触。膈肌下降，活动减少。手术后可见上述畸形恢复情况。

（2）由于心脏左移和右心室受压，心电图可见 V_1 导联的P波倒置或双向，QRS波呈rSR型，T波倒置。也可有右束支传导阻滞。经及时治疗，心脏复位后，心电图改变可逐渐恢复正常。

（3）呼吸功能检查可表现肺活量减少，残气量增加，小气道通气受阻。手术后限制性通气功能障碍可消失。

（4）超声心动图检查可见射血分数和左室短轴缩短率较正常儿童明显偏低。

（5）心导管检查可描记到右室压力在舒张期斜坡和平台，类似缩窄性心包炎。心血管造影显示右心受压畸形和右室流出道受阻。

（五）诊断和鉴别诊断

漏斗胸通过视诊即可做出诊断，但同时必须明确畸形程度和有无其他畸形。判定畸形程度的方法如下。

（1）盛水量测定：患者平卧位，向前胸凹陷部位注水，以所盛水的量来判定畸形程度，或用橡皮泥填满凹陷部位，将橡皮泥取下，放入盛满水的容器中，以其所排出的水量来表示畸形程度。超过200mL者为重度。

（2）胸脊间距测定：根据胸部侧位X片，胸骨凹陷最深处后缘至脊椎前缘的距离表示畸形程度。>7cm为轻度，5~7cm为中度，<5cm为重度。

（3）漏斗胸指数（FI）表示法：FI＝（a×b×c）/（A×B×C）。

a：漏斗胸凹陷部位纵径；b：漏斗胸凹陷部位横径；c：漏斗胸凹陷部位深度。A：胸骨的长度；B：胸廓的横径；C：胸骨角至椎体的距离。漏斗胸指数（FI）>0.3为重度，0.3~0.2为中度，<0.2为轻度。

（4）体表波纹分域图利用光源和格子的投照方法，将胸壁凹陷部分的波纹等高线的图像拍照下来，并将波纹等高线的间隔和数目输入计算机，计算出凹陷部位的容积，可确定漏斗胸的畸形程度及评价手术效果。

（六）治疗

研究发现，药物治疗和胸部锻炼不能减轻胸部畸形程度，因此，轻度漏斗胸无须处理，中重度均需手术治疗。手术的目的不仅仅是为了美观，主要是为了解除畸形的胸壁对心肺的压迫，纠正受损的心肺功能。由于漏斗胸畸形随年龄的增长而加重，手术应尽早进行，一般认为3~10岁为宜。3岁之前有假性漏斗胸，很可能自行缓解。Haller报道，对4岁幼儿做切除5根肋骨以上的胸壁整形手术，阻碍胸壁的生长发育，使幼儿呼吸功能减退，难以进行跑步等运动，因而认为手术最好选择在6~8岁以后进行。但也有人主张只要有明显的畸形，就应立即手术，不应等加重后再手术。年龄越小，畸形越轻，效果越好。学龄前进行畸形矫治，可避免心理上产生不良影响。

手术方法：漏斗胸手术方法很多，主要有两大类。

1. **胸骨翻转术** 将胸骨带血管蒂旋转180°，并行适当的修剪和固定。此手术适于成年患者，手术效果满意。

（1）带血管蒂胸骨翻转术：胸腹正中切口，将胸大肌向两侧游离，显露凹陷的胸骨及两侧畸形的肋软骨，并沿腹直肌外缘游离腹直肌至脐水平。切开肋弓下缘，游离胸骨和肋软骨内面的胸膜。在肋软骨骨膜下，切断两侧所有畸形的肋软骨，切线由前内向后外斜行，通常包括第7至第3肋软骨和肋间肌。彻底游离胸骨后组织，切断附着于胸骨体两侧缘的肋间肌束和附着于肋软骨和剑突上的腹直肌。在胸骨上段，第2肋间水平游离出约10cm胸廓内动脉，用线锯横断胸骨。将胸骨左右翻转180°，检查双侧乳内动脉及腹壁动脉血供情况，应避免有张力，至少保证一侧动脉通畅供血。将两侧相对应的肋软骨修整固定。如胸骨过度凸起，也应修整剪平，并将横断处缝合固定。胸骨后放置闭式引流管，缝合胸大肌，皮下组织和皮肤。本法术中不切断乳内动脉和腹直肌，胸骨翻转后血运丰富，术后胸壁稳定，无反常呼吸，患者可早日下床活动，畸形纠正效果满意。

有些学者报道，在横断胸骨前，先游离并切断胸廓内动脉，只保留腹直肌蒂作为胸骨的血液供应，或在剑突水平，切断乳内动脉与腹壁动脉的交通，只保留上下一端血管供血，也可取得同样效果。胸部扁平的患者，将翻转后的胸骨上端切成斜面，重叠缝合于胸骨柄上，部分过长的肋软骨也重叠缝合，术后可获得更满意的胸廓外形。

（2）无蒂胸骨翻转术：采取胸骨正中或双乳下横切口，切开畸形肋软骨的骨膜，切断肋软骨，将肋软骨和胸骨从骨膜下剥出。从畸形开始处将胸骨切断，切除过长的肋软骨，用抗生素溶液冲洗后，翻转180°缝于胸骨和肋骨上。

胸骨翻转术适用于已骨化的患者，其优点是不需要异物支撑，合乎生理。缺点是可能造成胸骨坏死，创伤大。注意在剥离肋软骨骨膜时，应轻柔操作，剥离充分。肋软骨骨膜、肋骨骨膜、肋间肌应保持完整，尽量不要损伤肋间血管和胸廓内动脉，胸骨翻转将将肋软骨骨膜、肋骨骨膜、肋间肌包绕缝合在翻转骨瓣和肋骨、肋软骨前端。

2. **胸骨抬举术** 将肋软骨适当修剪，使下陷的胸骨抬高，手术简单，适用于下陷较平的患者。

（1）**肋骨成型术**：单侧较深而胸骨无畸形的漏斗胸，可行肋骨成型术。从中线向患侧做一曲线切口，骨膜下将畸形的肋骨和肋软骨解剖出来，在肋骨和肋软骨做作多个横行切口，用巾钳将肋软骨向前上方牵拉，使向前下方斜行的肋骨上移到正常的肋骨走行位置，切除过长畸形的肋软骨，缝合固定两侧相应的肋软骨断端。由于两侧肋软骨向上牵拉合力，可将凹陷的胸骨拉起保持上举前挺的位置。本术式适用于骨质较为柔软的小儿患者。

（2）**胸骨抬高术**：骨膜下切断全部畸形的肋软骨，通常是3~6根，左右两侧分别进行。年龄较大的患者，肋软骨外端要切至肋骨骨质。切断附着于胸骨下部肋软骨的腹直肌肌束，游离出剑突，剪断与胸骨相连部分，将胸膜推向两侧，切断相应的肋间肌束，使胸骨自第2肋骨以下完全游离，将胸骨向下凹陷开始处两侧的正常肋软骨，通常是第3肋软骨，距胸骨外缘2cm处，骨膜下由内前向外后斜行切断。抬起胸骨，使此肋软骨胸骨端位于肋骨端前面，并缝合固定。杠杆作用使胸骨上抬，如矫正满意，则固定即可。如矫正不满意，可于第2肋骨水平将胸骨后壁横向截骨或前壁楔形截骨，在横向截骨处嵌入肋软骨片，并缝合固定，使胸骨抬高至适当水平。将肋间肌、胸大肌、胸筋膜和腹直肌缝合在胸骨上，缝合皮肤。为了更好地固定胸骨，有人用克氏针或其他金属支架，将胸骨固定于第3或第4肋骨上，使胸骨固定更加牢靠，杜绝了术后发生反常呼吸。此方法需再次手术取出金属材料。

（3）不对称漏斗胸胸骨肋骨抬举术：不对称漏斗胸胸骨向右旋转，右前胸壁凹陷，普通胸骨抬高术不能矫正，具体操作如下：骨膜下切断畸形的肋软骨、肋间肌和剑突，使胸骨体游离。胸骨柄行斜性楔形切开，将胸骨体扭转并抬高到正常位置并缝合固定。胸骨旁两侧畸形开始处肋软骨斜行切断，胸骨端重叠在肋骨端前缝合固定，保持胸骨抬高位置。如右前胸壁凹陷较深，右侧肋软骨低于左侧，可在右侧肋软骨断端之间垫入软骨块，再用合成缝线缝合。如胸骨重度旋转，可在胸骨柄楔形截骨下方，再做一楔形切开，缝合固定后可使胸骨进一步回转至正常位置。

3. 钛合金板　近年来，国外多用钛合金板代替克氏针将胸骨固定于正常位置，与克氏针相比，钛合金板有许多优越性：①能透过 X 线。②不影响 MRI 检查。③通过机场安全检查时，不引起金属探测器报警。④弹性好，不容易移位。⑤有很好的依从性和组织相容性，避免了使用克氏针对患者术后的生活的限制。钛合金板正逐渐成为漏斗胸矫正手术首选材料。生物可吸收网也被用于进行胸骨固定，效果良好。避免了术后因胸骨固定不良，造成的胸骨移位和疼痛，并对重建胸壁和上腹壁有重要作用。Marlex 网也是很好的固定胸骨的用品。

4. 胸腔镜　胸腔镜的发展给漏斗胸矫正手术带来了革命性的变化，很大程度上减小了手术创伤。1997 年 Nuss 首次报道此手术，常规麻醉后，两侧锁骨中线切口，乳头水平经胸肌至胸腔打一隧道，胸腔镜下将弯曲的钢条凹面向前穿过胸骨后方，到达另一侧穿出。翻转钢条，使其凹面向后，将胸骨抬起，畸形被矫正。用钢丝将钢条固定于两侧肋骨后面。手术安全，创伤小，并发症少，受到患者和医生的欢迎。

（七）预后

漏斗胸矫形手术术后并发症极少且轻微，在 5% ~ 8%，包括气胸、血胸、心包炎和心包积液、伤口感染、胸骨或克氏针移位，以及心血管并发症，其中气胸最为常见。微创手术后有发生脊柱侧弯者。胸骨翻转术最严重的并发症是胸骨缺血坏死和切口感染，胸骨抬举术最重的并发症是术后复发，往往发生于多年以后，通常为身体瘦长，肌肉发育较差者。Shamberger 和 Welch 报道 704 例漏斗胸矫形手术，术后复发 40 例，占 5.7%。导致复发的原因是：①上举胸骨缺乏有效固定，自体肋骨固定不够，金属支架断裂或过早取出。②年龄越小，肋骨切除越广泛，复发率越高。肋骨肋软骨交界处纤维化，形成瘢痕阻碍胸壁发育，造成胸骨周围带状狭窄，影响肺功能。预防术后复发要点：①漏斗胸矫形手术，年龄应在 6 岁以后。②严格掌握手术范围，肋软骨切除每侧不超过 4 根，长度不超过 2.5cm，尽量保留肋软骨骨膜，肋骨膜和肋间肌。③术后体育锻炼，改变体形姿势。

二、鸡胸

鸡胸（pectus carinatum, pigeon chest, chicken breast）为胸骨向前突出，两侧肋软骨凹陷形成的畸形，因类似鸡胸而得名。90% 为对称性，即胸骨向前突出，两侧肋软骨对称性凹陷。9% 为不对称性，即一侧肋软骨向前突出，另一侧正常，胸骨正常或倾斜。1% 为胸骨柄畸形，累及胸骨的骨性连接，造成胸骨柄突出和胸骨体下陷。

（一）流行病学

鸡胸好发于儿童，一半以上发生于 11 岁以后，发生率为漏斗胸的 10% ~20%，男孩明显多于女孩，26% 的患者有家族史，12% 的患者伴有脊柱侧弯。Robicsek 报道 720 例胸壁畸形，鸡胸占 22%。仅次于漏斗胸。

（二）病因和发病机制

鸡胸的病因不十分清楚，多数认为是肋软骨过度生长，挤压胸骨向前移位，胸骨下部因受膈肌的反向牵拉，使胸骨形成中央部向前突出的弓形。Brodkin 和 Chin 等认为膈肌的发育异常是鸡胸形成的主要原因。

（三）临床表现

鸡胸常无明显临床症状，多为自己或他人无意中发现。胸骨前突和脊柱后突使胸廓前后径增加，胸壁柔软性减小，限制了胸部的扩张，呼吸动度减弱，可引起慢性肺部感染。约 1/3 以上患者有中度气短、乏力和胸疼，但无心肺功能严重减退表现。多数患者对自己的体形较为悲观，不同患者，畸形的情况有所不同，较常见的是胸骨下部向前突出明显，两侧肋软骨向后凹陷；有些则是胸骨柄明显前突，胸骨迅速回降，继而转向前方，形成"Z"字型畸形。有人则把鸡胸分为 4 型：胸骨弓状前凸型，胸骨非对称前凸型，胸骨柄前凸型，胸骨抬举型。

（四）实验室检查和特殊检查

胸部侧位 X 线片，可清楚显示胸骨的畸形状况，其他检查常无异常发现。

（五）诊断和鉴别诊断

一般目测即可诊断，胸部 X 线片有助于确定鸡胸的类型和有无其他胸壁畸形存在，超声心动检查可发现有无心脏畸形。

（六）治疗

严重的鸡胸即使症状不重，也应手术治疗。3 岁后即可接受手术，年龄越小，疗效越好。手术可分为胸骨翻转法和胸骨沉降法。

1. 胸骨翻转法　和治疗漏斗胸手术一样，切开胸部皮肤和皮下组织，分离胸大肌，切断两侧肋软骨和胸骨，将胸骨板翻转 180°，经适当修剪后缝合固定。

2. 胸骨沉降法　分离胸大肌后，软骨膜下切除畸形的肋软骨，对于极度隆起、伸长的肋软骨，要切除其全长。剩留的肋软骨骨膜要逐根缝缩，可使原来隆起的胸骨，恢复到正常位置。如仍不能平整复位，可将胸骨横行截骨，将胸骨向后放置至适当位置固定。有时为了更好地纠正畸形，胸骨需两次截骨。对于肋软骨胸骨柄畸形，则需从第 2 肋软骨开始切除畸形的肋软骨，在胸骨前突最明显的部位，行更大范围的楔形截骨术，再将上段胸骨向后推移，同时将下段胸骨向前推移，对合骨截面，固定缝合。如遇复杂畸形，可配合胸骨斜行截骨，使胸骨向前移位并旋转。如遇剑突畸形或生长不正者，可将剑突切除。缝合皮肤前胸骨后要放置引流。畸形不对称时，对于一侧隆起的肋软骨，可逐根进行处理，先在软骨膜上做横切口，分离软骨膜后切除隆起的肋软骨，逐一缝缩剩留的肋软骨骨膜。如胸骨位置正常，只切除隆起的肋软骨即可矫正畸形。如胸骨扭转，切除隆起的肋软骨后，则需将凹陷侧胸骨横断，并将胸骨恢复到正常位置后缝合固定。如畸形侧肋软骨广泛切除，正常侧肋软骨需行小段切除，使两侧肋软骨保持平衡，以免术后胸骨左右倾斜，畸形更加严重。

所有鸡胸矫正手术在缝合软组织与皮肤前，最好先用巾钳将两侧肌肉和皮肤拉拢对合，观看胸廓外形及其表面是否光整，及早修整遗留畸形，使手术更加完美。胸腔镜技术使鸡胸矫正手术能够成为微创手术，切口小，也更加美观。

（七）预后

鸡胸矫正手术安全可靠，并发症发生率低于 4%，包括气胸、伤口感染、复发及术后肺炎。再次手术者均为复杂畸形。

三、胸骨裂

先天性胸骨裂是一种少见的胸壁畸形，其特征是胸骨部分缺如，心脏前方失去骨骼保护，多伴有心脏异位或其他先天性心脏畸形。

（一）病因和发病机制

正常胸骨由中胚叶侧板的两侧胸骨索相互融合而成，如胚胎发育至第 8 周时两侧胸骨索未融合或融合不完全，则出生后表现胸骨裂。胸骨裂可以是完全的，也可以是不完全的，患者胸骨中间的裂隙被其他组织填充，心包、胸膜和膈肌完好无损。可伴有或不伴有心脏或其他畸形。

（二）临床表现

胸骨裂按裂隙的程度和部位分为上段胸骨裂、下段胸骨裂和全胸骨裂。多数胸骨裂发生于胸骨上部，亦可延伸至剑突。缺损呈"V"形或"U"形，甚至完全分裂。皮肤薄而透亮，当啼哭或做 Valsava 动作（用力呼气并关闭声门）时，缺损部隆起，吸气时相反。可见明显的心脏跳动。根据心脏异位的情况可分为 3 种：①单纯胸骨裂，不并发异位心脏。缺损区皮肤甚薄，似破裂样透亮，有时自脐孔至颈部皮肤增厚，色素沉着，如瘢痕样。②胸部异位心：前胸壁无其他组织覆盖心脏，心脏暴露于胸廓之外，从胸壁的中上部膨出，一般没有心脏本身的畸形。③胸腹部异位心（Cantrell 五联征）：低位胸骨裂，膈肌前部缺损，心包壁层缺失，分开存在或与之连续的脐膨出，多数患者有心脏畸形。

（三）实验室检查和特殊检查

胸部 X 线检查可明确胸骨缺损程度，CT 检查可提供胸壁软组织缺损、心脏位置等更加详细的情况，超声心动图主要检查是否并发心脏畸形。

（四）诊断和鉴别诊断

根据临床表现和胸部 X 线、CT 检查、超声心动图等即可做出明确诊断。

（五）治疗

单纯胸骨裂提倡在新生儿期进行手术，缺损修补可不用替代材料，对"U"形缺损胸骨裂，将其尾端相连处切断，即可将分离的两半胸骨直接缝合，术后无压迫心脏、复发和愈合不良等并发症。而年龄较大的患者，直接缝合难度较大，产生心脏压迫的机会较多。有人报道行多根肋软骨斜行切断术，以延长肋软骨，减轻心脏压迫。目前多采用 Marlex 网作修补材料，并用自体肋骨劈开骨片作支撑物，手术相对简单，不对心脏产生压迫，应用其他自体移植物或合成材料修补，以及切断肋弓等，均有过报道。并发异位心者，向胸腔内还纳心脏，可引起大血管阻塞，手术死亡率超过 80%，只有少数婴儿成功地施行了外科修复。手术方法有皮肤遮盖、纳入皮下隧道成型术等。此型患者多伴有先天性心脏畸形，术前应做心导管检查，如发现室间隔缺损等病变，应先做心脏修补手术，再进行胸壁修补。Cantrell 五联征患者，需用涤纶或 Marlex 网等合成材料修补，单纯用皮瓣难以成功。Welch 和 Shamberger（1989 年）总结了已报道的 43 例手术治疗病例，死亡 25 例（58%），其中 2 例术前心导管诊断并发法洛四联征，在低温下作心脏直视手术取得成功。

（鲁立军）

第三节　胸壁结核

胸壁结核（tuberculosis of chest wall）指胸壁组织（包括骨骼和软组织）发生结核性病变。多形成脓肿或窦道，常需手术治疗。

一、流行病学

胸壁结核可见于各年龄段，但以青少年较为多见，男女比例为（1.2~2）：1。近年来，随着肺结核发病率的提高，胸壁结核也有增加的趋势。

二、病因和发病机制

胸壁结核多继发于肺结核和胸膜结核，可与原发病灶同时存在，多数发现胸壁病变时，原发病灶已愈。胸壁结核脓肿多起源于胸壁深部的淋巴结，穿透肋间肌到达胸壁浅层，往往在肋间肌内外各有一个脓腔，中间有孔道相通，形成哑铃状病变。肋骨结核易发生于第 5~7 肋骨，多由胸膜结核引起。结核蔓延至胸壁的主要途径如下。

（1）淋巴途径：结核杆菌从肺或胸膜病变处，经淋巴管侵至胸壁淋巴结，再穿破淋巴结侵入周围组织，形成结核脓肿。这是胸壁结核最常见的感染方式。

（2）直接蔓延：靠近胸膜的肺结核和胸膜结核可直接蔓延至胸壁各层组织，胸壁病灶和胸内病灶经肋间较细窦道相通，形成典型的哑铃形的病灶。

（3）血行播散：结核杆菌经血液循环到达肋骨或胸骨，引起结核性骨髓炎，穿破骨皮质后形成脓肿或窦道。

三、临床表现

患者多因无痛性胸壁肿块就诊，或因肺结核或胸膜结核就诊时发现。单纯胸壁结核中毒症状轻微，同时患有肺结核或胸膜结核时，可伴有不同程度的结核中毒症状，如低热、乏力、盗汗、食欲不振、体重下降等。部分患者早期出现胀痛和触压痛，当皮下出现寒性脓肿时，疼痛反而减轻。胸骨结核患者上肢活动时有牵扯痛，咳嗽、深呼吸时疼痛加重。病变累及肋骨的占 60% ~ 70%。肿块多好发于第 3 ~ 7 肋间前胸壁或侧胸壁，基底较宽，固定，中等硬度，有时可触及波动感。局部不红不热，无明显压痛。混合感染时，皮肤变薄变红，皮温增加，有压痛等急性炎症表现，破溃后排出水样混浊脓液，无臭，伴有干酪样物质，创口经久不愈，形成溃疡或窦道。

四、实验室检查和特殊检查

大多单纯胸壁结核血象不高，血沉较快，结核菌素试验阳性。X 线检查可发现胸膜和肺内结核病灶，但显示的病变程度往往比实际的要轻，因此，胸片阴性不能排除诊断。有人总结 820 例胸壁结核，胸片有明显肋骨破坏 25 例，而术中发现肋骨破坏 530 例（占 64.6%），严重者破坏达 5 ~ 6 根。破坏长度 2 ~ 10cm 不等。肋骨或胸骨侧位和斜位像，可显示病变骨呈溶骨性破坏，骨质缺损、死骨形成，胸骨角凸凹不平、间隙增宽。有时可发现胸骨后形成圆形或椭圆形脓肿，凸向纵隔。对于 X 线不显影的胸壁结核应做胸部 CT 扫描，CT 能很好地显示病变的范围、形状以及病灶与胸腔的关系、胸膜和肺的病变情况。一般表现为周围强化的低密度病灶，可见钙化，肋软骨和骨质破坏。软组织脓肿，肋软骨和骨质破坏，死骨形成对胸壁结核的诊断是具有特异性的。对于有脓肿的胸壁结核，B 超检查能准确探及脓肿的存在和范围，还可定位。诊断性穿刺可抽出黄白色、无臭稀薄脓液或干酪样物，抗酸染色和细菌培养可确定诊断，并可行药敏实验，针吸活检抗酸染色阳性率 30% ~ 60%，细菌培养阳性率 30% ~ 80%，多聚酶链反应（PCR）诊断可能性更高。穿刺时应注意，以肿块上方进针，经过一段潜行刺入脓腔，严格无菌操作，防止造成混合感染。有慢性窦道或溃疡形成时，可行病理活检，发现结核结节即可确诊。

五、诊断和鉴别诊断

发现胸壁无痛肿块，按之有波动，或窦道溃疡，应首先想到胸壁结核的可能。X 线及 CT 检查能发现其他结核病变。细菌学和病理学结果是诊断的确定因素。诊断时要与化脓性骨髓炎和化脓性胸壁脓肿相鉴别。深部的结核性脓肿，可能与胸壁肿瘤相混淆，特别是胸壁血管瘤，也可触及波动感，诊断性穿刺有助于鉴别。穿刺部位应选在脓肿的上方，避免垂直穿刺导致脓液沿针道流出形成瘘管。胸壁放线菌病也属胸壁慢性炎症，肿块坚硬，有多数瘘管，脓液中找到硫黄颗粒可确诊。胸壁结核要和结核性脓胸所致胸壁穿通流注寒性脓肿相鉴别。应常规做 X 线胸部平片，B 超检查，必要时 CT 检查以明确诊断，避免误诊误治。肋骨结核需与肋骨巨细胞瘤、肋软骨炎相鉴别。肋骨巨细胞瘤呈梭形，表面凸凹不平硬韧性肿大，无波动，摄 X 线片即可明确诊断。肋软骨炎均在肋软骨与肋骨相接处，肋软骨呈膨胀性增大，表面光滑硬韧，有压痛，无波动，有时上肢活动或深呼吸可产生牵扯痛，X 线不显影。

六、治疗

胸壁结核是全身结核的一部分，治疗时要注意全身情况，检查肺部及其他脏器有无结核。单纯依靠抗结核治疗治愈的可能性较小，建议以手术治疗为主。一般情况下，术前正规抗结核治疗 2 周，注意休息营养，应用异烟肼 300mg，利福平 450mg，乙胺丁醇 750mg，以上 3 种药物均每日一次口服。链霉素 750mg，每日一次肌内注射。由于抗结核药物大多对肝脏有损害，应定期检查肝功能。病情稳定后再行手术治疗。并发化脓性感染时，应切开引流，控制感染后再行手术治疗。较小的胸壁结核脓肿，可在应用抗结核药物的同时，行脓肿穿刺抽脓，局部注入抗结核药物，部分患者可治愈。效果不好时应考虑手术治疗。

胸壁结核手术治疗原则是彻底清楚结核病灶，消灭脓腔。术中应仔细探查窦道分支及范围，将脓腔、窦道和肉芽组织彻底清除。一定要切除位于脓腔上面的肋骨，使脓腔彻底敞开，不留任何残腔。创面要彻底止血，局部可应用抗结核药物。残腔过大可用临近带蒂肌瓣填补，放置引流后伤口严密缝合，加压包扎 2~3 周。拆线时间以术后 10~14d 为好。术后正规抗结核 6~9 个月。并发其他部位结核者可根据病情适当延长抗结核时间。如胸壁结核并发包裹性脓胸，应在病灶清除术基础上，尽可能行胸膜剥脱术，以利肺的复张和功能的恢复。肺难以复张者行病灶清除和胸廓成形术。肋骨和肋软骨结核，应彻底清除结核坏死组织和死骨，将破坏的肋骨从两端接近健康骨质处切断清除。沿肋骨床、脓肿四壁探查，邻近肋骨骨膜有否破坏脱落，有否瘘管和邻近肋骨后面相通。病变可累及一段肋骨，也可累及多段肋骨，每穿通一肋骨后达到另个肋骨间隙均形成哑铃形病灶，术中一定要找到病灶，凡累及的肋骨必须全部切除，方能达到彻底。胸骨及胸锁关节结核，病灶内清除脓液、干酪样物、结核肉芽组织，必要时行锁骨胸骨端切除，清除锁骨后面的结核坏死组织。直至清除到健康、新鲜出血的骨质为止。对并发胸骨后脓肿者，要彻底清除，脓肿壁要刮干净，探查有没有瘘管和纵隔内相通。注意勿损伤乳房内动静脉避免大出血，关闭创口时要严格止血，防止术后血肿影响创口愈合。

七、预后

经手术和正规的抗结核治疗，90%以上的患者可一期治愈，3 周出院。少数患者病变复发，需行二次手术治疗。主要原因是窦道切除不彻底和抗结核药物应用不规范。手术并发症有术后出血、窦道形成、伤口愈合不良和肺结核活动。有报道长期慢性胸壁结核与发生 B 细胞型淋巴瘤和上皮型血管肉瘤有密切关系，应密切随访。

（鲁立军）

第四节 胸壁肿瘤

一、分类

胸壁肿瘤（chest wall tumors）指各种各样的胸壁深层组织（胸骨和肋骨）及软组织（神经、血管和淋巴系统等）肿瘤，不包括胸壁皮肤、皮下组织、浅层肌和乳腺的肿瘤。

在临床上，胸壁肿瘤分为原发性和继发性两大类，其组织来源复杂，病理类型众多，临床表现不一，临床确诊及诊疗有一定的困难。其中原发性约占 60%，继发性约 40%。原发性肿瘤又可分为良性和恶性两种，前者约占 40%，后者占 60%。据文献统计，原发于胸壁骨骼部分的肿瘤，占全身原发骨肿瘤的 5%~10%，其中近 95% 发生于肋骨，5% 发生于胸骨；恶性占 52.5%，良性占 47.5%。肋骨肿瘤发生于前胸壁及侧胸壁者多于后胸壁。原发于深部软组织如肋间组织和骨膜者，多为软组织肉瘤及神经类肉瘤。

胸壁原发性肿瘤的病因尚不明确。过去有人认为与胸壁创伤有关，但近年此说已被放弃。主要是胸壁创伤的发生率较高，而胸壁肿瘤的发病率相对很低，两者相差极为悬殊之故。

继发性胸壁肿瘤多来自他处恶性肿瘤的转移，也有来自邻近器官如乳腺、肺、胸膜和纵隔的原发肿瘤对胸壁直接侵犯，常造成肋骨的局部破坏或病理性骨折，引起疼痛，但肿块多不甚明显。较多见的胸壁继发性肿瘤多来自肺癌、乳腺癌、肾癌、胃癌、食管癌、直肠癌等，少数也可来自甲状腺癌和鼻咽癌。

胸壁肿瘤的病理类别相当繁多，各家分类也不一致。胸壁骨骼肿瘤中良性者以软骨瘤、骨软骨瘤、骨纤维结构不良（或称骨纤维瘤、骨囊肿）等为常见；恶性者以软骨肉瘤（或骨软骨肉瘤）、骨肉瘤（或骨源性肉瘤）、恶性骨巨细胞瘤、浆细胞骨髓瘤、骨内皮细胞肉瘤（Ewing 肉瘤）等为常见。软骨

— 55 —

肿瘤约占全部肋骨和胸骨肿瘤的48%。发生于胸壁深层软组织的肿瘤，良性者以神经纤维瘤、纤维瘤、脂肪瘤等较为常见；恶性者以纤维肉瘤、神经纤维肉瘤、血管肉瘤等为常见（表4-1）。

表4-1　胸壁肿瘤分类

原发性肿瘤				继发性肿瘤	
骨骼肿瘤		软组织肿瘤		转移性肿瘤	邻近器官
良性	恶性	良性	恶性		肿瘤侵犯
肋软骨瘤	软骨肉瘤	脂肪瘤	脂肪肉瘤	胸壁转移性癌	肺恶性肿瘤
骨纤维发育不良	成骨肉瘤	淋巴管瘤	淋巴管肉瘤	胸壁转移性肉瘤	乳腺恶性肿瘤
骨软骨瘤	肋骨尤因肉瘤	血管瘤	血管肉瘤		胸膜恶性肿瘤
骨巨细胞瘤	肋骨恶性嗜酸性肉芽肿	纤维瘤	纤维肉瘤		纵隔恶性肿瘤
肋骨骨囊肿	骨髓瘤	横纹肌瘤	横纹肌肉瘤		
骨纤维瘤及其他	恶性骨母细胞瘤	神经纤维瘤	神经纤维肉瘤		
	恶性骨巨细胞瘤	神经鞘瘤	恶性神经鞘瘤及其他		
	胸骨浆细胞瘤及其他	硬纤维瘤及其他			

胸壁肿瘤分类给我们的启示是区分胸壁肿瘤的良恶性、原发与继发、部位与范围及其组织病理类别，对于制订治疗方案十分重要。尤应注意的是有些肿瘤，如软骨瘤、纤维瘤和神经纤维瘤等，尽管在病理组织学检查时属于良性，但其生物行为呈恶性，即其生长既具有浸润性，极易复发，又具转移性。因此，在治疗方案上应按恶性新生物处理。

二、临床表现

胸壁肿瘤的症状取决于肿瘤的部位、大小、组织类型、生长速度及与周围组织器官的关系。胸壁肿瘤一般生长缓慢，在早期可能没有明显的症状，只在体检或局部受撞击引起疼痛时才被发现。随着肿瘤的不断生长和发展，约2/3病例有不同程度的局部疼痛或压痛，一般骨骼肿瘤，其疼痛的程度多重于软组织肿瘤，尤以恶性肿瘤及肋骨转移性肿瘤为然。胸前壁及侧壁的肿瘤比较容易被发现，胸后壁的肿瘤由于有较厚的肌层和肩胛骨的掩盖，往往发现较晚。有严重持续局限性疼痛者，常提示为恶性肿瘤，但无疼痛者亦不能完全排除恶性。有的胸壁肿瘤向胸内生长，外表并不显著，因而有时直到肿瘤引起胸内压迫症状后才被检查发现。瘤体压迫和浸润周围组织、肋间神经、臂丛及交感神经时，除有神经痛外，还会有肢体麻木或Horner综合征。

肿瘤直径大于5cm者，多为恶性。生长迅速的肿瘤，多数是恶性的表现，或是在原来良性的基础上发生了恶变。生长很快的肉瘤，有时会发生中心坏死、溃破、感染或出血，引起更为严重的症状。晚期的胸壁恶性肿瘤，则可能有他处转移、胸膜腔积液或血胸，患者常有体重下降、气促、刺激性咳嗽、贫血等表现。部分病例可发生病理性骨折。瘤体在体表形成肿块，并发生坏死溃疡者，可能为肉瘤。

根据肿瘤的部位，亦可帮助判断肿瘤的性质，胸骨肿瘤几乎多为恶性，良性者甚少。软骨瘤多发生在肋骨、肋软骨交界处，增大迅速者多为软骨肉瘤。肋骨纤维结构不良多位于后部肋骨。

三、诊断与鉴别诊断

为了确诊胸壁肿瘤并选择合适的治疗方法，临床医师必须解决以下四个方面的问题。

（一）是否肿瘤性肿块

胸壁肿块和疼痛是胸壁肿瘤患者常见的主诉。然而，许多非肿瘤性胸壁疾患也表现为肿块与疼痛，需要加以鉴别。

1. 胸壁结核　在胸壁非肿瘤性疾病中，胸壁结核比较常见，通常不难与胸壁肿瘤鉴别。必要时可穿刺活检，抽出物为典型结核性脓液，即可确诊。但胸壁和胸膜结核有时可能与胸壁肿瘤同时存在，应予注意。

2. 慢性非特异性软骨炎（Tietze 病）和其他非特异性肋软骨增生　少数慢性非特异性肋软骨炎或肋软骨增生，临床表现为肋软骨高度增生肿大，需与胸壁肿瘤鉴别，必要时须切除活检。通常，位于上位肋软骨的增生或非特异性肋软骨软骨炎较易诊断，而下位肋软骨膨大却易误诊为软骨瘤。

3. 胸壁巨淋巴细胞增生症　是一种少见的、表现为胸壁肿块的疾病，应注意与肿瘤鉴别。必要时术前穿刺活检或术中在冰冻活检定性后再决定手术方式。

4. 炎性囊肿　文献中有报告术前诊断为胸壁肿瘤，术后病理报告为炎性囊肿。

（二）是良性肿瘤还是恶性肿瘤

术前往往难以鉴别胸壁肿瘤是良性还是恶性，但这对手术方案与疗效具有重要意义。一般来讲，胸壁恶性肿瘤的疼痛较重，病程短，肿块发展快，体积较大。

1. 疼痛　胸壁肿瘤约有 2/3 的患者出现不同程度的疼痛，特别是严重的持续性局限性疼痛，常提示为恶性胸壁肿瘤。但是，无疼痛症状者也不能排除恶性肿瘤，其原因可能是胸壁解剖结构有其特殊性所致。恶性肿瘤生长快，迅速扩张，压迫和侵犯周围组织、肋间神经、壁胸膜等，因而疼痛症状较良性肿瘤明显。然而，由于个人感受性的差异，也有例外。

2. 病程　胸壁肿瘤的病程长短因肿瘤的良性或恶性而有显著不同。统计表明，胸壁恶性肿瘤患者入院前的平均病程短，肿瘤发展快。有些肿瘤如软骨肉瘤、软组织肉瘤等病史可较长。但不论病程短或病程长，若在短时间内增大常常是恶性肿瘤的表现。如果有手术病史，追查首次手术的病理诊断，更易于明确诊断。

3. 肿块　胸壁肿块的大小是确定胸壁肿块是否是恶性的指标之一，肿块直径超过 5cm 者多恶性。由于胸壁肿瘤发生于深部组织，多数瘤体一部分凸入胸腔，肿块的实际大小往往超过体检所见。即使体检未发现肿块也不能排除恶性肿瘤的可能。如果体检发现较大肿块，再结合临床病程较短、疼痛较重等特点，即应考虑恶性肿瘤的可能。

胸壁肿瘤发生部位较深，表面有较厚的覆盖组织，一部分肿瘤来源于骨骼，因此体检发现多数肿块触之较硬，而且较固定。因此肿块软硬度与活动度仅可作为鉴别胸壁肿瘤性质的参考，与一般肿瘤有所不同。胸壁肿瘤肿块如表面温度增高、血管扩张或侵犯覆盖组织而造成坏死、溃疡，则肉瘤的可能性较大。

肿块发生部位对肿瘤性质的鉴别也有参考价值。据报告，胸骨肿瘤几乎全部为恶性，良性者极少。软骨肿瘤多起源于肋软骨交界处，若迅速增大多为软骨肉瘤，肋骨纤维结构不良多位于后胸壁，也有部分在前胸壁，转移癌多发生于后肋。

4. 实验室检查　对鉴别胸壁肿瘤的性质仅可供参考。发展迅速的恶性胸壁肿瘤和转移癌病例红细胞沉降率可增快。然而，对于某些特殊病理类型的胸壁肿瘤，实验室检查的某些项目具有重要意义。如肋骨骨髓瘤患者尿中本周蛋白阳性；有广泛骨质破坏的恶性胸壁肿瘤患者血清碱性磷酸酶可增高。

5. 影像学检查　其影像学诊断思路如下。

（1）明确肿块是否存在以及是否来源于胸壁。

（2）明确肿块来自胸壁软组织或者胸壁骨组织。

（3）明确肿块是良性或者恶性。

（4）明确恶性肿块是原发性或者继发性。

（5）明确肿块组织学分类诊断。

确定肿瘤是否发生于胸壁及其部位与范围，以往在胸部 X 线透视下转动体位仔细观察，并拍摄切线位片，使肿物瞄准 X 线片，用以判断肿瘤是否位于胸壁、鉴别和排除胸内病变。近年来各大医院已逐步淘汰胸部 X 线透视，采用 CT 多能作出明确诊断。偶尔较小的骨质破坏密度减低区需要与骨血管瘤及骨质疏松等鉴别，增强 CT 对是否存在软组织肿物有更清晰的判断。有时胸壁来源的肿块需要与蔓延至胸壁的胸内肿块相鉴别，一般认为胸壁肿物起源于胸膜壁层以外的骨和软组织，而胸内病变指胸膜脏层以内的肺支气管、血管及纵隔病变，正常时胸膜壁层与脏层紧贴，X线和CT均不易鉴别。通常胸壁肿瘤的瘤体中心位于侧胸壁，瘤体向胸腔突出时与胸壁成钝角，基底紧贴胸壁，长轴与胸壁一致，不能分开，瘤体两端可见胸膜反褶线或胸膜掀起，瘤肺交界面因有胸膜包绕而多光滑。

不少胸壁常见肿物根据其CT表现可作出组织学定性诊断。胸壁脂肪瘤、神经源性肿瘤及血管瘤等具有影像学特征，其中脂肪瘤主要依据其特征性的CT值，同时边界清楚密度均匀，增强扫描无强化。胸壁神经源性肿瘤多起源于肋间神经，大多数为神经鞘瘤与神经纤维瘤，有包膜，位于肋间隙，肿块多向胸壁内生长，常伴邻近肋骨下缘切迹或邻近肋间隙局限性增宽为其特征。胸壁血管瘤常位于胸壁肌肉内或肌间，多具有弥散性生长的特点，病变范围较广，而界限欠清，肿瘤多仅向胸壁外生长，增强扫描呈延迟性明显强化，肿块内如能见到静脉石则具有特征性。骨纤维异常增生症和骨软骨瘤亦有较特征的CT表现，肋骨骨纤维异常增生症好发于肋骨体部，病变范围较广，病骨膨胀，密度降低，皮质完整，周围软组织无异常，而磨玻璃样改变是其特征。骨软骨瘤起源于骨膜或骨旁，呈宽基底外生性的致密骨性结构，表面有钙化。胸壁结核大多数于CT平扫时表现为肋骨附近的软组织肿物，其中央区坏死囊性变，CT增强时肿块呈环形线样强化是其特征，可伴有继发性骨质破坏或骨膜增生，少部分胸壁结核表现以肋骨溶骨性破坏为主、周边见少许死骨及软组织肿胀，如同时伴有肺内、胸膜及纵隔淋巴结等其他部位的结核更有提示意义。

关于影像学检查方法的思考：多种影像学检查方法价值各异。常规X线平片对单纯肋骨病变有重要作用，但对胸壁软组织结构的显示和对肿物的定位定性诊断价值有限，多作为初步检查方法，在体检中用以发现部分无症状和体征的胸壁肿瘤。超声检查方便价廉，对胸壁软组织肿块的囊实性鉴别较可靠，同时可指导软组织肿物的穿刺活检。MRI软组织分辨力高，多参数及多平面成像，可作为巨大软组织肿块定性诊断的补充检查。放射性核素多集中在对骨骼病变的显示，其敏感性高，但特异性低，多用于骨转移的诊断。CT尤其是多层螺旋CT能快速薄层扫描及图像三维重建，图像具有良好的空间分辨率和密度分辨率，无影像重叠，可直接客观地反映胸壁各类肿物的有无、来源、部位和范围等，对显示脂肪、钙化、骨质破坏等有很高的敏感性和准确性，增强扫描还可以揭示肿物的血供及强化特征，对肿物的良恶性、原发或继发以及组织学定性均有重要价值，因此目前CT是诊断胸壁肿物最主要的检查手段。

（三）是原发性还是转移性胸壁肿瘤

据报告，在胸壁单发性肿瘤中，转移性肿瘤与原发性肿瘤的发生率大致相等，区分原发性和转移性肿瘤相当重要，因为两者治疗方针不同，预后差别很大。

胸壁转移性肿瘤的临床特点为：①年龄相对较大；②病程短、发展快，多数病程在半年之内；③疼痛严重，多数为重度胸痛；④影像学检查可以表现为骨组织源性或软组织源性，其中肋骨转移瘤可分为囊状膨胀性、溶骨性、成骨性及混合性四种，以溶骨性最多见。怀疑转移性肿瘤时，做全身相关检查发现原发灶及多器官受累证据，通过穿刺或手术活检以获得确切诊断。若尿本周蛋白增高、全身骨骼明显骨质疏松、病变区呈穿凿样骨质破坏应多考虑骨髓瘤。

（四）活组织检查对诊断胸壁肿瘤的意义

胸壁肿瘤在全身中并不多见，但其组织来源复杂，病理类型繁多。可来源于骨、软骨、造血组织、网状内皮组织、血管、神经、纤维结缔组织及其他胚胎迷走组织等。另外，还包括许多转移性肿瘤。因此，病理诊断对治疗和预后估计有重大意义。针吸活检实际操作有困难且存在假阳性或假阴性，据观察在原发骨肿瘤中，针刺活检诊断的准确率对于恶性肿瘤为83%，良性肿瘤为64%。且骨肿瘤质地坚硬，穿刺活检多难以施行且可导致瘤细胞转移可能，因此并不常规推荐，仅在怀疑尤因肉瘤、转移瘤和骨髓瘤时应用。在切除活检前应考虑到如果是恶性肿瘤即可能同时行根治性切除。手术操作要仔细认真，因为伤口内的血肿会造成肿瘤的扩散。活检伤口理论上应一期闭合，不放引流，因为引流可增加感染的机会，影响最后的切除及重建。切除活检适合于较小的病变（2~3cm）和软骨瘤样病变，因为这些肿瘤在同一肿块内可同时含有良性和恶性组织。对于术中冰冻切片病理检查，应根据临床资料与可能的肿瘤性质，在讨论手术方案时周密计划，以既能取得足够的组织块，又不至于影响切口及下一步手术治疗的进行为准则。

四、手术适应证与禁忌证

对于原发性胸壁肿瘤不论良性与恶性，在全身无禁忌证的条件下均应尽早手术切除。对于胸壁良性肿瘤，值得提出注意的是软骨瘤。因为临床上很难将其与软骨肉瘤区别，对于低度分化的软骨肉瘤即使切开病理活检，也可能误诊，故应按恶性肿瘤的要求切除。另外还有神经纤维瘤，多发时即神经纤维瘤病，如位于脊柱附近，必须进行 CT，磁共振检查以确定肿瘤是否通过椎间孔向髓内延伸形成"哑铃形"肿瘤，如此则应要求胸外科与神经外科医师联合进行手术，以防脊髓并发症或切除不完全。软骨瘤、神经纤维瘤和硬性纤维瘤的病理表现均为良性，但瘤细胞生物行为表现为局部恶性，侵犯邻近结构，应广泛切除。

胸壁恶性肿瘤常见的是软骨肉瘤、尤因肉瘤、骨肉瘤与软组织肉瘤。软骨肉瘤是最常见的广泛切除的适应证。成骨肉瘤常见于肋骨，恶性度高，预后不佳，其特点是早期血行播散，常见肺转移，故在治疗前特别需要组织学诊断（切开活检）和确定有无转移，特别是肺转移的存在。如何处理当前仍有争论。一般主张如果病变小、无转移，则可行大块切除，包括受累肋骨全长及上、下两正常肋骨的一部分，还有距肿瘤边缘 5cm 长的正常组织。当切口愈合后即开始化疗。如已转移，则首先采用化疗，这样可消除短期的转移并增加切除的可能性。广泛切除后再根据病理检查判断化疗药物的效果，继续进行化疗。尤因肉瘤的特征是向其他骨骼早期转移，如仅用放疗其预后不佳，术前采用化疗联合放疗，继而进行肿瘤的大块切除，术后再辅以化疗效果较好。胸壁骨髓瘤病灶常常是多发性全身疾病的一部分，若无法确诊时可先做肋骨的局部切除以明确病理诊断。偶可见到胸壁孤立性病变而无全身病变征象，此多属于浆细胞瘤，可采用手术切除。而对多发性病变应选择放疗和化疗，对累及椎骨者，应警惕压迫脊髓。对于胸壁软组织恶性肿瘤，手术切除是绝大部分患者的主要治疗手段。

侵犯胸壁的肺肿瘤约占 5%，当仅局部侵犯胸壁而无区域性淋巴结扩散或远处转移的证据时，能否将受累的肺组织和胸壁大块切除，在很大程度上取决于受侵胸壁的部位和范围。只要无明确纵隔转移征象，支气管镜下未见气管或隆凸受侵，CT 或 MRI 又可明确胸部受侵的确切范围，亦无远处转移，即可进行肺与胸壁的大块切除并获得长期存活。

乳腺癌的局部发展或复发可以侵犯胸壁，很多是全身扩散的一个表现。但是在不少病例也可能是恶性病变的唯一表现，此时将肿瘤和受侵胸壁一起大块切除，不但可以控制局部病变，也可以取得一个有意义的 5 年生存率。

胸壁出现的孤立性转移肿瘤并非少见，在原发灶可一并切除或控制的前提下亦应手术，切除溃疡及肿块，不但可消除疼痛，改善生存质量，亦可能延长生存期。

五、胸壁肿瘤手术切除

一旦原发胸壁肿瘤明确诊断，即可行最后的治疗。胸壁肿瘤术前准备是必不可少的环节，大块胸壁切除术后容易造成胸壁缺损后的反常呼吸、排痰困难和肺部感染，因而对有慢性支气管炎的病例，手术前后应使用足量的抗生素治疗一周以上。

正确切除良性肿瘤的方法为切除肿瘤的同时保留瘤体上面的皮肤和周围的肌肉。如果良性肿瘤为前述软骨瘤样病变中的一种，则应行广泛的切除。多数报告中最常见的原发性胸壁恶性肿瘤为软骨肉瘤，纤维肉瘤仅次之。辅助性化疗及放疗对一些原发性胸壁恶性肿瘤有一定的疗效，对于那些生长迅速的恶性肿瘤，根据病理类型不同，有时需要采用术前或术后化疗及放射治疗，以抑制肿瘤的生长，提高切除率。因此，对于任何一个胸壁肿瘤患者，在行根治性手术前均应请放疗科医生及内科肿瘤专家会诊。原发性胸壁恶性肿瘤的现代外科治疗原则是进行广泛的肿瘤切除术和胸壁缺损区的重建，胸壁肿瘤的姑息性切除是不符合其治疗原则的。但对广泛切除的范围，目前尚无统一的标准。切除范围在 $10cm \times 15cm$

以上，应视为广泛切除。对于胸内脏器已受累的病例，仍不是手术的禁忌证。被累及的脏器，如肺、甲状腺、胸腺、心包等均可广泛切除。

通过分析影响原发性胸壁肿瘤长期生存率的因素，发现胸壁肿瘤切缘距肿瘤4cm或4cm以上，而且切缘无肿瘤残留的患者，术后5年生存率为56%，而切缘距肿瘤2cm的患者的术后5年生存率为29%。多数学者认为胸壁肿瘤的无瘤切缘应该为5cm或5cm以上，无瘤切缘为2cm或切缘距肿瘤边缘为2cm是不符合治疗原则的，因为肿瘤细胞可通过骨髓腔或组织切缘（如胸骨边缘或壁胸膜边缘）发生播散。大部分学者认为，所有经切开活检证实为原发性胸壁恶性肿瘤者，在进行胸壁肿瘤切除术时切缘距正常组织至少为5cm；高度恶性的胸壁肿瘤，应将受累的肋骨或胸骨完整切除。发生于肋骨的恶性肿瘤，如果肿瘤位于前胸壁，切除范围除了切除受累的肋骨之外，还应切除肿瘤上、下缘的各一段肋骨，并要将原发瘤所在部位的相应的前肋弓一并予以切除，以预防术后肿瘤复发。

原发于胸骨和胸骨柄的恶性肿瘤，外科治疗的切除范围要包括受累的胸骨及胸骨柄，而且要切除与之相应的双侧肋弓。附着于肋骨上的任何组织，如肺组织、胸腺、心包或胸壁的肌肉，亦应该切除而不能保留。但切除肿瘤时，应尽可能地保留正常皮肤及肌肉组织，为保证胸壁修补重建成功创造条件，因为成功的修补主要依赖于皮肤及正常软组织的闭合。

对胸壁转移瘤与乳腺癌术后复发的病例，手术切除与否及手术切除的治疗价值，现在意见并不一致，仍有争论。但如果肿瘤已有溃疡形成，绝大部分胸外科医师认为应该进行手术治疗，切除肿瘤。这些患者的创口处理非常棘手，而手术切除是可供选择的唯一的治疗方法，其目的在于切除局部的肿瘤坏死组织，使创口得以愈合。虽然患者的术后生存期不能延长，但其生活质量可得到一定程度的提高，因为疼痛症状术后几乎完全缓解。

六、胸壁重建

（一）胸壁稳定性重建

大多数胸科医生认为，胸壁大块缺损，需进行胸壁重建的定义是指切除三根以上肋骨及其肋间组织，或胸骨大部分切除术后的胸壁缺损。有人认为，对于部分患者，肋骨切除虽在两根以内，但却因胸壁全层缺损而难以闭合胸膜腔，亦应列入其中。胸壁重建手术包括两个方面：即胸壁稳定性恢复及软组织重建。有些情况下，单纯通过软组织重建就可达到恢复胸壁稳定性及正常呼吸的目的。而在有些情况下，应用几乎没有任何支持作用的软组织进行重建时，通常需要首先恢复胸壁的稳定性，即需要附加支撑固定措施。换言之，胸壁硬性结构的重建用以恢复胸廓的完整性、坚固性和稳定性；足够的软组织和皮肤覆盖以保证胸膜腔的密闭性，这两点应作为胸壁重建的基本要求。

患者的一般情况及呼吸能力是决定在胸壁重建手术中胸壁是否需要附加固定措施的主要因素。手术医生必须仔细检查需要行胸壁切除的患者，以确定患者耐受呼吸窘迫的能力以及术后能否早脱离呼吸机。有一个众所周知的原则即肺功能检查，血气分析及运动试验证实能够耐受肺切除手术的患者，也应该能够耐受大的胸壁切除手术。对于不常见的在肺切除同时还要进行大的胸壁切除与重建的患者应特殊考虑。显而易见，年轻强壮且营养状态良好的患者比老年虚弱且恶病质的患者更能耐受较大的切除与重建手术。

胸壁骨骼缺损范围为5cm×5cm以内，一般不需要进行修复和重建，尤其是位于后胸壁直径在10cm以下的缺损由于局部有比较厚而大的胸壁肌肉及肩胛骨的保护，肿瘤切除术后形成的小面积的胸壁骨骼缺损不进行修补，并不影响患者的正常生理功能。

前胸壁和胸廓上部的肿瘤切除在技术上有一定难度，而且肿瘤切除后形成的较大胸壁骨性缺损需要进行修补重建。胸廓上部肿瘤的切除有时涉及锁骨、肩胛骨及胸壁的比较大的肌群，而且肿瘤有浸润或侵犯臂丛神经、锁骨下血管的可能，因而增加了手术治疗的困难。如果肿瘤位于胸壁的前侧或外侧，切除肿瘤后形成的缺损在5cm×5cm以上，如不进行修复重建而仅用皮肤及皮下组织覆盖，患者在术后便会发生胸壁肺疝及反常呼吸。前者容易受到局部暴力的损伤，后者因胸壁软化而影响肺的通气功能及有效咳嗽，容易发生肺部并发症，是胸壁肿瘤切除术后导致患者早期死亡的主要原因之一。因此，胸壁肿瘤或病变切除术后形成的胸壁骨骼的大块缺损的修补重建和修补材料的选择是胸壁重建的主要课题。

自临床上开始进行胸壁重建手术以来，许多种材料都曾被尝试和使用，用以重建胸壁的稳定性。这些材料分为两大类：第一类即生物性材料，其中同种材料包括自体肋骨、肋软骨、髂骨、胫骨、腓骨、筋膜，同种异体材料如异体胸骨、硬膜、筋膜和心包等。异种材料有动物硬膜、牛心包和筋膜等。机体自身组织移植其优点是取自机体本身，具有良好的生物相容性，在人工替代物问世之前，这些材料的应用非常普遍，而且取得了很大的成功。但是它的缺点也是很明显的，对感染缺乏抵抗力，手术时间的延长，患者痛苦与不适感的增加，坚固性不足，等等。而且随着时间的推移，由于周围固定组织的压力增加和这些材料本身内部缺乏有机结构成分（如蛋白），会发生软化，致使机体对其产生强烈的纤维化，因此，近年来生物性材料的应用在不断减少。第二大类材料即人工材料，包括了金属类、合成材料与其他材料。金属类材料中有钛合金和不锈钢等。合成材料中主要有三种。

片状或网状的聚四氟乙烯（Teflon）片、尼龙聚丙烯、Prolene网、Vicryl网；固体性的硬质替代物，如丙烯酸树脂、Teflon、硅胶和醛酮树脂；复合材料，如Marlex网等。其他类材料则是指有机玻璃和玻璃纤维素等。

人们通过实践证明，人工材料具有多样性和良好的稳定性，取材容易方便，因此应用越来越广泛。尤其是近年来，这些材料可以制成片状和网状，可单独使用或联合应用，在胸壁重建中起稳定作用，并获得了许多成功的经验，进一步扩大了其使用范围，提高了其适应性。如可沿受力方向进行垂直伸展的Marlex网，由双股编织各个方向承重的Prolene网，不透气不透水却非常柔软的Gore-Tex。对于一些胸壁缺损、形状复杂难以重建的患者，还可以应用计算机进行设计，将人工材料塑形而达到胸壁外观相对完美、稳定性得以重建的最终目的。然而人工材料的一些缺点与不足也逐渐引起了外科医生和科研工作者的重视，如由于胸壁是不断进行呼吸运动的活动性结构，故硬性人工材料有移位和折断的倾向，并有损伤组织（如肺）和引起大出血的隐患。这些材料均不能视为永久性的，部分病例中在胸壁恢复可靠的稳定性后应将其取出。另外任何物质放入人体后都不会是绝对的稳定，在胸壁中都可能引起强烈的纤维化。同时人们还注意到了人工材料的更为危险的"缺点"，即是否绝对的不致癌？这些方面的问题集中体现在硅酮树脂一类物质的安全性上。人工替代材料与机体组织（如肺）是否发生化学反应亦是值得注意的问题。

尽管如此，由于多种替代材料，特别是人工材料的出现和质量得到日益提高，使得胸壁缺损修复、胸廓稳定性重建手术日臻完善，为许多患者（如胸壁肿瘤）创造了手术机会，提高了临床治疗效果，大大降低了手术死亡率。目前在修复材料特别是人工材料的选择时，生物相容性好，组织反应小，质地结构坚固，能保证胸壁稳定性，同时兼顾胸部相对正常外形与美观的材料应作为首选（如Marlex网等）。在此，希望不远的将来借助基因工程技术的不断进步，研制出临床实用的、个体化的生物人工新型复合材料，为更多的胸壁疾患患者造福。

（二）胸壁软组织重建

在胸壁缺损的重建中，要全面分析与胸壁重建有关的许多因素，诸如缺损的部位、大小、患者的全身情况以及胸壁局部组织的情况或条件等。其中最重要的因素是胸壁缺损的部位和大小，然而患者的既往史和胸壁的局部条件有可能改变重建术式的选择。只要有可能，一期完成胸壁重建是最为理想的选择。如果胸壁的缺损属于部分而非全层组织缺损，而且缺损范围不大，就应该用皮瓣予以修复；胸壁的放疗性坏死，则宜选择大网膜转移及皮瓣进行修复。

胸壁任何解剖位置出现缺损均可进行带蒂组织重建。某些部位需要重建的机会可能更多。进行重建时必须选择合适的组织瓣，因为组织瓣边缘或蒂的张力过高都会导致重建的失败。同时每例重建手术都必须设计好第二个组织瓣，因为仅用一个组织瓣而不增添其他组织有时不能覆盖全部缺损，或者如果第一个组织瓣不合适时，可能需要转移应用第二个组织瓣。

覆盖前侧或前外侧胸壁可选择的肌瓣最多，因为在此区域可以成功地应用许多带蒂组织瓣。可应用到这个区域的大的带蒂组织瓣包括胸大肌、腹直肌及背阔肌肌瓣或肌皮瓣以及大网膜。有时还可有限地应用前锯肌瓣。

　　可供侧胸壁进行重建的带蒂组织瓣要少得多。在此区域重建的第一选择是背阔肌肌瓣或肌皮瓣。腹直肌肌瓣或肌皮瓣是第二选择，第三选择是大网膜。前锯肌瓣或腹壁肌瓣在此区域作用有限，但在主要肌瓣不够或无法应用时也可应用。

　　由于可选择的肌瓣很有限，背部胸壁的重建要困难得多。显而易见，背阔肌肌瓣或肌皮瓣是修补头端缺损的最佳选择。在后上胸部，斜方肌可用来覆盖脊柱及其周围的缺损。修复起来十分困难的病例，只要仍可维持合适的动静脉血运，可以应用游离肌皮瓣。不要使蒂有张力，同时组织瓣的边缘不能过度紧张。

　　偶尔，缺损非常巨大需要多个肌瓣才能提供足够的软组织覆盖缺损。在这种情况下可能需要第二、第三个肌瓣移植，才能有足够的软组织修复缺损，而且保证血管蒂及组织瓣周围没有张力。在严重的情况下，肌瓣的蒂可以尽量游离至最长程度，并将肌瓣尽量伸展才能完全覆盖缺损。曾有报道联合应用背阔肌和腹直肌肌瓣闭合双侧巨大胸壁缺损。

　　大网膜是一种极好的安全有效的修补材料，可用于胸壁重建，有转移到前侧及外侧胸壁和两侧胸膜腔内所有区域的巨大能力，能够深入缺损的底部，充填不规则腔隙，它含有丰富的淋巴组织，能够清除局部的感染，并且有低压、高效率的血供特性，从而可转运炎性细胞及纤维细胞，抑制排斥反应，使缝合组织再血管化，促使伤口愈合。对于裂开的胸骨正中切口及胸壁放射性损伤的修复特别有用。在这些情况下，大网膜使感染局限及填充不规则缺损的能力得到充分体现。

（鲁立军）

—— 第五章 ——

气管、支气管外科

第一节　气管、支气管肿瘤

一、气管、支气管解剖学和生理学特点

（一）气管的解剖和生理

气管起于环状软骨的下缘，止于气管隆嵴水平，其长度范围为 10～13cm，平均长度为 11cm，个体的长度差异与身高、体重有关。人类气管有 18～22 个软骨环，大约每厘米有两个软骨环。气管的内径存在较大的个体差异，在成人测量的结果是，横径约 2.3cm，前后径约 1.8cm，其横截面呈椭圆形；在婴儿，气管的前后径较大，随着小儿的生长，气管的形状逐渐出现变化；在患慢性阻塞性肺部疾病和肺气肿的患者，气管的前后径明显增大，甚至可达气管横径的两倍，称为"刀鞘样"气管。气管的生长点主要在气管软骨侧方边缘。

正常气管中唯一呈完整环状的软骨是喉部的环状软骨，环状软骨的后方增厚呈盘状，其他气管软骨均呈马蹄状。气管的第一软骨环凸向环状软骨或嵌在环状软骨的边缘。气管的后壁是由纤维、肌肉组成的膜状部，有食管随行，两者之间有疏松结缔组织相连。当胸内压增高时，气管受压，两侧壁靠近，气管腔明显变小。在左、右胸腔压力不同时，气管可向一侧移位变形。气管有相当的柔韧性，但气管的伸延性不强，且随着年龄的增长而逐渐变硬。环状软骨的钙化不常见，随着年龄的增长，其他气管软骨环也会出现钙化，钙化也可在局部创伤后出现，如气管切开和插管的损伤等。

气管的血供和与其相连的结缔组织使气管本身能与相关的解剖结构一起进行垂直移动。环状软骨以下气管的最固定点是在主动脉弓横跨左主支气管的上方。一般认为一个年轻人在平卧位头颈部尽力后伸时，气管长度的一半可在胸骨上窝之上。如果头部尽量前屈，环状软骨可以向下降到胸骨上窝水平。在老年患者，气管的可移动性明显减低，喉部的位置随头颈的伸展屈曲变化不大。

气管前方相邻颈部皮肤，后抵食管，胸段气管则位于主动脉弓和心包之后，在隆嵴水平后方紧靠椎前筋膜。侧位观气管，向下向后斜行 15°，并非垂直下行。

气管与周围结构的关系十分清楚。在前方，甲状腺峡部横跨气管的第 2、第 3 软骨环，甲状腺通过结缔组织和血管固定在气管的两侧方。向下，无名动脉斜行跨过气管前壁，无名静脉在无名动脉的前方。气管下部的前侧方恰在主动脉弓之后，主动脉弓跨过左主支气管。气管后方的食管贴靠气管膜部的全长。奇静脉弓形跨过右主支气管，并在此处与右侧的气管支气管夹角相邻，注入上腔静脉。气管侧方与纵隔胸膜相接，其右侧是含有淋巴结的纤维脂肪组织，在奇静脉上方气管的右前侧是气管旁最大的淋巴结群，左侧淋巴结群略小，位于左侧气管支气管角，气管的下方有隆嵴下前、后两组淋巴结。气管各区域、各节段的淋巴引流均直接入气管旁和隆嵴下淋巴结。

左侧喉返神经在主动脉弓下水平自迷走神经发出后，绕过主动脉弓，沿气管左侧气管食管沟上行进入喉部，右侧喉返神经自迷走神经发出后，绕过右锁骨下动脉，沿气管右侧上行进入喉部。

气管的血运与食管侧方、主支气管血运的来源一致。气管上部的血运来自甲状腺下动脉，通常双侧

均有三个主要小分支供应气管上部，气管上部还接受来自锁骨下动脉、肋间动脉、胸廓内动脉及无名动脉分支的血供，这些动脉的分支下行供应气管和食管，并在气管侧方有很多纵向吻合，形成血供网，并由此在气管软骨环之间发出横行血管供应软骨环和黏膜下层。

由于气管的血运大部分是终末血管，并且呈节段性分布，所以在气管外科手术中应尽量不做环周游离，以免破坏气管的血运。在接受节段性切除的患者，为了避免气管晚期缺血性坏死，切缘应仅留 2～3mm。气管的血运是从侧方进入，故完全游离气管前面是比较安全的，气管膜部亦可从后方的食管上游离下来而不破坏较大的血管。

气管黏膜为假复层纤毛柱状上皮，其中散在分布有黏液腺体，纤毛具有清除微粒物质及分泌物的动能。在慢性气管支气管炎、重度吸烟的人，气管黏膜上皮可出现一定程度的鳞状上皮化生，有时甚至纤毛柱状上皮完全脱失。气管的生长点主要是在软骨侧方边缘。

气管是不成对的器官，相对长度较短，又不能过度伸展，这使胸外科医师在气管外科手术中遇到很大困难。气管与大血管相邻，通过任何单一的切口均不能显露气管的全长，因此，临床上在制定外科手术入路时应格外小心。

（二）支气管的解剖和生理

气管自分叉处分为左、右主支气管，两者之间呈锐性夹角（65°～80°），在气管内形成的隆起，称为隆嵴。主支气管又分出叶支气管、段支气管、亚段支气管、小支气管、细支气管、细终末支气管等共16级，这些支气管具有通气功能，而呼吸性细支气管、肺泡管和肺泡囊具有换气功能。

左主支气管长约 5.0cm，从主动脉弓下方、降主动脉起始部和食管的前方行向外下，约在第 6 胸椎水平与左肺相连。左主支气管与气管轴线的交角为 40°～50°，左肺动脉由前方绕至上方。

右主支气管较左主支气管粗而短，长约 2.5cm，走行较垂直，约在第 5 胸椎水平与右肺相连。奇静脉从右主支气管的后方跨至上方，注入上腔静脉。右肺动脉从右主支气管下方，行至其前方。右主支气管与气管轴线的交角为 25°～30°。

支气管壁由黏膜、黏膜下层和外膜组成。黏膜层是支气管的内层，表面被覆假复层纤毛柱状上皮，其间嵌有杯状细胞，有黏液分泌功能。固有层中弹力纤维较多，有散在的淋巴组织和淋巴小结。黏膜内面可见纵行皱襞。黏膜下层为疏松结缔组织，内含有支气管腺体。外膜由支气管软骨和纤维组织构成。支气管软骨呈半环状，背侧为平滑肌束和结缔组织构成的膜部。在第 6 级支气管以下支气管软骨环消失，代之以不规则的软骨片和平滑肌组织。支气管软骨外被纤维组织包裹，内含血管、淋巴管、神经纤维、脂肪组织和支气管腺体。

支气管大部分区域都分布有纤毛，纤毛持续性摆动呈波浪式，使纤毛顶端的黏液向上移动，将吸入的尘埃、病原体等有效地排出。

支气管的血供来自甲状腺下动脉的气管支、胸主动脉的支气管动脉、肋间动脉、胸廓内动脉的纵隔前动脉。支气管动脉与肺动脉之间有侧支循环。支气管静脉可经气管静脉汇入甲状腺下静脉，经支气管前静脉汇入头臂静脉，经支气管后静脉汇入奇静脉。

支气管的神经来自迷走神经的支气管前、后支，喉返神经的气管分支和交感神经分支。

二、气管、支气管肿瘤

（一）生物学特性

原发性气管和支气管肿瘤无论是良性或恶性肿瘤均不多见。气管肿瘤按分化程度可分为恶性、低度恶性和良性三种。恶性的有鳞状上皮细胞癌、腺癌和分化不良型癌，其中以鳞状上皮细胞癌最为常见，约占原发性气管肿瘤的 50%；低度恶性肿瘤有腺样囊性癌、黏液表皮样癌和类癌，其中以腺样囊性癌最为多见，约占原发性气管肿瘤的 30%；气管良性肿瘤有平滑肌瘤、错构瘤、乳头状瘤、神经纤维瘤、涎腺混合瘤、血管瘤等；还有一些少见的肿瘤，如癌肉瘤、软骨肉瘤、畸胎瘤、软骨瘤等（图 5-1）。

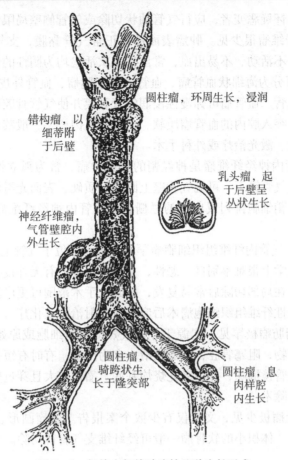

圆柱瘤，环周生长，浸润

错构瘤，以
细蒂附
于后壁

乳头瘤，起
于后壁呈
丛状生长

神经纤维瘤，
气管壁腔内
外生长

圆柱瘤，
骑跨状生
长于隆突部

圆柱瘤，息
肉样腔
内生长

图5-1　气管支气管肿瘤的几种生长形式

在原发性支气管肿瘤中，恶性的有类癌、黏液表皮样癌和腺样囊性癌。支气管良性肿瘤的病理组织学类型与原发性气管良性肿瘤一致。

原发性气管、支气管肿瘤起源于黏膜上皮的有鳞状上皮细胞癌、腺癌、乳头状瘤；起源于黏膜腺体或黏膜下腺体的有腺样囊性癌、黏液表皮样癌；起源于黏膜上皮嗜银的 Kultschiztsky 细胞的有分化不良型癌和类癌；起源于间质组织的有平滑肌瘤、血管瘤、软骨瘤、神经纤维瘤、错构瘤、癌肉瘤等。气管、支气管的原发性肿瘤，无论良性、恶性，多起自气管支气管后壁的膜状部与软骨环交界处的两个后角。

1. 气管良性肿瘤　气管良性肿瘤虽然病理学上呈良性表现，但其引起的气管阻塞所导致的后果与恶性肿瘤相同。气管良性肿瘤如能早期诊断、早期治疗，患者的预后良好，而延误诊治则招致不良后果。

（1）乳头状瘤：乳头状瘤常见于喉部，起源于支气管树的乳头状瘤罕见。本病多见于儿童，成人少见，在儿童常为多发性，成人则为孤立性，可恶性变。病因可能与病毒感染引起的炎症反应有关。

乳头状瘤原发于气管、支气管黏膜，呈不规则的乳头绒毛样突起，以血管性结缔组织为核心，被覆数层分化成熟的上皮细胞，放射状排列，表层为鳞状上皮细胞，可有角化。

气管体层相、CT 对诊断有助，纤维支气管镜是明确诊断的可靠方法，在支气管镜下观察，乳头状瘤呈菜花样、淡红色、质脆易出血，基底部宽或有细蒂。活检时应做好准备，以免出血或瘤体脱落引起窒息。

气管的乳头状瘤呈簇状生长，通过较细的蒂附着于气管支气管膜部，乳头状瘤质脆，易脱落，乳头状瘤有多发和手术后复发的特点。据大组气管肿瘤外科治疗的临床经验，无论何种治疗方法均不能防止其复发倾向，这给临床治疗带来了一定困难。

体积小的良性乳头状瘤可经纤维支气管镜摘除，或经纤维支气管镜激光治疗，亦可行气管切开摘除。体积较大、基底较宽和怀疑恶变者，应行气管袖状切除或气管侧壁局限性切除。

（2）纤维瘤：气管内纤维瘤很少见。肿瘤表面被覆正常气管黏膜，支气管镜下，肿瘤呈圆形、灰白色、表面光滑、基底宽、不活动、不易出血，常出现多次活检均为阴性的情况。

（3）血管瘤：血管瘤可分为海绵状血管瘤、血管内皮细胞瘤、血管外皮细胞瘤等，可原发于气管，或由纵隔的血管瘤伸延入气管。血管瘤可弥漫性浸润气管黏膜并使气管管腔狭窄，亦可突入气管腔内引起梗阻。纤维支气管镜下，突入腔内的血管瘤质软、色红、息肉样，一般禁止活检，以免引起出血，导致窒息。治疗可行内镜切除、激光治疗或外科手术。

（4）神经纤维瘤：气管内神经纤维瘤是神经鞘的良性肿瘤，常为孤立性，有包膜、质硬，肿瘤可带蒂突入气管腔内。纤维支气管镜下，可见气管壁上圆形、质硬、表面光滑的肿物。组织学上，梭形细胞和黏液样基质交替，神经鞘细胞排列成典型的栅栏状。气管内神经纤维瘤可经内镜摘除或气管切开摘除。

（5）纤维组织细胞瘤：气管内纤维组织细胞瘤罕见，肿瘤常位于气管上 1/3，呈息肉样、质软、灰白色、向管腔内突出。组织学上很难鉴别良、恶性，主要根据肿瘤有无外侵、转移及较多的细胞核分裂象来判断。纤维组织细胞瘤在局部切除后常易复发，因此，手术范围可更广泛一些，应行局部扩大切除或气管袖式切除术，气管恶性纤维组织细胞瘤术后应辅以放射治疗及化疗。

（6）脂肪瘤：气管内脂肪瘤极罕见，起源于分化成熟的脂肪细胞或原始的间质细胞。纤维支气管下可见淡红色或黄色圆形肿物，阻塞管腔，表面光滑，多为广基，有时有短蒂，被覆支气管黏膜，质较软。气管内脂肪瘤可经支气管镜摘除，并用激光烧灼基底。瘤体较大且穿过软骨环至气管外时，应行气管壁局部切除或气管袖式切除术。

（7）软骨瘤：气管软骨瘤极少见，文献仅有少数个案报告。肿瘤圆形、质硬、色白，部分位于气管壁内，部分突入气管腔内。体积小的软骨瘤一般可经纤维支气管镜切除。气管软骨瘤术后可以复发和恶性变。

（8）平滑肌瘤：气管平滑肌瘤常发生于气管下 1/3，起源于气管黏膜下层，呈圆形或卵圆形，表面光滑，突入腔内，黏膜苍白。组织学上，肿瘤由分化良好的、排列成交错状的梭状细胞束构成。气管平滑肌瘤生长缓慢，肿瘤较小时可经纤维支气管镜摘除，瘤体较大时应行气管袖式切除术。

（9）错构瘤：肿瘤呈圆形或卵圆形，包膜完整，一般有细小的蒂与气管支气管壁相连，肿瘤表面光滑、坚硬，纤维支气管镜活检钳不易取得肿瘤组织。治疗可采用经支气管镜激光烧灼、汽化肿瘤或用活检钳摘除。

2. 气管恶性肿瘤　气管恶性肿瘤原发性和继发性两类，在原发性气管恶性肿瘤中，又分为恶性与低度恶性肿瘤。

（1）恶性肿瘤：气管鳞状上皮癌约占原发性气管恶性肿瘤的 40%～50%，多发生于气管的下 1/3 段，可表现为定位明确的突起型病变，亦可为溃疡型，呈浸润性生长，易侵犯喉返神经和食管，在气管内散在的多发性鳞状上皮癌偶可见到，表面溃疡型鳞状上皮癌亦可累及气管全长。大约 1/3 的原发性气管鳞状上皮癌患者在初诊时已有深部纵隔淋巴结和肺转移，气管鳞状上皮癌的播散常先到邻近的气管旁淋巴结，或直接侵犯纵隔结构。发生在气管近端的肿瘤，有时很难辨明病变来自气管本身、喉的基底部或是喉部肿瘤侵犯气管。当肿瘤同时累及气管和食管时，经支气管镜活检的组织很难从病理形态学上鉴别肿瘤来自气管抑或食管。气管鳞癌的预后差。

气管腺样上皮癌约占气管恶性肿瘤的 10%，体积较小，质硬，坏死少，患者在就诊时往往已有肿瘤的深部侵袭，预后差。

其他少见的气管癌还有燕麦细胞癌。起源于气管间质的恶性肿瘤包括平滑肌肉瘤、软骨肉瘤、脂肪肉瘤等。气管的癌肉瘤和软骨肉瘤通过手术切除有治愈的可能。

（2）低度恶性肿瘤：气管支气管低度恶性肿瘤包括类癌、腺样囊性癌、黏液表皮样癌、黏液腺腺瘤和混合瘤，是发生于气管支气管上皮、腺管和腺体的一组分化程度不同的肿瘤，以前将这几类肿瘤统称为支气管腺瘤。

1）类癌：类癌起源于气管支气管黏膜的 Kulchitsky 细胞，细胞内含有神经分泌颗粒，病理上分为典型类癌和非典型类癌。类癌好发于主支气管及其远端支气管。临床症状与肿瘤发生的部位有关，发生在主支气管的类癌可引起反复肺部感染、咯血丝痰或咯血。少数类癌伴有类癌综合征及库欣综合征。纤维支气管镜检查能判断肿瘤的位置并可直接观察肿瘤外形，通过活检获得病理学诊断，但活检的阳性率仅 50% 左右，因为 Kulchitsky 细胞分布于支气管黏膜上皮的基底层，向腔内生长的肿瘤表面常被覆完整的黏膜上皮，所以在活检时不易取到肿瘤组织。

对于气管支气管类癌的外科治疗原则是，尽可能切除肿瘤同时又最大限度保留正常组织。位于主支气管、中间段及叶支气管的肿瘤，如远端无明显不可逆改变的患者应争取行支气管成形术，肺门有淋巴结转移则应同时行肺门淋巴结清扫。如远端肺组织因反复感染已有明显不可逆性改变，则需行肺叶或全肺切除术。类癌对放疗有一定敏感性，术后可以辅以放疗。

气管支气管类癌手术治疗后预后良好，术后 5 年生存率可达 90%。非典型类癌的预后相对较差。

2）腺样囊性癌：腺样囊性癌又称为圆柱瘤、腺囊性基底细胞癌、肌腺上皮癌、假腺瘤基底细胞癌，多发于女性。腺样囊性癌约 2/3 发生于气管下段，靠近隆嵴和左右主支气管的起始水平。肿瘤起源于腺管或腺体的黏液分泌细胞，可呈息肉样生长，但多沿气管软骨环间组织呈环周性浸润生长，阻塞管腔，亦可直接侵犯周围淋巴结。突入管腔内的肿瘤一般无完整的黏膜覆盖，但很少形成溃疡。隆嵴部的腺样囊性癌可向两侧主支气管内生长。

腺样囊性癌在组织学上分为假腺泡型和髓质型，细胞内外含 PAS 染色阳性的黏液是其主要特征。

腺样囊性癌临床上有生长缓慢的特性，患者的病程可以很长，即使发生远处转移，其临床行为亦表现为相对良性。较大的气管腺样囊性癌往往先引起纵隔移位。气管的腺样囊性癌可沿气管黏膜下层浸润生长，累及长段气管，而在大体组织上辨别不出。有些病变恶性度较高，在原发于气管的肿瘤被发现之前已经有胸膜和肺的转移。在临床上见到的气管腺样囊性癌患者，几乎均接受过反复多次气管内肿瘤局部切除或气管节段性切除，这些患者往往都有远处转移。

治疗包括外科手术切除、内镜下切除或激光治疗、化疗可作为辅助治疗，腺样囊性癌对放射治疗很不敏感，但可用于病变不能彻底切除、有纵隔淋巴结转移或有手术禁忌证者。

3）黏液表皮样癌：黏液表皮样癌发病率较低，多发生在主支气管、中间段支气管和叶支气管，肿瘤表面一般有黏膜覆盖。其临床表现与肿瘤所在部位有密切关系。经支气管镜活检病理检查可明确诊断。

黏液表皮样癌在临床上具有浸润性，沿淋巴途径转移。手术治疗包括肺叶切除或全肺切除、肺门及纵隔淋巴结清扫，术后可以辅以放射治疗。黏液表皮样癌手术治疗后容易复发，预后较腺样囊性癌和类癌差。

（3）继发性恶性肿瘤：继发性气管肿瘤常由支气管黏膜内的癌灶向外扩展至气管下段的黏膜。胃癌、乳腺癌、肺癌易在气管支气管树内引起广泛的淋巴管性播散。恶性黑色素瘤和肾癌可以发生气管黏膜内的息肉样转移。食管癌常直接侵犯气管，引起食管气管瘘。甲状腺癌包括甲状腺滤泡样癌，甚至甲状腺乳头状癌可通过颈部软组织或从颈部淋巴结转移，从而侵及气管的前壁或侧壁。霍奇金病能从颈部淋巴结扩散进入或穿过气管壁，形成气管内结节。气管的淋巴瘤常为淋巴细胞性淋巴瘤或急性白血病产生气管内局限性阻塞。

（二）临床表现

原发性气管和支气管肿瘤虽同属上呼吸道肿瘤，但因病变位置关系，二者的临床症状可完全不同；而气管或支气管的良性肿瘤与恶性肿瘤相比较，二者的临床症状却有共同之处。

在病变早期，痰中可带少量血丝，不易被患者注意，一般临床检查也不易发现此类腔内病变，因此，诊断往往被延误。

气管肿瘤无论良性、恶性，症状产生的主要原因是管腔受阻、通气障碍。在气管管腔被阻塞 1/2～2/3 时，才出现严重的通气障碍，引起临床症状。患者的第一症状往往是活动后气短，并逐渐加重，通常，症状的进展较慢，少数患者除坐立态外均不能呼吸，甚至不能说完一句话。肺和胸部的 X 线检查难以观察到气管腔内的病变，因此，几乎所有的气管肿瘤均曾被误诊为支气管哮喘，按哮喘治疗，直至患者出现喘鸣、呼吸困难、发绀等症状才明确诊断。徐乐天等报告的一组 50 例气管肿瘤患者，74% 在明确诊断前被误诊为支气管炎和支气管哮喘，平均延误诊断时间 12～15 个月，其中有 1 例患者直到出现呼吸心搏骤停，急诊床旁 X 线胸片因位置偏高、电压过高才意外发现气管内肿瘤。气管肿瘤患者常见的症状是干咳、气短、哮喘、喘鸣、呼吸困难、发绀等，体力活动、体位改变、气管内分泌物均可使症状加重，恶性病变者可有声音嘶哑、咽下困难等。原发性气管肿瘤的另一组症状是，反复发作性单侧或双侧肺炎。如果病变部位是在一侧气管支气管交界处，即便呼吸道狭窄非常明显，也只能见到一侧肺炎。如果肿瘤位于气管，则可见到双侧肺炎。除气管梗阻症状外，持续性顽固的咳嗽也是原发性气管肿瘤的临床表现。

支气管肿瘤无论良性、恶性，当不完全阻塞管腔时，常表现为肺的化脓性感染、支气管扩张、肺脓肿等；当管腔完全被梗阻时，则表现为肺不张。有些患者甚至在手术开胸探查后才证实支气管肿瘤的存在。

（三）诊断方法

气管的后前位及侧位体层像、气管权体层像对诊断气管、支气管肿瘤有重要意义。这些检查可清晰地显示气管腔内肿瘤的轮廓、位置、范围和病变与邻近器官的关系。良性肿瘤可有钙化，基底有细蒂。恶性肿瘤基底宽，边界、轮廓均不完整。行后前位气管体层像时，嘱患者说"衣"，可以很好地显示后前方向的喉部以及气管全长的详情；照侧位气管像时做吞咽动作，能使喉部抬高，从而清晰地显示喉与气管的关系；左、右后斜位气管体层像对显示器官，尤其是支气管各主要分支的病变有很大帮助。

CT 对气管肿瘤的诊断有很大帮助。CT 可显示气管腔内的密度增高的软组织影，多为偏心性，气管壁增厚，气管呈不规则狭窄，大约 10% 的气管肿瘤沿气管周围生长，30%～40% 的气管肿瘤直接累及纵隔。支气管肿瘤在 CT 上可表现为向腔内生长或向腔外浸润，引起支气管不全或完全梗阻，出现阻塞性肺炎或肺不张，根据支气管肿瘤的浸润程度，Naidich 等将其分为 6 种表现：①支气管壁显示正常。②支气管壁均匀狭窄。③支气管不规则狭窄。④支气管腔完全阻塞。⑤支气管腔内肿块。⑥支气管受压移位。

MRI 可以从横断面、矢状断面和冠状断面来重建气管的影像，因此可给出气管肿瘤非常精确的位置、范围和浸润程度，甚至可以清晰地看到肿瘤累及的软骨数目。MRI 通过纵向弛豫时间（T_1 值）和横向弛豫时间（T_2 值）的不同成像可判断出 T_2 增强的病理性组织影像。对于支气管肿瘤，MRI 可通过气管权的冠状面重建比气管权体层 X 线影像更清楚地显示支气管腔内被阻塞的情况和程度。

气管支气管肿瘤梗阻不严重时亦可行支气管碘油造影，此时可更清晰地显示管腔受阻的部位和程度。

纤维支气管镜检查可以直接观察到腔内肿瘤的形态，并可进行活检，取得病理学证据。但有些肿瘤如腺样囊性癌，其表面常被覆坏死组织，纤维支气管镜活检钳常不能取到肿瘤组织；有些肿瘤如类癌，其血运丰富、肿瘤质脆，极易出血，给活检带来一定的困难；有些良性肿瘤如软骨瘤、错构瘤等，质地较硬，亦难通过活检取得组织。一般来说，对于气管肿瘤合并有明显气管狭窄的患者，纤维支气管镜检查的时间往往要推迟到手术前，甚至在手术台上行纤维支气管镜检，以防出现紧急情况来不及处理。

在上述各种诊断方法均不能得到明确诊断时，可以采取开胸探查，直接切开气管、支气管观察病变的特点和侵犯范围，并取组织进行病理冷冻切片检查，而明确诊断。

（四）手术治疗

气管支气管外科手术的主要目的是彻底切除病变，消除梗阻，解除通气障碍，重建呼吸道。病变切除虽力求彻底，但要权衡利弊，当不能完全切除病变时，也要用简单的方法解除呼吸道梗阻，姑息性解决通气障碍。

1. 手术适应证　气管肿瘤一旦诊断明确，均应首先考虑手术切除，但气管可切除的长度有限。病变广泛者，气管切除过长，术后会因吻合口张力过大影响愈合，故手术治疗只适用于有限的病例，对症状严重、发展较快的病例，应积极解除呼吸道梗阻。病变较长，外侵明显的病例，应先行放射治疗后再考虑手术，甲状腺肿瘤侵犯气管者，原则上应一并切除，同时行颈淋巴结清扫。气管肿瘤侵犯食管时，决定手术要慎重，否则术中损伤食管将引起严重发症。气管肿瘤并发喉返神经麻痹造成声音嘶哑或压迫上腔静脉造成上腔静脉阻塞综合征时，应为手术禁忌。如有远处转移，原则上亦为手术禁忌，但如患者呼吸道梗阻明显，严重威胁生命，亦可行简单的手术，解除气管梗阻，缓解症状。

2. 手术前准备　气管手术前应重视痰液细菌培养和药物敏感试验，以便选用有效的抗生素，在手术前晚和手术当天早上各用 1 次，使抗生素的组织浓度在切皮前就达到满意水平。很多患者在气管造瘘口，或其实性病灶中可能有病原菌存在，故抗生素应在术后应用 5 天。雾化吸入加入抗生素既能控制呼吸道感染，也祛痰，宜在术前就开始使用，术前还应训练患者在颈前屈位进食和咳痰。

3. 麻醉　气管外科的麻醉要求保证通气，随时清除呼吸道分泌物，确保患者不发生严重缺氧和窒息，麻醉前和麻醉中应避免使用肌肉松弛剂，保证术中有自主呼吸，减少通气抑制。气管阻塞严重者，宜行清醒气管插管麻醉中，应准备两套气管插管和延长螺纹管，甚至两台麻醉机，即一套为常规插管，另一套无菌气管插管和延长螺纹管为术中在肿瘤下方切开气管将其插入远端维持呼吸用。

在气管高度梗阻的患者，麻醉应进行得缓慢、轻柔，用氨氟醚吸入技术。如果气管高度梗阻。诱导也许需要很长时间，此时外科大夫应备纤维支气管镜守候在旁边，以防诱导过程中引起梗阻加重。如果气管病变是狭窄性的，同时气管直径小于 5mm，就应先行气管扩张。如果气管的直径大于 5mm，气管插管应刚好达到狭窄上方，不要压迫或顶住狭窄部，否则容易加重狭窄。用较细的插管可通过肿瘤旁边进入到气管远端，使患者能通过插管自如地通气。在气管外科中，高频通气是很有效的临床手段。为了减少气管插管对缝合线的损伤，手术结束时应使患者恢复自主呼吸。

4. 手术切口的选择　颈部横切口，可允许切除气管 4cm，用于颈段气管切除。

颈纵隔切口，即颈部横切口加上胸骨上半劈开，用于胸段气管切除。大多数气管上段的病变，不论良性、恶性肿瘤，均可通过此切口切除。全胸骨劈开对气管的显露无助，劈开胸骨的目的是给手术者提供手和器械工作的空间。

气管下半部的病变可通过第 4 肋间或第 5 肋床后外侧开胸切口显露，复杂的病变，体位有可能变动者，应准备颈部，右上臂悬吊并消毒，以便在手术中能放入手术野而暴露颈部，如果既往有过气管切开，领状切口可帮助显露和游离气管，偶尔还需加用喉松解术。

唯一能显露气管全长的切口是，从颈部开始，沿胸骨正中，直角转向第 4 肋间到腋后线，这一切口可达到颈部气管前缘和喉部，如果需要还可达到隆嵴后方。

在一些特殊病例，如病变范围广、既往有较大范围的局部外科手术史，准备手术切口时应注意，要使切口能从一个方向转向另一个方向，垂直的前切口有可能变为右胸第 4 肋间前外侧切口或后外侧切口，也许在胸骨上方加一个横行的颈部切口，偶尔，胸骨切口亦可在前胸壁宽大的皮肤桥下方做，以防有需要在喉和气管之间间置皮管或经纵隔行气管切开的可能。充分认识这些可能性很重要，以便采取相应的步骤（图 5 - 2）。

5. 手术方法　如下所述。

（1）气管节段切除对端吻合术

1）上段气管节段切除：患者通常仰卧，肩下垫充气之气垫，使颈部能充分伸展，如果有可能行右侧开胸，则患者的体位摆在 45°斜位。手术开始时，调节手术台，使患者处于水平位，先做一个位置较低、短小的领状切口，如果需要可以向下延伸做 "T" 形切口。

气管前方的分离应从环状软骨到隆嵴。如果近期内有炎症，无名动脉与气管前方有粘连，为了防止损伤无名动脉，游离时应靠近气管。气管后方的分离应从气管病变的下方开始。如果患者的气管插管未通过狭窄部，分离就必须特别仔细，以防引起气管梗阻。对于炎性病变，分离时应紧贴气管，先确认神经，以免损伤喉返神经。当病变恰在喉下时，更要特别注意。气管肿瘤的手术入路很多，分离多从气管侧方开始，包括气管旁组织，此处的神经必须认清，如果声带已经麻痹，可在切除肿瘤的同时将神经一并切除。

用带子在病变下方绕过气管，然后用 2 - 0 丝线进行侧牵引，其位置是在准备分离气管的下方不超过 2cm 处，从病变下方切开气管，特别要注意，不要切除过多的气管，同时还要确认切除部位已达到基本正常的气管结构。如果病变在隆嵴上方，为方便起见可先在病变上方横断，软性的有套囊的 Tovell 管、连接设备和螺纹管应事先准备好，以便能在需要时进行远端气管插管。气管插管不能插得太深，抓住病变向上抬起，分离下方的食管，但要特别注意不要切断含有供应血管的气管旁组织。在横断气管的近端和远端环行分离不要超过 1.5cm，这个长度为气管吻合提供了足够的空间。

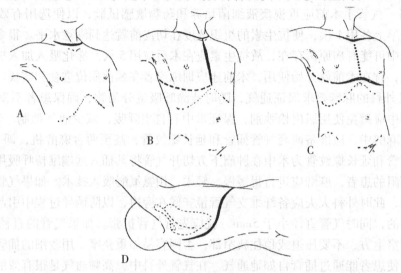

图 5 - 2 气管节段性切除常用的切口

A. 颈部领状切口；B. 颈部领状切口加胸骨纵形切口，可显露气管胸上段。必要时可延长为第 4 肋间前
　外侧切口，一般可显露胸段气管的全长；C. 偶尔需要保留胸前皮瓣，准备间置皮管，可行颈部领状切
　口和胸部经第 4 肋间水平切口，游离胸前皮瓣，于皮瓣下纵行劈开胸骨；D. 后外侧开胸切口

　　主刀医师和助手此时将气管上、下端的牵引线拉起，麻醉师抬起患者的头部使颈部弯曲，如气管两断端接近并无张力，则不需要进一步分离。Mulliken 和 Grillo 等在尸体上发现，气管在被切除 4.5cm，从前方入路在颈部弯曲35°时重新吻合气管，吻合口可承受 1 000g 的拉力，这一张力是吻合口可负担的较安全的水平，如 Cantrell 和 Folse 所描述的那样，这个数字是可随患者的年龄、体格而改变。在主动脉弓后和左主支气管前方的充分游离可使气管进一步松解。

　　如果尽量屈曲颈部气管两断端仍不能接近，可选用两种办法来处理。其一减少切口的张力，延长切口至右侧第 4 肋间，使右肺和隆嵴松动，但有一定危险性，万一患者的肺功能较差，这种做法属于禁忌。在这种情况下，则采用第二种办法，游离喉部，可能对减少吻合口张力有助。Dedo 和 Fishman 通过切断甲状舌骨肌和甲状舌骨筋膜，使甲状舌骨韧带拉长，同时切断甲状软骨的上角使喉部松解，特别要注意的是，不要损伤喉上神经或损伤患者的吞咽功能，很多患者术后有较严重的吞咽困难，但随时间可以恢复。气管切除的长度变化相当大，在年轻的、颈部相对较长的患者，只经颈部切口而不做胸骨切开，气管切除的长度就可达气管全长的 60%，在年迈的、气管弹性较差，甚至仅切除 4cm 气管亦感困难。

　　经过以上步骤，一旦证明气管两断端可以接近，就将患者的头部稍回原位，然后缝吻合线（图 5 - 3）。上、下切缘是吻合成败的关键，切缘要整齐，使接触面保持紧闭，纤维肌肉组织不能突入腔内，否则易产生肉芽肿，第一针缝在气管后壁的中线上。一般用较细的可吸收的缝合材料（4 - 0 Vicryl），它可被吸收，能维持张力 3 周左右；丝线容易产生异物反应，促使肉芽肿形成；肠线可被吸收，并能因膨胀而塞住针孔，减少漏气。缝合线从气管壁外向腔里，全层缝合气管壁，进针距切缘 3mm，结打在气管壁外，从后面的一针开始，每针的间距约 3mm，如遇到气管软骨环则缝透软骨，在软骨环之间的气管切缘应尽量多保留，每对缝线仔细地用血管钳夹好，呈放射状排开，安置缝线时，麻醉医师应上、下移动气管插管，以防缝住，也应避免缝针刺破插管的气囊，造成血液进入下呼吸道。

　　先吻合气管后方，摆好所有的缝线呈放射性排开，去除远端的气管插管，送入经口气管插管，从气管后方开始打结，最后完成吻合。

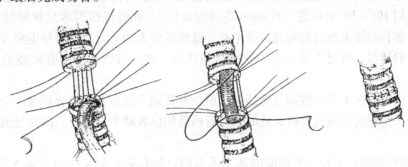

图5－3　气管重建术吻合的方法

当缝好所有的缝线以后，拔拉远端的 Tovell 管，上方的气管内插管向下插入远端气管，或在两气管断端接近时，将气管插管推入右主支气管。使患者颈部屈曲，并将头部固定在此位置上，主刀医师和助手同时拉起侧方的牵引线，然后打结，使气管两断端接触，但不要内翻。吻合缝线打结应从前面开始，每打一个结，就将线剪断。一般后面的结看不见，需要凭感觉。当吻合口用盐水试过无漏气后，伤口放置引流管。偶尔，将手术当中被切断的甲状腺峡部重新对合或用其他组织包在气管吻合口的前面，用带蒂的肌肉轻轻地盖在重建的气管表面。一般来说，不必特别隔离开气管吻合口和无名动脉，如果有特殊问题，可将带蒂的肌瓣置入动脉和气管之间。

靠近环状软骨的肿瘤不能作节段性切除，因为该处气管内腔窄小，容易损伤声带。喉返神经在甲状软骨与环状软骨之间的后侧穿入喉部，故环状软骨的后角必须保留，不能切除。如果环状软骨被切除，呼吸道失去支架，将引起声带下呼吸道窘迫，此时只能做气管造口。在环状软骨受到癌肿侵犯时，只能行全喉切除。下面这种方法值得推荐：在喉返神经穿入点以下做斜行切除（前高后低），以保存环状软骨的后部和环甲关节，将气管缝在喉部。其基本技术与气管吻合技术相同，缝线应尽量使黏膜对合，上斜角要嵌在下切面的中点。

累及喉部甲状软骨下的肿瘤，一般范围较广，重建亦较难，复杂的分期进行的外科手术结果均不十分满意。Gerwat、Pearson 和 Grillo 描述了一期切除这类肿瘤的手术方法，即切除喉的前下部和受累气管，并用气管远端与甲状软骨进行吻合，用环状软骨后面的组织来保护喉返神经，如果肿瘤侵犯后方，就需进一步行成形术（图5－4）。

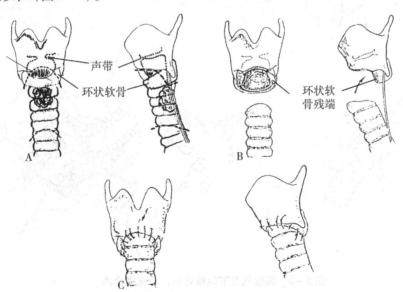

图5－4　肿瘤累及声门下喉部和上段气管的处理方法
A. 喉和气管可能切除的范围；B. 切除肿瘤后，尽可能保留喉返神经；C. 呼吸道重建

手术完成后，患者应当在少量麻醉的控制下进行自主呼吸，并用粗线将下颌的下方缝在胸骨前的皮肤上使颈部处于前屈 10°～30°的位置（Pearson 头部固定法）。此缝线作为术后恢复过程中的一种保护机制，以防颈部突然移动使未愈合的吻合口受牵拉。缝线保留大约 7 天，这时早期愈合已经开始，患者亦已习惯颈部屈曲的体位，再过 7 天，患者就能自如活动。这一过程是基于临床经验，而事实也证明有效。

手术结束后，患者应在手术室拔除气管插管，所以要特别注意患者的呼吸质量。少数患者需要留置气管插管，并给予一定程度的通气支持，此时，气管插管的位置就十分重要，即使是低压套囊，也不应放在吻合口处。

2）下段气管节段切除：下段气管切除的基本手术切口是右胸经第 4 肋间或第 5 肋床后外侧切口。经此切口，气管可被切除将近 1/2 长度，松动胸内结构能使断端对合。在此过程中，不需颈部屈曲，仅通过简单的游离肺门周围和松解隆嵴处的粘连就可使下段气管移动 3cm。另外，通过游离与大血管和心包的联系，切断下肺韧带又能获得 1cm 长度。切断左主支气管并将其重新植在右侧的中间段支气管上，并额外加上屈颈，还能使气管移动 4.5～5.0cm，每一操作步骤均应尽可能保留支气管血运。沿气管前面向上游离至颈部，有利于气管断端吻合。如果患者既往有气管切开史，喉部的松解所提供的长度有限，这样就需在胸部切口的基础上另加一个颈部切口。

很多经胸切除的病变位置太低，远端气管插管后不能使双侧肺同时通气，此时可将气管插管推入左主支气管，用一侧肺通气。在慢性肺部疾病的患者，如果 PaO_2 监测提示不正常，就要想办法解除未通气的右肺的动脉分流。用一把阻断钳控制右肺动脉，分流就能被解除，如果由于某些原因，像有些术前未能认识的左肺动脉的梗阻，氧合不能维持，就可用右肺通气，即用另一台麻醉机间断工作，直到气管重建完成。吻合的方法与颈部气管重建相同，最后用带蒂的胸膜片包绕在吻合口周围（图 5－5）。

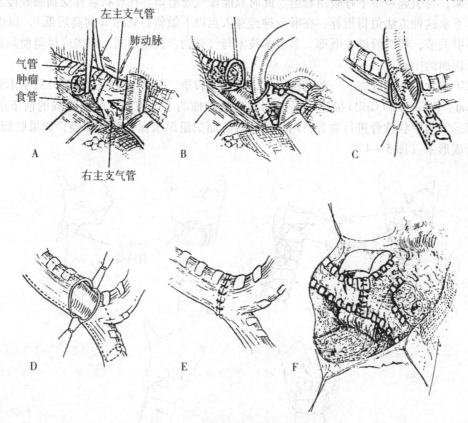

图 5－5 胸段气管节段性切除，对端吻合术

A. 进入胸腔后显露气管；B. 肿瘤下方切断气管，气管插管放入远端支气管，维持通气；C. 吻合气管后壁；

D. 然后转向吻合气管前壁，去除远端气管插管，将经口气管插管置入；E. 吻合完毕；F. 用软组织或心包片包盖吻合口

（2）隆嵴切除重建术：隆嵴切除和重建存在特殊的困难，这不仅是由于在手术过程中麻醉的维持问题，在选择和完成吻合重建技术方面、在术后气管分泌物的清理和维持肺脏膨胀良好也比较难解决。隆嵴切除重建术有以下几个基本方法。

1）单侧全肺切除，隆嵴部分切除，气管成形术（图5-6）。

2）左主支气管部分切除，全隆嵴切除，气管与右主支气管端端吻合，左主支气管与右中间段支气管端侧吻合（图5-7）。

3）单侧全肺切除，全隆嵴切除，气管与对侧主支气管端端吻合，亦称袖式全肺切除（图5-8）。

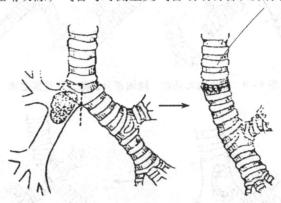

图5-6 一侧全肺切除，部分隆嵴切除，气管成形术

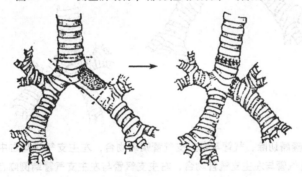

图5-7 左主支气管部分切除，全隆嵴切除，气管与右主支气管端端吻合，左主支气管与右中间段支气管端侧吻合

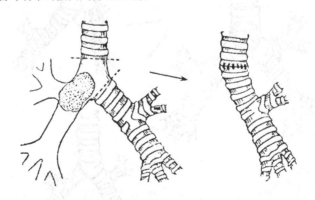

图5-8 一侧全肺切除，全隆嵴切除，气管与主支气管端端吻合术

4）右肺上叶切除，部分隆嵴切除并重建（图5-9）。

5）全隆嵴切除，气管与右主支气管端端吻合，左主支气管与右中间段支气管端侧吻合，或气管与左主支气管端端吻合，右主支气管与左主支气管端侧吻合（图5-10）。

6）全隆嵴切除，气管与左主支气管端端吻合，右主支气管与气管端侧吻合，或气管与右主支气管端端吻合，左主支气管与气管端侧吻合（图5-11）。

7）全隆嵴切除，两侧主支气管根部侧侧吻合，重建隆嵴，切除其上端而成一个开口，与气管行端端吻合（图5-12）。

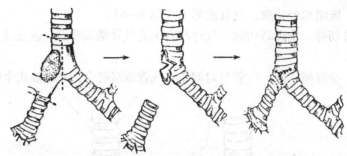

图5-9　右上肺叶切除，隆嵴部分切除，气管重建术

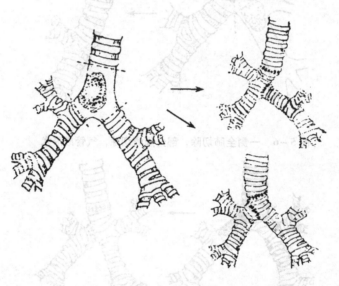

图5-10　全隆嵴切除，气管与右主支气管端端吻合，左主支气管与右中间段支气管端侧吻合；或气管与左主支气管吻合，右主支气管与左主支气管端侧吻合

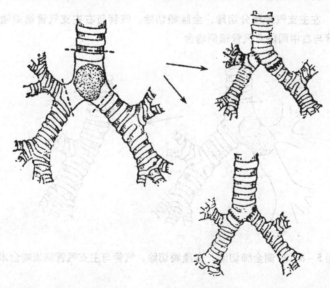

图5-11　全隆嵴切除，气管与左主支气管端端吻合，右主支气管与气管端侧吻合；或气管与右主支气管端端吻合，左主支气管与气管端侧吻合

侧吻合

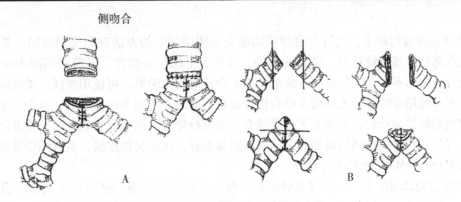

A   B

图 5 -12　全隆嵴切除、隆嵴重建术

A. 隆嵴切除后，左右主支气管侧侧吻合，重建隆嵴，气管与重建的隆嵴端端吻
合；B. 隆嵴重建的方法，可先切除部分左右主支气管壁，行左右主支气管的侧侧
吻合，根据气管的直径，切除部分吻合后的左右主支气管

当肿瘤侵及隆嵴部或气管下段，或主支气管根部疑有黏膜下侵犯，但临床上考虑尚可保留肺叶或全肺者，可以行隆嵴切除重建术。

手术径路一般采用右胸后外侧切口，能较好地显露气管和两侧主支气管。左侧开胸因有主动脉弓阻挡，操作不便，除非切断结扎 3～4 对肋间动脉，将主动脉弓向前下方推开，才能显露出气管下段和隆径部。左胸径路只适用于左侧也有病变的病例。

右胸经路通过第 4 肋间或第 5 肋床进胸，切断奇静脉，纵行切开纵隔胸膜，呈露出气管和隆嵴部，将迷走神经向后推开，沿气管和左、右主支气管壁进行分离。注意保护左侧喉返神经，探查病变，明确切除范围和长度。为了精确定位，可以在膜状部纵行切开，探查肿瘤，在肿瘤下 0.5cm 横断气管和主支气管，并向远端插入事先准备好的消毒气管插管，进行单肺通气。气管切断时，最好将软骨环间的肌肉筋膜样组织修剪，这样能使吻合口对合整齐，减少吻合切缘的肉芽组织形成。吻合前要测量两端管腔口径。切除长度和切缘间的距离，吻合口对合时，使患者颈前屈，吻合原则上应是以右侧主支气管与气管吻合，因为右主支气管口径较大，走行较直，易于对合，而左主支气管口径较细，而且与气管纵轴成角较大，与气管吻合易使呼吸道变窄成角。根据气管和主支气管口径的差异，确定针距，使之按比例均匀地排列，进针、出针尽量穿过软骨，先缝暴露最差的一方，全部挂好缝线，呈放射状排列，拔出远端支气管插管，引入经口插管，接近或通过吻合口。从左方开始先对合结扎软骨部，再对合结扎膜状部。缝合过程中，麻醉师将气管插管上下移动避免刺破气囊或缝住插管。

气管和右主支气管对端吻合完毕后，在右主支气管的内侧面软骨环和膜状部连接处，选择与左主支气管自然接近的部位做一相应大小的切口，先缝合膜状部，再缝合软骨。一般端侧吻合口在端端吻合口的远端 2cm 以远。最后检查吻合口是否漏气，用带蒂的心包和周围胸膜覆盖吻合口。

（3）复杂性气管重建术：在极其复杂的病例，如气管广泛破坏或肿瘤侵犯较广、既往外科手术史所致的气管缺失，为了重建气管，必须从第一软骨环以下就切断颈部气管，并使其带着血运下放入纵隔。这种复杂的手术只能用在最棘手的情况下，即喉部松解失败。此类患者可一期行前胸双横切口，用带蒂皮瓣做皮管间置手术，皮肤管放置于功能喉和重建的气管之间，然后在胸骨后方行气管造口，皮肤管中放入塑料环，以备后期在颈部与呼吸道两端吻合时用，这一手术死亡率高，应当慎用。

次全切除后的气管重建问题现阶段尚未解决，如果肿瘤侵犯喉部不得不被切除时，仅行纵隔内气管造口就够了。在一些少见病例，虽然大部分气管被病变累及，但还能保留喉的功能，这些患者大约仅剩 2～3cm 长的相对正常的气管，其余部分由气管切开插管和其周围的瘢痕组织隧道构成。对一些腺样囊性癌和鳞癌患者，一般不用重建来解决，而采用多期皮管并上部胸骨部分移动来解决，这一过程较烦琐，有可能引起出血和吻合口瘢痕形成。在少数肿瘤患者，临床上可应用气管替代物。

（4）全喉气管切除术：当肿瘤累及喉部同时累及大部上段气管时，临床上就需行气管的根治性切除。

（5）气管开窗肿瘤切除术：气管开窗肿瘤切除或称侧壁切除的方法对病变局限的、基底部宽的良性肿瘤，或低度恶性肿瘤比较适合。遗留的缺损，可将上下缘拉拢缝合。气管壁切除4cm以下时，一般均可直接缝合，张力不大，术后也不致狭窄，亦不会造成成角畸形。可使用丝线，单针间断或褥式外翻间断缝合，亦可使用带缝针的无创伤不吸收性合成材料缝线，以减少组织反应，减少肉芽肿形成。

如切除肿瘤后缺损为长形，不能上下拉拢缝合，而纵行缝合可能造成管腔狭时，则需使用气管替代物进行修补。气管替代物包括阔筋膜加心包，阔筋膜加胸膜，阔筋膜加皮肤，也有用带蒂的肋间肌加胸膜，还有使用 Marlex – Mesh 加带蒂的心包。

（6）气管肿瘤局部刮除术：有些气管肿瘤由于临床上的延误诊断，使患者在就诊时表现为严重的呼吸道梗阻，呼吸困难，病情危重，因此，简单而有效地疏通呼吸道是外科手术的首要目的。局部刮除气管肿瘤，也不失为治疗气管肿瘤的一种有效的方法，尤其是对气管良性或某些低度恶性肿瘤更是如此。特别注意在局部刮除气管内肿瘤时，要强调电灼肿瘤基底部，这样能很好地止血，并杀伤其根部残余的瘤组织，操作时注意电灼不能过度，以免造成气管壁的穿孔、坏死。如果是气管低度恶性肿瘤，术后应辅以放疗，效果满意。

6. 术后处理　气管手术以后保持呼吸道通畅十分重要，室内空气应保持一定湿度，可用雾化吸入帮助患者排痰，如痰液黏稠阻塞支气管，可用纤维支气管镜冲洗吸痰。一般尽量不做气管切开，以免增加创伤和感染的机会，进食饮水要慢，以免误吸。术后患者采用颈前屈位，保持10～14天，以后逐渐活动，增加伸展程度，但应避免仰头，防止造成吻合口的张力，3个月后头部方可自如活动。

术后激素的应用，一般主张短期中剂量，有扩张支气管、减轻水肿、减少肉芽组织及瘢痕形成的作用。用法是地塞米松5～10mg，每日1～2次，或氢化可的松100mg，每天1～2次，静脉滴注，5～7天后逐渐减量，3周内停药。

术后远期如有反复刺激性咳嗽伴咯血，应考虑吻合口线头刺激或肉芽出血，可在纤维支气管镜直视下拔除线头或电灼肉芽肿止血。如果吻合口瘢痕形成造成吻合口狭窄，可在高频通气下，行球囊狭窄部扩张，或置放记忆合金气管支架。

（五）气管外科中的特殊问题

1. 气管切除的安全长度　气管节段切除对端吻合术是治疗气管肿瘤最理想的方法，但是气管可切除的长度有限，切除过长将导致吻合口张力过大而影响愈合。1961年，Michelson提出气管可以切除的长度为4～6cm，若充分游离下肺韧带和将左主支气管切断，可多切除2.5～5.0cm，使总的切除长度达6～10cm，此时将气管两端进行吻合，其吻合口需承受约126（0.45kg）的张力，同时也注意到，年龄超过50岁的患者气管的活动度仅是30～50岁年龄组患者的1/2。1964年，Dignan等提出气管下半段的游离方法可分为三个步骤：①游离右肺门并切断下肺韧带，可增加切除气管长度约3cm。②心包内游离肺静脉的附着处，可增加0.9cm。③左主支气管切断并移植至右中间段支气管，可增加2.7cm。应用这些步骤，可使气管切除的总长度达6.6cm。1968年，Mulliken和Grillo在颈部屈曲15°～30°，经颈纵隔切口游离气管前后方，保留侧面包括血管的软组织，切除气管4.5cm，如果再开胸游离右肺门可多切1.4cm，切除气管的总长度达5.9cm。1969年，Fishman应用喉松解术，即将舌骨与甲状软骨间的甲状舌骨肌及其韧带切断，可使喉下降2.0cm，又增加了气管的可切长度。

气管长度随身长而异，临床上应用气管切除对端吻合术，在考虑所能切除的气管长度时，必须根据具体对象，制定手术方案。老年人气管弹性减退，可切除长度相应减少；而年轻人则可适当延长。颈部的位置亦十分重要，当颈部后仰，气管的隆嵴部可达胸骨柄和胸骨体的交界处，而颈部前屈时，气管几乎全部退入纵隔。

2. 继发性气管肿瘤的外科处理　喉癌可直接侵犯累及上部气管，治疗这类肿瘤可采取根治性切除肿瘤，同时在近气管隆嵴处行远侧气管切开。喉癌术后在气管切开处复发不太常见，多数复发由淋巴播散所致。

支气管源性肿瘤，特别是起自主支气管的肿瘤可以侵及气管，也可累及纵隔淋巴结，当支气管源性肿瘤侵及气管壁时，病变一般是不能用外科方法根治的。有些患者在接受了不恰当的手术方式来治疗主支气管类癌后，还需延期行隆嵴切除术。

食管癌可侵及气管壁，食管气管瘘往往由于食管癌直接侵蚀或坏死所致，而临床上更为常见的食管癌侵及气管壁后，采用放射治疗致使其发生坏死所致。食管癌切除同时行气管切除，术后辅以放射治疗在临床上较少采用。有一种情况可应用术后放疗，即食管病变能被完全切除，最后仅留一小块与气管粘连的部分，虽然这样可以控制局部病变，但远处转移和复发仍较常见。

气管外科所要治疗的最多一类继发性肿瘤是甲状腺恶性肿瘤，甲状腺滤泡样癌，甚至甲状腺乳头样癌均可侵及气管。如果甲状腺肿瘤引起气管梗阻或是在甲状腺切除术中发现肿瘤侵及气管，理想的治疗方式是在初次手术中或尽快行二次手术切除受累的气管节段。Grillo 对大量的甲状腺癌侵及气管的患者进行了治疗，在初次手术中侵及气管的甲状腺肿瘤被剔除，术后复发，有些患者的手术切除完全是姑息性的，但还能维持很长时间，然而，在患者术后接受了针对残余肿瘤的高剂量放射治疗后，进一步手术切除气管就成为禁忌证，因为放疗不利于气管的愈合。

其他能侵及气管的肿瘤还包括头、颈部肿瘤的转移，侵及纵隔的乳腺癌和纵隔淋巴瘤，这些通常均不是行气管切除的指征。

（六）治疗结果

气管、支气管肿瘤的预后与组织病理形态有重要关系。鳞状上皮细胞癌发展较快，向周围浸润生长，影响呼吸和进食，预后较差；腺样囊性癌、类癌等发展较慢，恶性程度低，呈浸润生长且可转移，但带瘤生存时间长，预后尚好；气管乳头状瘤属良性，但有多发和复发的特点，临床上处理较复杂，需特别注意；神经纤维瘤属良性，预后好，但亦可局部复发；间质组织的肿瘤如软骨瘤、毛细血管瘤和错构瘤，预后好，局部切除即可治愈。

Grillo 近期报道 198 例原发性气管肿瘤。在接受一期气管下段切除并气管重建的气管鳞状上皮癌患者中，20% 在术后 2 年内尚存活，但 1 例在切除后 1.5 年内复发，另 1 例在肺部和舌部出现两处鳞癌。在这组患者中，气管腺样囊性癌 80 例，其中 50 例接受了气管节段切除术和隆嵴成形术，其 5 年和 10 年生存率分别为 66% 和 56%，这组患者的切除残端阳性率为 8%，故 Grillo 主张术后积极放疗。患原发性气管肿瘤的患者，除了鳞癌和腺样囊性癌，无论是良性肿瘤或低度恶性肿瘤，在接受切除之后的随访时间里均全部存活。

徐乐天等报告 50 例原发性气管支气管肿瘤，其中 3 例鳞状上皮细胞癌，均在探查性手术后 1、4、6 个月内死亡，在这一组中，腺样囊性癌患者均接受局部刮除术，电灼气管壁和肿瘤基底部，术后辅以放疗，其 5 年生存率为 75%，10 年生存率近 50%，其中有两例分别于术后 4 年半和 5 年复发，经再次手术刮除肿瘤，其中 1 例已在二次术后生存 9 年。

腺样囊性癌的病程长，故对此类患者的术后随访应当延长到 20 年的时间。

继发性气管肿瘤患者无明确的治愈间期，然而，在甲状腺癌侵犯气管的患者其缓解期可延长至 6～8 年。

从以上这些结果可以得出以下结论：①切除气管的良性原发性病灶和低度恶性肿瘤可以得到相当满意的缓解和较高的治愈的可能。②如果一期切除并行气管重建，气管的鳞癌和腺样囊性癌可得到明显的缓解和最好的治疗机会，但常常要加用放疗。③继发性肿瘤累及气管，进行气管切除和重建，在认真选择的病例中可得到较好的缓解，其主要对象是低度恶性的甲状腺癌。

（鲁立军）

第二节　气管支架

支架是一种人工的移植物，目前已经成为介入治疗的重要工具，广泛应用于血管、食管、胆道以及呼吸道等管道系统的狭窄性疾病。气管腔内放置支架对于中央性气道阻塞的部分患者起到了解除症状、延长无症状生存期及改善生活质量的良好效果。有的患者短期内应用气管支架即可缓解症状，有的患者则需要永久性的留置支架才能维持气道通畅。对于气管良性狭窄不适合手术治疗，或手术及其他方法治疗又狭窄者，多采用短期内放置支架的方法。而气管或纵隔恶性肿瘤造成外压性狭窄不适合手术治疗，或采用过硬质支气管镜的机械去除、冷冻或激光治疗失败者，气管内置入支架可能是唯一的治疗选择。

一、气管支架的产生与发展

无论是良性疾病还是恶性肿瘤所致气道阻塞发展到严重狭窄时，将出现气短、喘憋，甚至呼吸衰竭等。患者常继发反复发作的阻塞性肺炎。为了抢救生命，早年人们就开始试用支架来维持气道通畅。

20 年代耳鼻喉科专家 Ivanov 首先应用红色橡胶 T 形管治疗喉和气管的瘢痕狭窄。1952 年 Harkins 首次在 1 例恶性肿瘤引起气道狭窄的气管内放置一个管形金属支架获得成功。1965 年 Montomery 设计出硅酮胶 T 形管状支架，用于治疗声门下气管狭窄，并一度作为气管损伤、气管狭窄治疗的重要手段。1982 年 Westoby 在硬支气管镜直视下将 Y 形硅胶支架置入支气管腔内，Y 形支架可以骑跨于隆突上，用于隆突及主支气管病变优于 T 形管。1989 年 Cooper 对 11 例气管恶性肿瘤置入硅酮胶管状支架解除梗阻，对 36 例气管、支气管良性疾病，术前、术后放置支架防治气道塌陷，使 T、Y 形管支架广泛用于临床。在 80 年代末期，法国 Dumon 医生对 T 形管的改进做了大量试验，终于在 1990 年公布了他的 Endoxane 支架（后来人们称之为 Dumon 支架）临床应用成果。该支架就是在直筒支架的外壁增加了规则排列的小钉状物，从而促使支架与气道黏膜结合，增加了支架在气管内的稳定性。另外，还发明了一种专用的支架引入系统，便于支架通过硬质支气镜置入。目前临床上应用最多的聚硅酮支架是 Dumon 支架。

气道金属支架是由血管支架衍生而来。20 世纪 80 年代早期血管自膨胀或球囊扩张支架在冠心病的治疗中取得了巨大成就，而后该型支架应用于食管及胆道的狭窄性疾病，又逐步改进应用于气道。但是气管不同于血管、食管、胆道，管壁主要由 C 形软骨部分和膜部构成，目前使用的管状支架，不能模仿出气道的自然结构。然而，气道中心阻塞病变已改变了气道的正常结构，支架置入后仍取得了戏剧性的肺功能改善。

二、气管支架的种类

气管支架主要分为三大类，即非金属支架、金属支架及两者兼有的混合性支架。

（一）非金属支架

目前临床所应用的非金属支架几乎都是聚硅酮材料制成。聚硅酮橡胶是一种合成橡胶，出现于 20 世纪 40 年代，该材料具有胶质性、强韧性、高温稳定性及防水性等特征，是重要的工业原料，并且很适用于制造医用置入体，如移植物、支架等。非金属支架中 Dumon 支架在临床应用最为广泛，具有如下优点：①病变治愈后，支架容易取出。②支架可预先制成各种形态和口径。③直视下置入，可堵塞食管、支气管瘘。缺点是：需要在全麻下操作，易发生黏液堵塞。常用的聚硅酮支架有以下几种。

（1）Montomery T 形管支架：20 世纪 60 年代引入临床，需要气管切开将支架放置在气管内，用于缓解声门下及气管中部狭窄。T 形支架有多种型号，外壁直径 10 ~ 16mm，也备有儿童型支架，外径6 ~ 9mm。还有气道腔内支加长的 T 型支架，如果有必要，气道腔内支也可以截断使用。

（2）Hood 支架：是一种较短直管式的不需要进行气管切开置入的支架。近端也有一个增粗部分，用于防止置入支架移位。这种支架型号很多，包括不同长度和外径型号的支架。厂家根据用户需求也生产气管、支气管的 Y 型支架。

（3）Dumon 支架：为一种外壁规律分布着钉状突起物的管状支架。支架外壁的突起可紧紧嵌入气道黏膜，但又不至于引起气道壁出血、坏死、穿孔及感染等。另外，突起与气道间产生的间隙可以通气。支架可用一种专门设计的支架置入系统放置，操作很方便。有多种类型的支架，长度 30 ~ 60mm，直径 10 ~ 16mm。厂家根据客户需要可生产各种类型特殊支架，如锥形支架、分叉性支架、有侧孔的支架等。

（4）Reynders 支架：是一种经过热成形合成制作的柱状支架，外壁上的螺旋线样结构可以保持支架置入后不易移位。该支架比其他类型的聚硅酮支架更坚硬，只有外径17mm一种规格，需用硬质支气管镜放置，临床应用经验尚不多。

（二）金属类支架

早期金属支架由不锈钢或银等材料制成，目前多采用镍钛记忆合金。这种材料具有强度高、耐腐蚀、无毒性、组织相容性好，且有记忆效应，能在0~10℃时变软，可被塑形，在30~35℃时变形还原。金属支架有如下优点：①放置容易，不需要全身麻醉。②管腔较大，对气流影响小。③支架随气管扩张，很少发生移位。气管黏膜上皮可大部分覆盖支架管腔。但是，支架一旦置入很难再取出。网状支架置入后，肿瘤或肉芽组织可经支架壁的网眼长入发生再狭窄。支撑强度不及聚硅酮支架。

金属支架分为带膜支架和不带膜支架。带膜支架衬有被膜，可防止肿瘤或肉芽组织穿过网眼生长而发生再狭窄，但增加了管腔内分泌物滞留和感染的机会。目前临床应用的金属支架均具有一定的膨胀性。自膨胀性支架以镍钛合金支架的膨胀性能最好，植入体内后自膨胀恢复到原有设计状态。另外一种是球囊扩张性支架，支架放置在狭窄的气道部位后，用球囊扩张使其直径达到理想的标准。但由于管壁增厚、肿瘤及周围组织粘连等原因，实际扩张较难达到理想的直径。常用的金属支架有下列几种类型。

（1）Gianturco不锈钢膨胀支架：用不锈钢丝绕成锯齿状网管形支架。直径有15mm、20mm及30mm 3种。支架的近端和远端有外向型挂钩，使其固定于气管壁上。亦有不同型号的带膜支架可放置于气管或食管，用于治疗气管-食管瘘。

（2）Strecker支架：由钽丝编织而成的网管状气囊扩张支架。导丝很细，通过纤维支气管镜置入，可把支架置入到很细的狭窄处。膨胀前直径为6.0~7.4mm，膨胀后8~20mm，膨胀前后长度无明显变化，直径有20~80mm不同型号。该支架配有专用的递送导丝，经硬气管镜和纤维支气管镜放置。新产品有更小型号的支架和带膜支架。

（3）Wallstent支架：由单根镍钛合金丝交叉编织的网管状支架，柔韧性好，对气管的剪切力小，极少引起管壁破裂。膨胀后长度变化较小，置入后允许用球囊扩张支架与管壁。

（4）Ultraflex支架：镍钛合金网管状支架，与Wall支架编织方法不同，其柔韧性更好，能适应各种管腔，但对管壁支撑力不如Wall支架。膨胀前直径为6~7.4mm，膨胀后直径为8~20mm。该支架配有专用递送导丝。新产品有更小型号的支架，也有带膜的支架。

（5）Airway Wallstent支架：带膜的Wall支架，带有聚氨脂包膜。膨胀性能良好。有不同型号，展开直径有12、14、16、18mm 4种，长度有25、30、45、60mm几种。有两种支架置入工具：一种可屈曲管状传送装置，可把支架压缩变长后安放在传送器上，可在透视下放置。另一种为硬质性传送器，由一种特殊的硬质支气管镜置入。用于封闭瘘口或较细的狭窄。

（6）国产镍钛记忆合金支架：具有多种规格，也有带膜产品。备有支架置入器，可在纤维支气管镜下放置，效果良好，价格便宜。是较适合我国国情的气道支架。

（三）混合型支架

（1）Novastent支架：是硅酮支架的改进型，该支架由含有较小的镍钛合金环和硅酮薄片组成。支架两端外壁上有硅酮带，用以防止支架置入后移位。放置后可自行膨胀至所设计的直径。该设计弥补了Dumon支架抵御高强度压力不足的缺点。该支架需要在全身麻醉下借助硬支气管镜放置。

（2）Rush支架：是Y型聚硅酮支架的气管前及侧壁有马蹄铁形钢质支撑架，支气管、隆突段为聚硅酮。支架相对柔软，形成类似气管的空气动力学作用，便于气管分泌物的排出。该支架需用特殊设置的硬镜下放置，价格较昂贵。

三、气管支架的适应证

放置气管支架的目的是维持气管一定的口径，保障通气，保持正常的肺功能。故对于各种造成气管口径缩小，不能维持正常通气功能的气管狭窄，采用其他方法不能治疗或不适合治疗时，均可采用支架治疗。恶性肿瘤不适合手术及其他方法治疗时，置入支架可以维持通气，延长生命。良性气管狭窄的治疗原则是，无论在什么时候，只要手术治疗可行，则予以手术治疗。相当一部分良性狭窄的患者对激光、扩张疗法反应良好。良性气管狭窄置入支架在解决气道通气的同时，更应关注置入后的远期疗效，多主张选用能取出的支架，特别是对于预计生存期较长的年轻患者。

（一）恶性疾病所致的气管狭窄

（1）气管恶性肿瘤、纵隔内转移淋巴结或纵隔肿瘤造成气管外压性狭窄，而又不适合于手术治疗者。由于气管黏膜正常，受压部分气管置入支架膨胀后，仍能发挥正常作用，疗效较好，而且支架造成的并发症不多。

（2）恶性肿瘤浸润气管壁，向腔内生长造成狭窄，而不适合手术者。对于肿瘤病变可先采用激光、冷冻、放射治疗，而后在原阻塞部位放置支架，维持气道的连续和通畅。放入支架后应继续接受气道内、外放射治疗，以维持疗效。

（3）气管肿瘤或食管肿瘤并发气管 - 食管瘘，不适合手术治疗者，采用带膜支架置入可封堵瘘口。

（二）良性疾病所致的气管狭窄

（1）结核：气管内膜结核造成的狭窄是良性狭窄的常见原因，但发生率远低于支气管部位。患者多有结核病史并经过系统的抗结核药物治疗，在治疗后期或给药后逐渐出现呼吸困难，纤维支气管镜检查发现气管狭窄，狭窄可通过手术或置入支架获得良好的治疗效果。

（2）气管插管或切开：主要是由于气管导管对气道壁的长时间压迫造成气管壁缺血、溃疡、软骨损伤，或急诊情况下插管造成创伤，愈合过程中肉芽组织增生或瘢痕形成导致狭窄。

（3）创伤：复杂的气道撕裂伤在愈合过程中形成瘢痕狭窄。气道热灼伤、化学试剂腐蚀、放射性损伤等造成气管狭窄。

（4）气管软骨软化：多见于手术中发现的局部气管软骨软化，如巨大甲状腺长期压迫，这种情况应在术中切开气管放置支架。少见的疾病有气管淀粉沉积症、多发性气管软骨炎、气管囊性纤维性骨炎等。

（5）气管 - 食管瘘：导致气管 - 食管瘘的良性疾病见于食管憩室炎、食管化学烧伤、食管结核等。

（6）其他：少见的气管狭窄原因有气管炎性肉芽肿、韦格纳肉芽肿、纵隔纤维化和肺移植后的气管吻合口狭窄等。亦有报道由于不同原因的肺动脉高压造成气管外压性狭窄。

（三）气管狭窄的预防性治疗

（1）术中出现气管管壁大块缺损者，可采用气管周围组织修补，为防止成形部位塌陷、狭窄，气管腔内可短期内留置支架。

（2）自体组织再造气管手术为适应气管内压差变化，防止再造气管塌陷，常在腔内暂留置支架。

（3）气管袖状切除术后吻合口部分裂开，因局部张力强，往往不适合再手术吻合。放置支架既能够封堵吻合口瘘，又具有防止肉芽组织向腔内生长造成狭窄的作用。

四、气管支架的放置方法

置入支架前首先通过胸部 X 线片、CT、MRI 及纤维支气管镜测量患者气管的长度、口径，确定病变的部位、范围，病变下缘到隆突和支气管开口处的距离，病变上缘到声门的距离，以选择合适的支架。在支气管镜检查时要了解狭窄状况，将纤维支气管镜小心的通过狭窄处，或在局部轻轻扩张后进入。

采取的麻醉方法主要是全身麻醉和咽部喷雾麻醉。用硬质支气管镜置入支架时应采取全身麻醉；在纤维支气管镜下操作可采用咽部喷雾麻醉。由于在支架置入过程中会出现气道完全阻塞失去通气作用，患者表现为通气功能暂停。所以为防止意外，操作时必须采取适当的措施，保证通气和氧合，同时应由训练有素的护士及技师协助。对声门下重度狭窄者，应备好气管切开包。置入支架开始前应加深麻醉，并吸入高浓度氧气以提高血氧饱和度。

气管支架置入主要采取 3 种放置方法：借助硬质支气管镜、纤维支气管镜和手术放置。

（一）用硬质支气管镜放置支架

（1）聚硅酮支架：适用于多种类型的支架。放置支架前先用纤维支气管镜吸出气道内的分泌物及坏死组织，然后用一种特别设计的支架置入工具放置支架；也可以用气管插管或引流导管做推进杆来完成；或把支架套在硬质支气管镜的斜面末端，把硬质望远镜置于气管管腔内，达到适宜位置后，再推动望远镜把支架放置在狭窄部位。放置支架的两端应超出狭窄边缘1cm左右，以防止肿瘤或肉芽组织过度增生造成再狭窄。支架放置后注意纠正位置，勿偏斜。如果支架扩展不全，则可用较小口径的硬质支气管镜或气囊导管进行扩张。有时支架处于不全扩张状态，在24~48小时后可逐渐展开。最好选择能置入的最大直径支架，这样可减少支架移位，如发现置入支架过小，不能很好固定在狭窄处，应及时更换。支架置入完成后，再进行一次纤维支气管镜检查，明确气道是否完全通畅、开放，有无出血，检测患者血流动力学稳定后，拔除硬支气管镜，术后近期内给予糖皮质激素、抗生素治疗。

（2）金属支架：球囊扩张支架通常在硬质支气管镜下放置。插入硬质支气管镜后接呼吸机机械通气，通过硬质镜置入纤维支气管镜至狭窄部位，经纤维支气管镜送入金属导丝。借助导丝导入带球囊的支架至狭窄部位，定位准确后扩张球囊、膨胀支架。支架膨胀的全过程可在纤维支气管镜直视下进行。支架膨胀满意后，球囊减压、去除。再用纤维支气管镜观察，管腔畅通则完成操作，如远端仍有狭窄可再补加支架使管腔通畅。

（二）用纤维支气管镜放置支架

（1）聚硅酮支架：对不适合采取全麻时可采用此方法。仅适用于直管式支架。放置支架前应先对气管狭窄进行扩张。先把气管插管或引流管作为支架推进器套在纤维支气管镜上，再套入支架，用一根丝线系在支架远端，用于调整支架位置，该丝线附在支气管镜上。经口腔插入支气管镜，进镜到合适位置时，把支架推入到狭窄处。支架位置稳定后，再用支气管镜检查，明确支架位置是否妥当，支架过浅或过深均可用推进器和丝线再调整。支架位置合适后，退出纤维支气管镜、推进器和丝线。

（2）自膨胀金属支架：多经鼻腔插入纤维支气管镜，在X线监视下根据纤维支气管镜进入深度进行气管狭窄部位近端和远端体表定位。自镜内进入导丝越过狭窄部位。将镍钛支架放于0℃冰水中使其变软，沿导丝在X线监视下送至狭窄部位。支架遇热膨胀后，再用纤维支气管镜观察支架是否膨胀良好。该方法简单、费用低，但对患者刺激较大，部分患者咳嗽反射强烈，易导致定位不准确，有一定危险，需引起高度重视。

（三）手术切开气管放置支架

（1）颈部气管切开放置支架：适用于聚硅酮T或Y形支架。因T形支架的一侧支需要经颈部气管切开处引出。多在局部麻醉下切开气管置入T形支架，可用止血钳先送入较长的一支，再折曲另一支置入（图5-13）。

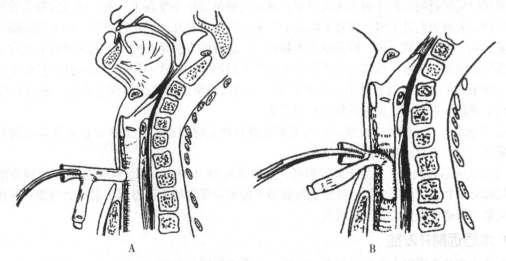

A　　　　　　　　　　　　　　B

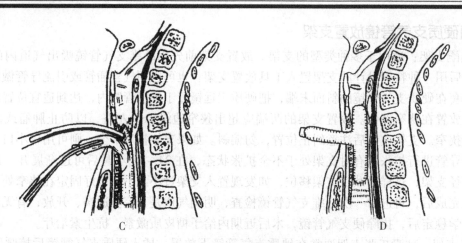

图 5 - 13　T 形管置入法

A ~ D　顺序置入

（2）经颈纵隔或右侧剖胸气管切开放置支架：对于气管下段、隆突部肿瘤向腔内生长造成严重梗阻的患者，放置支架特别是采用不能回缩的聚硅酮支架，有出血和造成窒息的危险，如不能采用硬质支气管镜放置，可进行手术切开气管放置支架。该方法最大优点是，直视下在切除肿瘤的同时放置支架，部位可靠，安全性好。对于手术中证实不能切除的气管肿瘤，可在切除气管腔内肿瘤部分后，留置支架，减慢发生再狭窄的进程。

支架置入后注意临床观察，定期进行胸部 X 线及纤维支气管镜检查，以便及时发现支架移位、肺不张或阻塞性肺炎。对痰液阻塞、肉芽组织过度生长、肿瘤长入等情况早期进行处理。支架置入后，嘱咐患者每天用生理盐水雾化吸入湿化气道，采用超声雾化方法更好，以减少气道分泌物阻塞，并能够增强呼吸道黏膜清除痰液的能力。

五、气管支架的并发症及处理

气管支架置入的并发症，文献报道在 10% ~ 20%，少有死亡的报道。

（一）术后近期并发症

（1）咯血：置入支架后患者会因为支架处气管黏膜撕裂，出现咳痰带血或小量咯血。咯血多在 1 周内消失，如发生反复性多量咯血，应进行纤维支气管镜检查，并采取止血措施。

（2）气胸或纵隔气肿：置入支架后患者喘憋症状很快好转，如果患者出现呼吸困难再加重，应考虑到发生气胸的可能。进行胸部 X 线检查可发现胸膜腔内积气，一般积气量较少。积气量较多或患者呼吸困难明显时应进行胸膜腔穿刺或闭式引流。纵隔气肿的发生率要高于气胸，因气管撕裂处的纵隔胸膜多保留完整，表现为胸骨上窝、锁骨上区皮下气肿，气体可在几天后自行吸收。严重的纵隔气肿，患者呼吸困难，颈、颜面部甚至胸、腹部皮下多量积气，急救的方法是在胸骨上窝、锁骨上区皮下切开减压，同时吸氧，应用抗生素。预防的方法是对于较严重的浸润气管壁的肿瘤，宜选择直径较小的支架。

（3）支架移位：与选择支架过小、长度不足、未超出狭窄部位两端等因素有关。病情允许应在纤维支气管镜下观察，进行支架位置调整或补加支架。

（4）心力衰竭：与长期气道狭窄，置入支架时引起缺氧时间过长，全麻后心脏负荷增加有关。术后维持机械通气、抗心衰治疗多数能够治愈。

（5）支架置入后再狭窄：多见于肿瘤患者，支架置入 48 小时内，因支架膨胀后压迫肿瘤组织，造成坏死，局部分泌物滞留堵塞支架。纤维支气管镜下检查发现支架表面覆盖一层厚的白膜状坏死组织堵塞管腔，应紧急疏通支架内腔，改善通气。

（二）术后远期并发症

一般指置入支架 2 周以上发生的并发症，发生率高于近期并发症。

（1）支架移位：使用聚硅酮支架其移位发生率明显高于金属自膨胀支架。原因有：气管肿瘤病变的发展，造成支架近端或远端形成再狭窄，挤压支架造成移位。部分恶性肿瘤化疗或放疗后体积缩小，支架也可以发生移位。无论良性病变或恶性肿瘤患者，剧烈、持续咳嗽均可以引起支架移位。另外，支架型号选择不对也是支架移位的常见原因之一。一般良性非肿瘤性气道狭窄比肿瘤性气道狭窄更易发生支架移位，这可能与肿瘤生长的挤压固定作用有关。支架移位一般不会立即危及生命。向远端移位，可造成狭窄复发或阻塞一侧支气管影响通气；支架向近端移位可出现咳嗽、声音嘶哑及失音等。有时支架被咳出，或卡在声带之间，此时应立即用硬质支气管镜或纤维支气管镜进行处理。发现支架移位，可进行复位，复位不成功时取出支架，需要时再置入，或更换其他类型支架。对于部分声门下狭窄，需要放置聚硅酮支架的患者，因为支架不易固定，采用缝线外固定，是一种防止支架移位的理想方法。

（2）支架腔内肉芽或肿瘤组织生长：主要发生于金属网状支架。增生的肉芽、肿瘤组织可通过支架壁上的网眼向管腔内生长，形成新的狭窄，尤其在继发感染情况下更易形成肉芽组织。使用金属带膜支架或聚硅酮支架亦可在支架两端形成肉芽肿，而且易发生分泌物潴溜。当肉芽组织形成后，应用激光、电灼等消融技术可有效地去除这些多余组织。对于肿瘤过度生长者，镜下去除肿瘤，再配合管腔内放射治疗，效果较好。部分患者可采取再置入一个更大型号的支架来解除梗阻。

（3）支架远端分泌物阻塞：气管腔内置入的支架影响局部气管黏膜纤毛上皮运动和气道的舒缩功能，不利于分泌物的排出，可出现支架管腔被黏液性或脓性分泌物阻塞，同时可伴有支架远端气道、肺内炎症。其中以聚硅酮和带膜金属支架为多见。如果患者年龄大、肺内病变严重、肺功能差，则分泌物更难排出。因此，对于排痰无力者，尽早用纤维支气管镜吸痰，同时应用抗生素治疗。为了预防分泌物引起气道阻塞，应鼓励患者咳嗽，经常雾化吸入湿化气道。

（4）出血：支架的两端与气管黏膜摩擦，可引起咯血，一般量较小。而支架压迫周围大血管造成侵蚀、糜烂，可发生大出血，十分凶险。其中以金属支架发生率高，与选择的支架型号过大有关。该并发症死亡率极高，临床上只能预防，放置金属支架时宜选用型号相对小的金属支架，以减少支架过度膨胀造成对气管壁的损害。

（5）瘘管形成：与支架本身压力、感染、病变发展等有关，多见于金属网状支架。对瘘管多采用局部搔刮、瘘管切除等治疗措施，但有些患者因支架作为一个感染源存在，长时间不能治愈。

六、总结

用支架治疗中心性气道狭窄已经是一个比较成熟的技术，是较为安全、简便、有效的治疗手段。但是，术后并发症发生率仍较高，有些并发症很难预防和处理。作为一种介入治疗技术，操作技术娴熟，适应证及支架选择合适，将会减少并发症的发生。支架对于造成气道狭窄的良性与恶性疾病的治疗目标有所不同，疗效差异较大。气管良性疾病所致气管狭窄不适宜手术治疗，或采用支架置入治疗能够达到满意效果者，放置支架不仅要改变气道狭窄，而且应考虑到远期疗效和并发症等。需要短期内放置者，应使用易取出的聚硅酮支架或带膜金属支架。恶性疾病所致的气管狭窄，放置支架的目的是挽救生命，提高生存质量。放置支架后配合腔内照射治疗，可获得较满意的效果。另外，对于恶性肿瘤所致的气管狭窄，也有成功使用具有放射功能金属支架的报道。今后随着临床应用气管支架病例的增多，不断积累经验，以及新材料和新工艺的不断问世，相信将会有更多类型、适合于不同气道疾病的支架出现，以满足临床的需要。

（鲁立军）

第三节　人工气管

成人气管自环状软骨下缘至隆突，长 10~13cm。气管因肿瘤或其他病变需要行环形切除时，一般认为气管切除长度，成人不超过气管全长1/2，儿童不超过1/3。成人气管切除4cm以内，行端端吻合较为安全，而切除超过6cm，则需要用替代品来重建气管。气管替代品的研究与应用已经历50余年，采用的替代材料和重建方法繁多，但各种方法均存在一定问题，术后并发症较多，常见的有：吻合口裂开、继发感染、狭窄、替代气管移位、塌陷、继发大出血等。目前对这些并发症尚无有效的防治方法。气管替代手术大致分为三类：自体组织再造气管、人工气管替代和气管移植。

一、自体组织再造气管

（一）自体组织再造气管的研究

气管是由 C 型软骨环、环间韧带和膜部组成的管道，其功能主要是气体流通。气管的长度可随颈部屈伸而缩短与延长。管腔内压力亦随呼吸出现压差变化，管腔口径随之增大与变小，这种变化在深呼吸时更显著。气管的软骨环是管壁的支架，主要起到防止气管塌陷和过度膨胀的作用；环间韧带在气管伸缩功能上发挥主要作用；膜部主要参与气管口径的变化。机体除支气管与气管相似外，无其他组织在结构与功能上与气管类同。所以，采用自体组织替代气管往往需要经过整形，再造成为保证气体流通的管道。到目前为止，所选用的自体组织有筋膜、心包、硬脑膜、食管、肠管、软骨、皮瓣、肌皮瓣等，或采用复合的组织瓣，如肋骨骨膜肌瓣，空肠附加软骨环，空肠复合金属网等。

1964 年 Bryant 应用心包再造气管，置换了 3cm 长气管，10 只动物 5 只存活，术后再造气管塌陷、狭窄，需要支气管镜定期扩张维持生命。

1987 年 Eckersherger 等用犬的肋软骨片和肋软骨膜环绕在硅酮胶管上，形成内带支架外加大网膜包裹的管道替代气管，6 个月后新的气管壁稳固，用内镜将硅酮胶管取出，初步实验结果尚称满意。

1990 年 Letang 等用犬自身带血管蒂的小肠替代气管，腔内留置硅酮胶管支架，术后 2 周取出。取出后近期内未见吻合口狭窄及肉芽组织形成。同年 Kato 及 Ryoichi 等分别报道用带血管蒂的颈部食管间置于气管缺损部位重建气管。术后吻合口愈合良好，无肉芽组织生长。他们认为用食管替代气管其抗负压作用优于肠管。

1997 年殷洪年等报道应用肋间肌瓣环替代胸段气管，实验获得成功，但替代气管长度较短，术后发生狭窄率较高。

1998 年 Pedro 报道应用小肠外固定游离成形的肋软骨替代气管，实验获得初步成功，但术后近期动物死亡率高达 40%。

2000 年张旭等报道用犬的带血管蒂的肋骨肌瓣环替代胸段 5cm 长气管，其中修整的肋骨环起到了支撑作用，但术后再造气管的狭窄率较高。

2004 年马铃国等采用"C"形外支架与游离空肠固定替代气管，实验结果显示外支架起到了防止塌陷的作用，又不影响腔内上皮生长。但是，术后肠黏膜层萎缩，管壁变薄、纤维化，腔内未见气管黏膜上皮爬行覆盖。

（二）自体组织再造气管的应用

动物实验研究的同时，临床也陆续出现自体组织再造气管成功的报道。Ohlsen 等应用带肋间肌的肋骨膜肌瓣环重建气管缺损，7 例中成功 4 例，但长度仅限于置换 2 个软骨环。1989 年 Arie 报道 1 例应用胸臂肌皮瓣再造气管 9cm，手术获得成功。1991 年马富锦等报道 1 例气管肿瘤患者，切除气管 7cm，采用前臂皮瓣再造气管，并附加镍钛合金支架，手术获得成功。2003 年赵凤瑞等为 1 例复发性气管癌患者，采用三明治式的胸锁乳突肌皮瓣加钛记忆合金支架再造气管。切除气管长约 6cm，先将金属网埋于颈部皮下，以后二期成形，形成带支架的肌皮瓣环，再造气管获得成功。到 2005 年 3 月，已采用同样"赵氏"方法完成 7 例气管再造手术，切除最长气管 8cm，4 例因肿瘤复发死亡，其余生存，患者恢复正常生活与工作。

自体组织再造气管具有组织愈后能力强，不存在排斥反应，血供良好，抗感染能力强等特点。临床上报道自体组织再造气管成功的病例，多是采用带蒂肌皮瓣、肋间肌骨膜瓣，而附加金属支架后结构和功能更接近自体气管。手术的主要并发症有再造气管塌陷、狭窄、腔内肉芽组织增生、气管黏膜不能爬行覆盖等。自体组织再造气管在临床上尽管有少数成功的报道，但仍然存在很多棘手的问题。

二、人工气管

（一）人工气管的研究

应用人工材料置换气管已有50余年的历史，实验选用过多种材料，到目前为止，应用最多较为理想的材料是硅酮橡胶和马来克司网（Marlexmesh）。硅酮橡胶无毒性、弹性好、抗负压作用强，可制成各种型号的人工气管。Marlex网是一种金属网，可分为软质与硬质两种，固定成圆筒状，成为金属网状人工气管。

人工气管壁分为无孔和有孔两种。无孔管壁可达到密封不漏气，但不易与周围组织融合，容易发生移位。有孔者纤维组织可通过孔隙长入，使代用品容易固定于周围组织内，但孔间不能通入腔内，以免漏气及细菌渗入。因此，人工气管管壁应采用多层，外壁多孔，内壁光滑的形式，以利于周围组织附着及减少痰液滞留。理想的人工材料气管应具备以下条件：①植入体与组织相容性好、反应小、无致癌及其他不良反应。②术后能够保持无菌状态，或并发感染可治愈。③有一定柔韧性、硬度、不造成对大血管的侵蚀。④管腔密闭不漏气。⑤气管黏膜上皮能沿管壁长入并覆盖。但是，到目前为止，尚无理想的人工气管。人们对植入材料不断地进行改进，试图增加人工材料与人体组织的相容性，增加管腔内呼吸道上皮覆盖的能力。Okumura等采用管壁涂有胶原蛋白的人工气管，实验证实存活半年以上的犬管壁外层愈合良好，内层被上皮覆盖。史宏灿等采用聚丙烯网管内壁涂聚氨酯藻膜和动物胶原蛋白，外壁用胶原—羟基磷灰石多孔海绵覆盖，结果显示人工气管包裹固定良好，吻合口只有少量肉芽组织生长，腔内可见不规则上皮生长。2000年Suk等采用口腔颊黏膜衬于人工气管腔内，管壁外涂盖可降解物质明胶，再用大网膜包裹，二期植入替代胸段气管。结果显示上皮与大网膜建立血供，生长良好，明胶与大网膜在促进上皮细胞生长方面发挥了协同作用。

由组织工程在体外构建气管是近年来人工气管实验研究的重要成就，也将为人工气管来源开辟一条新的途径。组织工程构建气管是将能够进一步分化、生长的软骨和呼吸道上皮种子细胞，种植在多孔性聚合物支架上，使之能够在体内形成细胞块的血管化组织。1988年组织工程软骨研制成功，为组织工程气管打开了思路。软骨是由单一细胞组成的组织，易于体外扩增。1994年Vacanti等首次报道采用组织工程方法培制出气管，用于裸鼠颈部气管替代，6只鼠成活4只，移植物起到了气管的作用，术后呼吸道保持通畅。但是在此后的研究中，组织工程气管培制研究没有大的进展，很多问题有待解决。

（二）人工气管的临床应用

尽管人工气管研究采用的材料繁多，而临床应用获得较好效果的主要是硅橡胶管和Marlex网。1975年Moghssi报道使用Marlex网复合体重建气管13例，并认为单独使用多孔的Marlex网不令人满意，当表面覆盖心包时效果明显增强。1976年Nerille和Bloanwski报道，用硅胶管外加涤纶缝袖环的人工气管替代气管和隆突手术26例，其中直式人工气管18例，分叉式8例，生存最长者达5年。1984年Pearson用硬质Marler网制成人工气管，行气管置换6例，生存最长者达68个月。1985年Toomes用Neville硅胶人工气管为9例危急窒息患者行气管或隆突置换，生存最长者13个月。国内完成人工气管替代手术的例数不多，黄偶麟等最先用Neville分叉式人工气管抢救2例严重气道阻塞患者，1例术后3天死于出血；另一例术后9个月吻合口裂开，2次手术，生存19个月。以后尚有少数成功的报道。而人工气管一端经颈部引出造口，临床报道成功率较高，但此时人工气管仅相当于支架作用。

人工气管已应用于临床并获得一定的成功，但有些并发症尚缺乏有效的防治措施。术后并发症主要有侵蚀性大出血，移植气管滑脱、移位，肉芽组织增生导致气道阻塞，反复发作性肺炎等。人工气管质地硬，与周围组织融合能力差，颈部屈伸时摩擦周围组织，易侵蚀大血管造成大出血。所以，对人工气管、吻合缝线处应采取隔离措施，可用人工血管、心包、胸膜等材料或组织，将大血管隔开或包裹，以避免发生大出血（图5-14）。气管通过口、鼻腔与外界相通，植入的人工气管如果与气管床组织不能融合，则可成为存留的感染性异物，或植入体被周围组织包裹，形成一气管病变切除后，人工气管插入气管内，将管外涤纶环缝至气管上。用涤纶血管片包裹无名动脉，使之与人工气管隔开个纤维壳包绕的异体。局部感染增加植入体移位、吻合口裂开、反复发作性肺炎的机会。人工气管腔内不能被爬入的上皮覆盖，也是一个尚未得到解决的问题。人工硅酮胶气管腔内光滑，呼吸道上皮很难经两侧吻合部位长入。网状人工气管腔内也仅见到散在的上皮组织，因为管腔可见到肉芽组织生长，但人工气管植入6～8周，如果呼吸道上皮经两侧吻合口不能长入覆盖，管腔内将呈现为瘢痕状态。无上皮覆盖的人工气管其感染、移位发生率将会增加。

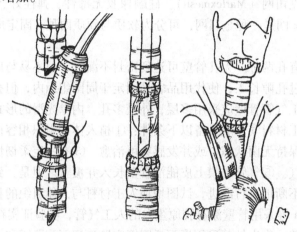

图5-14　直管形人工气管置换术

三、气管移植

气管移植分为异体气管移植和自体气管移植两类。但是，后者实质上并非是自体移植，它不同于身体其他器官，像自体肾移植，仍保留原器官进行移植。自体气管移植多采用主支气管替代气管，主支气管口径小于气管，而且长度有限，应用时常需要舍弃远端的肺组织。异体气管移植是气管移植的主流，主要的方法是同种异体气管移植。但是，到目前止，动物实验中遇到很多问题尚未得到解决，临床上也仅有少数成功的报道。

（一）移植气管的成活

气管血液供给具有阶段性特点，上段主要由甲状腺下动脉分支提供，下段来自于支气管动脉分支。气管软骨本身无血管分布，其营养靠软骨膜上的血管供给。气管移植不论是异体气管还是自体气管，维持移植体的有效血液灌注，是移植手术成功的关键。气管移植的方法是将植入的气管间置于气管缺损处，管壁两端袖状吻合。由于气管上血管细小，血管吻合很难成功。1950年Daniel和Ferguson等分别报道气管自体和异体移植的动物实验结果，不论是采用新鲜气管置换还是库存气管移植，所有实验动物均于术后1个月发生移植体坏死，气道严重狭窄，最终死于气道阻塞和肺炎。1976年Neville分别采用3个和5个气管环的一段气管进行气管再植动物实验，手术中尽可能使吻合口整齐，植入体内壁平滑，但术后仍不可避免地发生了再植气管软骨溶解，继而管腔狭窄。

由于气管移植体上血管纤细，很难进行血管吻合，血液供给只能依靠与植入处周围组织重新建立血液循环。Nakanishi等采用犬自体气管再植，并用大网膜包裹吻合口，实验证实自体气管再植长度4cm以内时，一般能够保证血供，移植体愈合良好，不发生狭窄。而4cm以上时，移植气管中心新生血管血流量减少，容易发生软化、坏死，最后管腔狭窄退化变性为纤维管。而异体气管移植血供建立更要差于自体气管移植，因移植发生排斥反应时，微血管内的免疫细胞浸润，其细胞毒性物质沉积易引起血管栓塞。

为了改善移植气管的血供，实验中采用最多的方法是用带血管蒂的大网膜包裹移植体。1982年Morgau等还报道应用大网膜包裹气管移植体移植，术后4天即完成了再血管化过程，从而阻止软骨坏死发生，上皮坏死脱落现象明显减轻。一组犬的实验结果显示，采用大网膜包裹来改善移植气管供血，自体气管移植成活率为83%，而未包裹大网膜组移植成活率50%，异体气管移植成活率为44%。亦有报道采用带蒂的胸锁乳突肌瓣包裹移植气管，同样可以改善移植体的血供。有的学者主张移植气管应首先在体内用大网膜或肌瓣包裹，建立血运后，二期再进行带蒂移植。因为植入气管同时进行包裹，由于术后气管活动影响移植体与周围组织建立血供，而二期移植可确实增加移植体的血供。另外，尽管气管移植体上血管纤细，很难进行血管吻合，Khlil 等用犬的 12 个颈段气管环和甲状腺一同移植，甲状腺动脉与颈总动脉吻合，较好地解决了移植气管的血供。

（二）移植气管的排斥反应

气管移植能否引起免疫排斥反应曾有争议。早年 Nevill 认为免疫抑制剂在气管移植中发挥了明显的作用，而有些动物实验显示移植无明显排斥反应。目前认为气管是一种弱抗原组织，应用免疫抑制剂可降低免疫排斥反应，使移植段气管结构保持良好，狭窄程度降低。气管移植是黏膜、软骨、血管等复合组织的移植，移植早期多出现气管腔内上皮组织大片脱落现象，随后出现肉芽组织增生，管腔逐渐缩窄。Adams 等发现移植气管上皮覆盖面积与气管狭窄程度呈负相关。实验中也观察到应用免疫抑制剂可以提高移植段气管上皮的成活率。软骨组织抗原性弱，但是移植后的免疫排斥反应使气管软骨的破坏亦很严重，常出现软骨坏死、溶解而失去支架作用。应用免疫抑制剂则使软骨坏死减少，气管狭窄率降低。

为降低异体气管移植后的排斥反应，采用深低温保存气管，一组动物实验显示冷冻存放 6 个月后，再进行移植手术，未见排斥反应发生。而对于新鲜气管经过放射线照射，动物实验也显示异体气管的抗原性明显降低。

（三）气管移植的应用结果

（1）自体气管移植：Perelman 等提出，在气管广泛切除无法实施端端吻合，又无代用品可用的危急情况下，可解剖出左主支气管，切断并闭合残端，旷置不张的左肺，抬高右主支气管与气管吻合。为避免血液分流，可同时结扎左肺动脉。这种术式虽然丧失了一侧肺功能，但在危急时刻是抢救生命的一种方法。国内黄偶麟曾完成 1 例 8.5cm 长的气管腺样囊腺癌手术，舍掉右肺，用右主支气管倒置缝合替代气管，支气管远端引至颈部造口，保证了患者的呼吸与咳痰功能。

（2）异体气管移植：1979 年 Rose 等首次报道 1 例人类同种异体气管移植，术后存活 9 周。患者为 21 岁男性，移植气管长度为 8 个气管环，先将移植气管埋入胸锁乳突肌内，待血管化后，将移植体和带血管蒂的胸锁乳突肌一起植入气管缺损处吻合。2000 年 Kunachak 等报道 7 例良性气管狭窄，保留原气管膜部的异体气管移植。移植气管为死亡 24 小时以内的尸体气管，并经过放射线照射并低温保存，7 例中 4 例随访 18~20 个月，3 例植入气管愈合良好，吻合口处可见到正常呼吸道上皮。1 例局部感染，去除腔内支架后吻合口发生狭窄。但是，该组病例均保留了部分气管膜部，并非完全管状移植。

四、展望

一般认为成人气管切除超过 1/2 则需要行气管替代手术。到目前为止，尚无一种很理想的术式，尽管临床上有少数成功的报道，但是存在很多问题远没有得到解决。

自体组织再造气管的方法很多，而术后远期的气管塌陷、吻合口肉芽组织增生、狭窄等，尚无有效的预防方法。但值得推荐的是，近年来"赵氏"三明治式肌皮瓣气管再造已显示出良好的疗效。

人工材料气管已有商品化产品多年，来源方便，操作简单。但是，到目前为止，仍无一种理想的人工材料气管。人工气管植入手术存在的主要问题是：植入体移位，吻合口肉芽组织生长导致狭窄，以及管腔内上皮组织难以覆盖与感染等。复合型人工生物气管其组织相容性增加，具有良好的应用前景。而组织工程培制的人工气管与人体气管结构和功能最接近，但距临床应用路途尚遥远。

同种异体气管经过深低温冷冻、放射线照射等方法处理后，可长期保存备用，但是提高移植段气管的血流灌注，减少气管软骨的溶解、坏死，是异体气管移植亟待解决的问题。

气管替代手术尽管有不少成功的报道，但是我们必须清楚地看到，即使某种手术方法在一组动物实验中获得成功，但该方法在人体上应用可能会有很多问题，甚至有很高的失败率。

（鲁立军）

第六章

肺外科

第一节　肺囊肿、肺大疱

广义上来讲，肺囊肿指的是位于正常肺组织内的异常囊腔，含气或不含气。可为先天性或者后天获得性。本节所讨论的肺囊肿是指由于先天原因所导致的，位于肺组织内的异常囊腔。

由于先天原因导致的，发生于肺部的囊肿，根据胚胎发生的不同又可分为两类，一是属于"肺芽畸形"的先天性肺囊肿，是一种局部肺实质发育异常。它有许多临床和病理学表现，学术界对这一组畸形了解得还不多，对不同囊肿的胚胎学、病理学、病因学以及命名仍有争议。主要指先天性支气管肺囊肿，囊壁结构为支气管组织，根据囊肿数目可分单发和多发两种；根据部位可分为中央型和周围型。二是属于"支气管肺前肠畸形"的支气管囊肿。

一、先天性肺囊肿

（一）流行病学

先天性肺囊肿发病率极低，仅0.03%左右。

（二）病因和发病机制

先天性肺囊肿的形成与肺芽发育障碍有关，是由于部分肺芽在发育过程中发育停滞。胚胎时期，由原肠发出肺芽，在胚胎第四周开始分枝，左侧2枝，右侧3枝，成为肺叶的基础。各枝再继续多次分叉，发展成气管树，其远端变大形成肺泡。肺芽在开始是索条状组织，逐渐演变成管状。如果胚胎发育发生障碍，索条状结构不能演变为管状，远端的原始支气管组织与近端组织脱离，渐渐形成盲管，管腔内的分泌物不能排出，而积聚膨胀形成内含黏液的囊肿。根据肺分发育障碍的时间和部位的不同，形成单发或多发的囊肿。如果肺芽索条状结构在未分枝之前形成囊肿，即成为单发、孤立的肺囊肿；在分枝之后形成囊肿，则形成多发形肺囊肿。有的在一个肺叶或多个肺叶形成蜂窝状的多囊肺。

发生在气管或大支气管分支阶段的囊肿、多半位于纵隔内；发生在较小支气管者，则位于肺组织内。囊肿形成后未与支气管相通者，囊腔内充满黏液，称为液囊肿或闭合囊肿；如与支气管相通，通道较细，囊内黏液一部分排出，同时气体进入囊腔者，液体和气体同时存于囊内，称为气液囊肿。如黏液全部排出、囊内完全被气体充盈者，则称为气囊肿或开放囊肿。

先天性肺囊肿的囊壁厚薄不一，内层由柱状或假复层纤毛上皮细胞组成。囊肿起源的部位决定了囊壁的组成成分：起源于肺泡管近端支气管结构的囊肿含有支气管腺、平滑肌，偶尔有软骨，内覆立方状或纤毛柱状上皮；起源于肺泡管远端的囊肿为薄壁肺泡囊肿或气囊样囊肿。如发生继发感染，则可为扁平上皮所覆盖，部分可为炎性肉芽组织；外层为结缔组织。有的找不到黏液及软骨，但有明确的柱状及假层纤毛上皮细胞等组织结构，这是因为囊肿发生在接近肺泡的末梢支气管的缘故，故仍诊断为先天性支气管肺囊肿。由于肺囊肿没有呼吸功能，囊壁组织中没有炭末色素沉着，这也是先天性肺囊肿的一个特点。但此特点并无特异性，并不能绝对排除其他疾病所致的继发性囊性病变，如慢性肺脓肿可以只留下内衬面光滑的单房性大囊肿。

（三）临床表现

根据肺囊肿的大小、数目、对邻近脏器的影响程度，有无感染及破裂等并发症的存在，而表现不同的症状。较小的闭合性囊肿，无继发感染者，常无症状，多在X线检查时偶尔发现；较大囊肿可压迫周围组织，引起胸痛、咳嗽、呼吸困难。有的小儿患巨大肺囊肿，占满整个一侧胸腔，或因患儿猛烈啼哭，或成人因外伤使囊肿破裂，形成张力性气胸，则发生严重呼吸困难、发绀。如囊肿继发感染，则出现高热、咳嗽、咳脓痰、咯血等，类似支气管扩张、肺脓肿的症状。查体时，较大含液囊肿，局部叩诊为实音，含气囊肿则为鼓音，听诊呼吸音减弱或消失。

巨大的囊肿与相通的支气管有活瓣作用，形成张力性囊肿时，是肺囊肿的一种并发症，常发生于婴儿期和较早儿童期，症状突然发作，出现喘息、呼吸困难和发绀。张力囊肿与气胸不易鉴别，在引流时肺囊肿不塌陷。

（四）实验室检查和特殊检查

实验室检查常无特异性结果，若合并感染可有白细胞升高。

X线检查：不同类型有不同的X线特征。单发和多发肺囊肿为圆形或卵圆形密度均匀的致密阴影。根据与支气管相通的情况，囊内有气液面或薄壁气囊阴影，边缘光滑锐利，周围肺组织无浸润现象，深呼吸变换体位时，囊肿的形态及大小可能改变。张力性囊肿，不仅挤压周围肺组织，且压迫纵隔向对侧移位。

（五）诊断和鉴别诊断

诊断主要由病史和影像学检查得出。需鉴别诊断的疾病如下。

（1）肺气疱：婴幼儿在金黄色葡萄球菌所致的肺炎中，因肺的支架结构断裂及支气末端梗阻，出现活瓣作用而在肺内形成透亮囊性阴影时，应考虑为肺气疱。肺气疱的大小及位置可发生变动。肺气疱的囊壁菲薄，边缘稍现模糊，多为单发。疱内极少有液平面，多位于肺的深部，肺炎痊愈后可自行消退。

（2）先天性膈疝：先天性肺囊肿可误诊为肺膈疝，而错误地做开腹探查术，应仔细阅读X片进行鉴别。膈疝在胸片的透亮像，从腹腔到胸腔有连续性；反之，肺囊肿有膈肌相隔，并不相连。胸腹膜裂孔疝，有时在胸内形成局限性的透亮像，须特别注意鉴别。

（3）结核性净化空洞：可为薄壁空洞，形似囊肿。结核空洞多在上叶肺内，空洞周围有结核浸润阴影，邻近常有卫星病灶。

（4）肺脓肿净化空洞：多为不整形，壁较厚，周围有浸润阴影，多发者少，好发于下叶肺。支气管造影，可见支气管有扩张屈曲狭窄，临床上有发热、咳脓痰、咯血等病史。

（5）隔离肺：多在下叶肺后基底段内，为单个或多个圆形或卵圆形囊肿，与支气管相通时可见液平面，X线表现与肺囊肿基本一致，但其动脉支是来自降主动脉，做降主动脉造影可明确诊断。

在此须提及的是多发性肺囊肿也可见于发育代谢性疾病如肺囊性纤维化，患者肺部有黏稠的分泌物阻塞支气管引起灶性肺不张、阻塞性肺气肿，以及反复的肺部感染并发支气管扩张，从而可导致肺组织发生病理性囊性改变和纤维化。

（六）治疗

肺囊肿易并发感染、出血、肺炎、张力性气胸、胸膜炎等。明确诊断后，不沦囊肿大小，都应积极采取外科治疗。有感染者应在控制感染后手术。

肺切除是手术方式之一，亦可行囊肿切除术，应尽可能保留正常肺组织。较小的单发肺囊肿，可做肺段切除术，靠近肺边缘者，可采用囊肿切除术或楔形切除术。囊肿较大者或多发性囊肿，做肺叶切除术，多发性囊肿累及全肺时，做全肺切除术。

（七）预后

手术切除是治疗肺囊肿的唯一办法，预后较好，但对囊肿巨大的患者术后肺功能的恢复可能需要一段时间。

二、支气管囊肿

（一）流行病学

先天性支气管囊肿在临床上少见，常无临床症状。

（二）病因和发病机制

属于支气管肺前肠畸形的范畴，囊肿形成来源于原始前肠的异常发芽，或当其从前肠以憩室状发出后脱离了气管支气管树。支气管囊肿发生在支气管形成之前，故可以生长在纵隔或肺内。支气管囊肿的部位：大部分局限于纵隔内（65%）。余下的局限于以下部位：肺实质27%、下肺韧带8%。发生在纵隔者可能很接近隆突、主支气管、气管、食管或心包。如果阻塞了隆突部位将产生严重症状，而定位常常很困难，直至切开纵隔胸膜并向前牵开才能显露支气管囊肿。支气管囊肿占全部纵隔肿物的10% ~ 15%，其发病率为1∶40 000 到1∶600。

支气管囊肿准确的胚胎学发生尚未明确，但由肺的生长发育中我们可以知道，呼吸系统是由原肠的一个憩室发展而来的。有些有关支气管囊肿的假设认为其产生机制是憩室发育不全和原始肺芽从原肠上脱落。因为起源于原肠，所以支气管囊肿可以被覆纤毛柱状（呼吸）上皮或鳞状上皮组织。这两种上皮均具有可分泌黏液的支气管腺体，这可使囊肿内充满高压黏液，故可以压迫组织周围、特别是气管的膜部或支气管，可以引起严重的呼吸道梗阻。支气管囊肿壁内还可能包括局灶性透明软骨，和/或平滑肌等，多位于纵隔中部隆突附近。如果囊肿形成于妊娠早期，那么它往往是由异常肺芽形成的中央型囊肿；而形成于妊娠晚期者，则可能形成周围肺实质内的囊肿，并且往往经支气管与外界相交通。

（三）临床表现

从婴幼儿到成人都可以发生支气管囊肿，各家报道的症状不同。大多数患病新生儿表现为威胁生命的呼吸道梗阻，必须紧急手术治疗以挽救生命。稍大的儿童和成人症状较轻，他们往往通过影像学检查偶然发现纵隔肿物成支气管阻塞征象而得以诊断。

发生于纵隔的支气管囊肿最常见的主诉是胸痛、咳嗽导致呼吸困难、发热、脓痰、食欲减退和吞咽困难，而病变在纵隔的患者症状更严重些；肺内囊肿的患者中症状常见为咳嗽、发热、呼吸困难和脓痰。两组中咯血均不常见。

支气管囊肿引起的呼吸道梗阻多发生在颈部，这种梗阻易发于婴幼儿且多伴有急性呼吸性症状。横跨膈肌的支气管囊肿或表现为锁骨上肿物的支气管囊肿亦有文献报告。

总之，支气管囊肿好发于1岁以下的幼儿，特别是新生儿，通常引起严重的气道梗阻造成呼吸困难、呼吸急促、三凹征、鼻翼翕动和末梢肺气肿。在这个年龄组，病变几乎全部发生在纵隔。如果支气管囊肿直到儿童较大或成人期才得以诊断，往往是因为没有严重的呼吸道压迫，而胸痛、咳嗽、发热和脓痰是最常见的症状。约33%年龄较大的患者可以完全无症状。

（四）实验室检查和特殊检查

实验室检查无特殊。

影像学检查：支气管囊肿最常表现为密度均匀的水密度阴影。胸片的确诊率为80% ~ 90%，作为首选检查效果很好。目前CT检查是最佳确诊方法，诊断的准确率几乎达100%。CT主要表现为界限清楚的单房或多房性肿块，密度从水 0 ~ 20Hu 到 91Hu。偶尔囊肿内充满气体，提示与支气管有交通。

支气管镜也是支气管囊肿的有效检查手段之一，它可以发现支气管的受压。有时发现囊肿与支气管树以瘘管相交通的证据，可以直接发现瘘管或仅看到引流到支气管中的脓性黏液。

如果临床发现怀疑支气管囊肿时应先行胸片检查，之后行胸部CT检查。这些检查几乎可以100%发现病变并显示准确的解剖位置。支气管镜虽不是常规检查，但近1/3的患者可以发现支气管受压或囊肿 – 支气管瘘。

（五）诊断和鉴别诊断

诊断主要依靠影像学检查。先天性支气管囊肿误诊率高，易误诊为肺大疱或气胸，国内文献报道为36.6%~91.2%，平均误诊率为47.7%，多为手术切除后才确诊，经病理学检查证实。

（六）治疗

支气管囊肿的治疗一般是开胸手术切除囊肿，胸部CT可以准确定位。开胸手术一般采用后外侧切口，隆突下病变一般取右侧开胸切口。通过双腔气管内插管使得患侧肺萎陷，手术暴露更清楚。手术的目的就是尽可能将囊肿彻底切除。但如果囊肿与气管或主支气管膜部严重粘连，或囊肿炎症严重，都可能使手术无法进行或风险增高。在这些情况下，可以打开囊肿切除分泌黏液的内层。因为这样可以使囊肿内部不再因为分泌黏液而膨胀扩张，解决了气道受压的问题。当然如果可能最好是完整切除囊肿，因为曾有个别报告囊肿会发生恶变。

成人的支气管囊肿可以完全无症状或仅有轻微不适。对成年人较小的无症状支气管囊肿只需定期复查胸片，只有较大的或不断增大的囊肿才手术治疗。很多学者也建议可采取囊肿抽吸、囊壁活检、纵隔镜切除或注入引导下硬化剂（如四环素）。有学者报告了成年人的纵隔支气管囊肿利用胸腔镜实施了囊肿引流及囊壁切除手术，完全切除要优于单纯囊肿引流，这样可以避免恶变的可能。

（七）预后

外科手术为治疗支气管囊肿的唯一方法。预后较好。

三、肺大疱

大疱是由肺泡组织破坏引起的肺实质内充满气体的空腔。

（一）病因和发病机制

1. 概念 如下所述。

（1）气囊（cyst）：气囊是指正常肺组织内的异常含气囊腔。包括先天性和获得性。前者是指先天性细支气管囊肿，由立方呼吸上皮覆盖，而肺部后天性囊肿是薄壁空腔，是肺部破坏后形成的。它们是由小的细支气管活瓣阻塞造成肺部远端扩张，形成一融合腔隙，或者由于支气管壁的炎性坏死，导致相邻肺实质受压，形成一个大的空腔。

（2）小疱（blebs）：是位于脏胸膜与肺实质之间的肺泡外气腔。小疱在脏层胸膜下，由于肺泡破裂引起的胸膜下气体聚集，包裹在脏层胸膜中。气体通过间质进入到脏层胸膜薄弱的纤维层中，逐渐扩大形成一个小疱，也可以发生气胸。

典型的小疱发生在肺尖部，小疱可以融合形成大疱。也可以是多发的或散在的，弥漫地分布在上肺的表面。

（3）大疱（bullae）：1959年CIBA专题会对bullae的定义为：肺异常增大的气腔超过1cm直径，胸片上不一定有弧形线与周围肺组织清楚分界。大疱是由肺泡组织破坏引起的肺实质内充满气体的空腔。大疱有纤维壁和由残余的肺泡间隔构成的分隔。随着大疱的发展，囊肿样空腔局限在肺边缘脏层胸膜下。如果打开大疱表面的脏层胸膜，胸膜下的空腔覆盖的不是鳞状细胞，而是破坏的肺实质覆盖，构成大疱的壁和底；由基底部肺实质来的细小血管完全裸露穿过空腔，索条状结缔组织和裸露的细支气管在大疱内交织在一起，有许多明显的与相邻支气管的细小交通。大疱几乎都是多发，但多局限在一个肺段或肺叶，上叶最常受累。实质内肺大疱可继发于任何类型的肺气肿。

2. 分型 如下所述。

（1）Ⅰ型（大疱的基底肺实质基本正常型）：约占所有肺大疱的20%，特点是分界清楚，常位于肺尖。大疱较大时会压迫周围肺组织，但患者症状相对较少，肺功能接近正常，巨大肺大疱可填充一侧胸腔。

（2）Ⅱ型（大疱伴弥漫性肺气肿或毁损肺）：占80%，是基于弥漫性全肺泡型肺气肿局部加重，大疱常为多发，双侧，有宽的植入肺内的基底，且大小明显不同。其症状不仅与大疱的大小有关，而且与其周围的肺气肿的严重程度有关。

综上所述，囊气或肺大疱是用来描述一种气腔性损害，有光滑的薄壁，大小在 $1cm^3$ 到占据一侧全部胸腔。如果其腔壁厚度超过 3mm，则被称为空洞。

3. 病理生理　肺大疱一经形成，则不断扩张，压迫周围肺组织，造成余肺膨胀不良。巨大的肺大疱可占据一个肺叶甚至一侧胸腔，严重影响肺功能。往往由于剧烈咳嗽或运动，肺内压力升高，肺大疱突然破裂，则形成自发性气胸。肺大疱多是逐渐膨胀发展，若为数不多，体积不大，可无任何症状。若在肺气肿基础上，短时间形成巨大肺大疱或多发性肺大疱，则会出现胸闷、咳嗽、气短、呼吸困难等症状，也可诱发或加重肺心病。由于肺大疱的存在导致通气血流比例失调，增加了通气无效腔，随着时间增长，弹性回缩力使大疱周围肺组织进一步收缩而大疱则进一步增大。因此手术切除肺大疱的疗效是使被压迫的肺组织恢复结构及弹性，而并不是仅仅消除病变所占的空间。

（二）临床表现

较小的单发肺大疱可无任何症状，仅能靠 X 线检查发现。体积较大或多发的肺大疱，有胸闷、气短、呼吸困难等症状。若肺大疱患者突然气急、咳嗽、呼吸困难、发绀、气管向健侧移位，患侧叩诊鼓音，呼吸音降低或消失，多为因肺大疱破裂发生的自发性气胸；肺尖部的大疱或大疱所在的肺组织可与胸顶粘连及粘连撕裂而活动性出血；有时粘连带中有小动脉出血，血管起源于体循环，压力较高，同时由于胸膜腔内为负压，故出血很难自止。出血主要来自粘连带中的血管，并非疱壁破裂所致。如粘连带撕破胸内大血管，则出血情况更为严重，出血量一般在 1 500～3 000mL。曾有报道肺大疱粘连带破裂累及上腔静脉，在短时间内濒于死亡，经紧急开胸处理才获救。此种病例往往是在咳嗽、深呼吸或过度用力之后出现一侧胸痛，继而出现进行性加重的呼吸困难和失血的一系列表现。

（三）实验室检查和特殊检查

实验室检查常无特殊。

肺功能检查：单纯肺大疱如与支气管不相通，肺量计测定肺容量在正常范围以内。第 1 秒用力呼出量（FEV_1）、第 1 秒用力呼出量/用力肺活量（FEV_1/FVC）、最大自主通气量（MVV）和弥散功能（DLco）均在正常范围内。

胸部 X 线检查是发现肺大疱最有效的方法，表现为病变区透亮度增高，呈圆形或类圆形，疱内不见肺纹理，肺泡壁常表现为纤细的发丝样阴影，系被压缩的肺结缔组织间隔或胸膜所形成。在胸片上常仅见部分肺泡壁。大疱可单发或多发，大小可改变。除大疱外，肺的其他部分可无异常发现，但也可有全小叶性肺气肿或其他表现，如尘肺等。肺大疱有感染时，可出现液平面。

（四）诊断和鉴别诊断

诊断肺大疱，除上述症状、体征外，主要依靠 X 线检查。其特点是肺透光度增强，见大小不等、数目不一的薄壁空腔，内无肺纹理或有细索条状影。空腔大时可占据一个肺叶或一侧胸腔。占据一侧胸腔者，不易与气胸鉴别。同时有肺气肿者，还具备肺气肿的 X 线表现。应与气胸和支气管囊肿相鉴别。

（五）治疗

外科手术是肺大疱唯一有效的治疗方法。可行肺大疱切除术或肺切除术。合并肺气肿者经选择可行肺减容术（LVRS），详见"肺气肿的外科治疗"章节。

1. 手术指征　如下所述。

（1）肺大疱存在已久，压迫周围健康肺组织，引起呼吸困难、咳嗽等临床症状者，或发生自发性气胸需行手术治疗者，及粘连带破裂出血，保守治疗无效者。由于粘连带破裂所导致的出血不易自止，所以一旦诊断确立而保守治疗效果甚微，应尽早剖胸手术。

（2）在肺气肿基础上形成的肺大疱，不可能自行愈合，以后还可能发生自发性气胸，影响心肺功能；或屡发气胸，都应积极考虑手术治疗。

2. 手术方法　手术要点是切除肺大疱，解除对肺组织的压迫，尽量保留健康肺组织。

（六）预后

单纯肺大疱，无肺气肿者手术治疗预后较好，手术可收到满意效果。若为肺气肿基础上形成的肺大疱，施行手术实际为肺减容术（LVRS），参见"肺气肿的外科治疗"章节。

（牛志高）

第二节　肺脓肿

一、概述

细菌引起肺实质局限性感染和坏死并有脓腔形成即为肺脓肿。广义上讲，它包括了结核性、真菌性、寄生虫性和细菌性脓腔，感染性肺大疱、肺囊肿和支气管扩张，肺梗死后肺脓肿，以及肺部肿瘤内坏死脓腔和肿瘤阻塞支气管远端发生的肺脓肿。狭义上讲，肺脓肿主要是指源于肺内化脓性感染而产生的肺脓肿。感染细菌的来源可经呼吸道，如误吸，也可能是全身他处感染继发引起的肺感染，如脓毒血症或败血症所致肺部感染。

早在1936年抗生素问世以前，Neuhoff等人报告了他们外科引流治疗肺脓肿的个人经验，得出结论大多数严重的肺脓肿病例都需要外科手术处理。他们还强调拖延治疗至合并症威胁患者生命时，急性肺脓肿的严重性才被认识。支持治疗包括维持营养和体位引流等在今天虽然很重要，但是抗生素的问世彻底改变了我们治疗肺脓肿的思路。

自从第二次世界大战以来，有效的抗生素出现了，它明显地改变了肺脓肿的自然病程，也显著地降低了外科引流的治疗作用。第二次世界大战前，肺脓肿是一种致死的疾病，患者常常是到了病程晚期，中毒症状很重呈现极度衰竭时，才来找胸外科医师进行引流，可想当时外科治疗会有什么样的结果。肺脓肿早期外科就参与治疗其结果显然不同。1942年，一组122例肺脓肿早期施行开放引流，仅有4例死亡。20世纪40年代后期临床上开始使用青霉素，许多肺炎经抗生素治疗得到有效控制，肺部感染很少会发展到肺脓肿阶段，结果需要外科手术处理的肺脓肿病例很少，即便有也是选择性的肺叶切除，很少施行肺脓肿外引流。随着抗生素、抗代谢药、激素和免疫抑制剂的应用，改变了周围细菌的生态学，无论是非特异性肺脓肿还是原发性肺脓肿，发生率均明显降低。另一方面，高龄、机体抗感染能力减低情况下，机会性感染所致的肺脓肿发生率增加了，机会性肺脓肿的治疗更为困难。

二、病因和病理

化脓菌引起的肺脓肿多数因咽喉部感染性物质误吸而致，如牙龈感染或咽喉部感染时，老年患者咳嗽反应受到抑制，感染性分泌物容易被误吸，早年牙科和扁桃体手术后肺脓肿发生率较高。另外，患者在失去知觉的情况下，像酗酒者或全身麻醉状态下以及昏厥、脑血管意外，患者常处于卧位，特别是仰卧位，感染性分泌物因重力关系可直接流入右主支气管，然后进入到上叶后段和下叶背段，临床上这两个部位均是原发性肺脓肿最常见之处。最常见的致病菌是厌氧菌，还有甲型和乙型溶血性链球菌、葡萄球菌、非溶血性链球菌、假孢子菌属和大肠杆菌。实际工作中多是未等细菌培养结果出来，就已经开始应用抗生素，因此细菌培养多不能获得阳性致病菌。一旦液化坏死物经引流支气管排出，含有脓液和空气的脓腔——肺脓肿便形成了。

肺脓肿的形成需要三个因素：细菌感染、支气管堵塞、机体抗感染能力低下。其病理过程是化脓菌造成肺实质破坏。开始细菌引起肺部感染，支气管阻塞后致使远端肺段发生肺不张和炎变，感染未能得到有效控制，支气管堵塞未能有效解除，引起肺段血管栓塞和破坏，继之产生大面积的肺组织坏死和液化，周围的胸膜肺组织也呈现炎性改变，终于形成脓肿。急性肺脓肿的内壁衬纤维脓性物质，它与周围实变的肺组织混为一体。当病变经过急性阶段后，支气管阻塞未能及时完全解除，引流不畅，感染未彻底控制，肺脓肿可进入慢性阶段。慢性阶段的肺脓肿，其内壁逐渐变成纤维肉芽组织，显微镜下的特点是存在富含脂质的巨噬细胞。以后的病理过程为脓腔内壁衬有低柱状上皮甚至假复层纤毛柱状上皮细胞。到了此阶段，脓肿周围的肺组织产生瘢痕，瘢痕组织收缩并逐渐堵塞脓腔。慢性肺脓肿期间感染反复发作，既有受累肺组织病变又有支气管病变，既有组织破坏又有组织修复，又有急性炎症又有慢性炎症。结果表现为肺组织中一界限分明的脓腔，周围肺组织有不同程度的炎变和纤维化。慢性肺脓肿具有明确的特点：肺脓肿最初发生在肺组织的表浅部位；肺脓肿与一个或多个小的支气管相通；脓肿不断向周围蔓延发展，晚期不受肺段和肺叶的限制，可跨段、跨叶形成多个互相沟通的脓腔。

急性期肺脓肿可侵犯周围胸膜表面，引起胸膜炎、胸腔积液或者脓胸。若脓肿穿透胸膜腔，则出现张力性脓气胸。晚期或忽略了的肺脓肿，可破入纵隔、心包或膈下，分别引起化脓性纵隔炎、化脓性心包炎以及膈下感染。

1. 吸入性肺脓肿　误吸是最常见的肺脓肿原因，因酗酒或药物所致意识丧失时，呕吐最常造成误吸。头部外伤、精神病发作、全身麻醉均是加重误吸发生的因素。某些引起食管梗阻的病变，如贲门失弛缓症、食管狭窄、食管癌或胃食管反流，是产生肺脓肿的次要原因。肺脓肿还可因头部和颈部感染蔓延而致。儿童期的肺脓肿应当考虑有无异物存留造成支气管内梗阻。有人强调体位可引起某些肺段发生肺脓肿，特别是上叶后段和下叶的背段，误吸后最容易发生肺脓肿。

2. 肺梗死后脓肿　过去一直认为肺梗死是肺脓肿的最常见原因，现在这种观点已经改变了。似乎上述误吸造成肺脓肿的理论更有道理，因为它基于解剖学和临床观察而得出的。毫无疑问脓性栓子可产生肺脓肿，栓子可来自不洁流产或前列腺炎所致盆腔静脉血栓；来自周围化脓性血栓性静脉炎；肝脓肿、化脓性胰腺炎或化脓性腹膜炎后躯体静脉含有感染性的栓子，它们均可产生肺脓肿。抗生素已经明显地减少了上述的各种感染源，结果脓性栓子引起肺脓肿的发生率也较过去显著降低。

3. 创伤后肺脓肿　胸部穿透伤或钝性伤偶可发生肺脓肿。创伤后肺内血肿，可因血源性细菌、误吸或肺内异物而发生感染。并非所有存在于肺内的异物都需要摘除，但是肺内异物引起肺脓肿时，不摘除异物肺脓肿就不可能痊愈。非胸部创伤患者长期住院、昏迷、卧床或败血症常常引起肺部合并症，像肺不张、肺炎，有时发生肺脓肿。这种肺脓肿多是医院内获得性细菌感染，治疗起来相当困难，对此重要的是应有充分的认识而积极预防。

4. 纵隔或腹腔感染扩散肺脓肿　膈下或纵隔感染引起最常见的肺胸膜腔合并症是脓胸，但是如果胸膜腔有粘连，肺又紧密粘连于邻近的壁胸膜上，膈下感染或纵隔感染可能直接穿透肺组织，形成肺脓肿。此种肺脓肿可继发于阿米巴或化脓性肝脓肿，以及任何原因所致的膈下脓肿。肺脓肿也可继发于纵隔炎，最常见于食管穿孔或破裂。治疗这种类型的肺脓肿，成功的关键在于有效地处理原发疾病。

5. 支气管梗阻肺脓肿　支气管梗阻最多因肿瘤和异物而致，少见的原因有支气管内结石、炎性支气管狭窄，这些器质性梗阻造成远侧肺段或叶支气管分泌物引流不畅，继发肺部感染，加重肺不张，可发展成肺脓肿。因为支气管梗阻可能导致肺脓肿，经积极抗生素和支持疗法，肺部局限性反复感染无明显改变，应行纤维支气管镜检查，除外支气管梗阻。

6. 坏死性肺炎后肺脓肿　金黄色葡萄球菌、Ⅲ型肺炎球菌、铜绿假单胞菌、克雷白杆菌感染都容易造成肺实质坏死形成肺脓肿。金黄色葡萄球菌感染多为原发性感染灶，特别是在儿童期。肺炎球菌容易致老年患者产生肺脓肿。院内获得性感染，特别是革兰阴性菌常发生在严重创伤患者、经历大手术患者，即主要发生在免疫力明显抑制的患者。免疫机制严重抑制及营养状态极差的患者，发生肺炎或肺脓肿后，常很快导致败血症和死亡。

7. 原有肺病变的肺脓肿　原有肺内支气管囊肿或后天性肺大疱，发生继发性感染后，X线片上也会产生类似"肺脓肿"样改变。若感染前已知原有肺囊肿或肺大疱和（或）胸片上有一界限清楚的气液平，周围没有明显肺浸润表现，那么应当高度怀疑肺囊肿感染或感染性肺大疱的可能。对此鉴别可在纤维支气管镜下用带有导丝的塑料管进行抽吸，抽出液检查可给诊断带来很大的帮助，同时也作为治疗的一部分。少见的情况是肺隔离症继发感染后产生肺脓肿，肺隔离症形成的肺脓肿对单纯非手术治疗反应很差。怀疑此类肺脓肿时，应行主动脉造影显示畸形血管，也可防止术中发生意外大出血。

8. 癌性肺脓肿　空洞型肺癌是中年吸烟男性患者最常见的肺脓肿原因，对这种患者应尽早行纤维支气管镜检查，明确诊断后及时手术切除可获得长期存活。

9. 机会性肺脓肿 由于有效的广谱抗生素应用，在化脓性肺炎的阶段即得以控制，因之原发性或称非特异性肺脓肿很少能形成，目前这种类型肺脓肿的发生率明显降低了。机会性感染而致的肺脓肿则表现为更为突出的问题。机会性肺脓肿多发生在年轻患者或年迈患者，机体对于感染缺乏有效防御能力，身体其他系统有严重疾病，肺脓肿仅是系统疾病的一种并发症。早产儿、支气管肺炎、先天性发育畸形、手术后、恶病质、存在其他感染或系统性疾病，这些对于早期婴儿来说，都是发生机会性肺脓肿的重要因素。对于老年患者来讲，全身系统性疾病、恶性肿瘤（特别是肺部或口咽部的恶性肿瘤）、长期应用激素或免疫抑制剂治疗、放射治疗以及围术期，均构成老年患者机会性肺脓肿的基础条件。机会性肺感染呈多发而非单一的肺脓肿，其中绝大多数为医院内的获得性感染。从细菌学上讲，致病菌也不同于典型的吸入性肺炎后的肺脓肿，金黄色葡萄球菌仍是最主要的致病菌，其他还有甲型溶血性链球菌、卡他奈瑟菌、肺炎球菌、变形杆菌、大肠杆菌和克雷白杆菌。偶尔长期应用抗生素，从痰中可培养出罕见细菌。机会性肺脓肿发生部位无明显区别，脓肿可出现在肺的任何部位，临床发现右侧肺脓肿多于左侧。

三、临床表现

由于产生肺脓肿的原因不同，因之临床症状的严重程度均不一致。有的肺炎发作后随即出现发热和咳痰，也有误吸后间隔数天或数周后，临床才出现发热和咳痰。肺脓肿患者的痰多呈脓性混有血液，痰量很多且有恶臭味。若将痰液存于容器内静置，可发现痰液分层，最底层为黄绿色沉淀，中间层为黏液，最表层为泡沫。部分肺脓肿患者可有胸痛，呈持续性胸膜疼痛。在症状的复杂性方面，肺脓肿与其他肺化脓性疾病或感染性空洞性肺病变，没有更多的区别。典型的患者常有一上呼吸道感染的病史，并有发热及感染中毒症状，不多有胸痛，咯血少，常见咳脓性痰，有时为腐败性脓痰。痰量可能很多也可很少，颜色可有绿色、棕色、灰色或黄色，酱油色痰提示可能是阿米巴性肺脓肿。婴儿期甚至儿童期葡萄球菌性肺炎，常因毒血症、呼吸困难、发绀和感染中毒性休克而掩盖了肺脓肿的症状和体征。这些可突然发作，也可能因为胸膜下脓肿破裂造成脓气胸，加重了肺脓肿的症状。儿童最常见发热、厌食、衰弱等症状。

急性肺脓肿患者，常呈重病容，体温高，心动过速，呼吸增快。呼吸有臭味，受累肺部表面胸壁触诊可能有压痛。叩诊常发现浊音，呼吸音减低，不一定听到啰音。当肺脓肿与支气管相通时，可闻及管性呼吸音，此时还会听到干性及湿性啰音。胸部体征随着脓肿与支气管的状态，经常发生着变化，日日不同，因之需要仔细反复地进行胸部体检。杵状指是许多慢性缺氧性肺部疾病经常存在的体征，肺脓肿患者很明显，在肺脓肿发作后2周就可能出现杵状指，随着治疗肺脓肿痊愈，杵状指也逐渐消退。有的患者可以在胸壁听到血管性杂音。

四、放射学检查

病初胸部X线表现缺乏肺脓肿的特征和气液平，表现为某部分肺浸润，有或无肺不张。病变可累及一个肺段或多个肺段甚至整个肺叶。一旦肺脓肿与支气管相通，直立位或侧卧位胸像可发现气液平面，这是放射学上肺脓肿的特征性表现。仰卧位或俯卧位，包括断层像，均不能显示气液平的存在，因此，检查者常常忽视体位对显示病变的影响，未能及时发现病变。肺脓肿的特征为病变周围有肺实质浸润带。薄壁脓肿并有气液平，提示化脓性肺囊肿或肺大疱合并感染，常伴有胸腔积液、脓胸和脓气胸。腔壁增厚呈结节状提示癌性空洞的可能。此外，肺门或纵隔淋巴结明显增大提示肺癌。偶尔肺脓肿与合并有支气管胸膜瘘的脓胸鉴别有一定困难，此时可应用超声波检查或CT以帮助鉴别。上消化道造影检查有时用于肺脓肿或反复发作肺炎的患者，上消化道吞钡造影可显示胃食管反流、肿瘤引起的食管梗阻、食管狭窄或贲门失弛缓症，这些疾病均可产生消化道内容物误吸到呼吸道，导致肺炎和肺脓肿，这种情况对于儿童病例尤为重要。

五、鉴别诊断

需要与化脓性肺脓肿相鉴别的有癌性空洞、肺结核空洞、合并支气管胸膜瘘的脓胸、肺囊肿感染、空洞性真菌感染、肺大疱合并感染。由于肺癌的发生率逐年增高，首先要鉴别的是肺癌，特别是中年男性吸烟者。

六、治疗

多年以前，公众一致的意见是全身支持疗法，包括营养维持、胸部呼吸物理治疗及各种体位引流，这些都是肺脓肿重要而有效治疗方法。适当的抗生素治疗不仅降低了肺脓肿的发病率，而且改变了肺脓肿的治疗方式和治疗结果。在抗生素问世之前，治疗肺脓肿均采用保守性方法，如前所述的支持疗法和支气管镜方法。保守疗法无效的肺脓肿患者；需要进行一期或二期手术治疗，结果合并症和死亡率很高，长期随诊表明结果均不满意。今天积极肺部灌洗，适当的营养支持，输血补液，注意引起肺脓肿的原因，如口腔卫生、误吸和酒精中毒等尽管都非常重要，但是抗生素的应用明显地改变了肺脓肿的临床治疗效果，现在肺脓肿很少需要行外引流或肺切除手术。正如 Le Roux 所总结肺脓肿的治疗主要包括：适当的抗生素；引流脓液；肺组织发生不可逆损害并持续有症状，或出现威胁生命的大出血，施行肺切除。外科的治疗作用保留到某种特殊情况，包括：内科治疗失败；怀疑存在肺癌；严重咯血；慢性肺脓肿以及肺脓肿的合并症，如脓胸或支气管胸膜瘘。根据 Rubin 的结果，在一般临床工作中，需要外科处理的肺脓肿占不到15%，但是忽略了或不适当治疗的病例，外科治疗的比例会更高些。成功的内科治疗意味着，经4~5周积极抗生素治疗后症状明显减轻，胸片上不留残腔，或仅有直径2cm以下薄壁囊腔。如果经5周治疗后仍遗有固定大小的残腔，特别是直径大于2cm的薄壁残腔，症状持续存在，则需行外科手术切除。否则患者将持续有咯血或复发感染，长期预后很差。经适当抗生素治疗后，虽遗有小的薄壁残腔患者却无明显症状，经数周或数月观察也可能完全愈合不一定需要外科处理。

诊断慢性肺脓肿时，应进行痰培养和涂片检查以鉴定致病菌，包括需氧菌和厌氧菌。这些可能需要经支气管穿刺抽吸或支气管镜获得确切的致病细菌，以排除口腔细菌污染标本。痰检查还应当包括真菌、抗酸菌和瘤细胞检查。一旦诊断肺脓肿则立即施以广谱抗生素，以后再依细菌培养和药物敏感度结果，调整抗生素。一般来讲，抗生素应用后几天至1周，临床症状就有明显改善。某些病例可能需要数周甚至月余的抗生素治疗，直到胸部X线上脓肿完全吸收征象出现为止。需要提及的是临床症状改善比X线的表现早出现数日或数周。如果患者临床症状改善，尽管有气液平存在，有或无周围肺组织浸润，则不需要外科处理。

差不多所有肺脓肿患者都需要进行支气管镜检查，支气管镜检查的目的：为细菌培养提供最确切的材料；早期排除支气管梗阻的原因如异物、肉芽肿或肿瘤；可经支气管镜直接抽吸脓液；刺激肺脓肿的支气管内引流。支气管镜检查应用硬管和软管（纤维支气管镜），并要有一定的技巧，避免操作时脓液大量溢入支气管内，突然发生窒息。当患者经治疗后症状无明显改善或放射学上脓肿无吸收的证据，可能需要多次支气管镜检查。已有报告，在X线透视下经支气管导管进行脓腔引流。纤维支气管镜用于肺脓肿的治疗，有逐渐代替外科的趋向，一组26例肺脓肿的治疗中，无一例需要外科处理。

经抗生素和支持疗法，一般人群急性肺脓肿的死亡率明显下降，绝大多数患者可获得治愈。80%~90%的肺脓肿患者不需要外科处理即可治愈。

Barnet 等认为，内科成功治疗的决定因素在于开始治疗前症状持续的时间和脓腔的大小。根据他们的意见，若开始治疗前症状已出现12周，最初脓腔直径超过4cm，单纯内科治疗多不会成功。

外科引流包括内引流和外引流。若患者持续发热超过10~14d，治疗6~8周胸片上仍无改善的征象；或出现某些合并症，如咯血、脓胸或支气管胸膜瘘，则都需要进行外科引流处理。介入性治疗的进展使得放射科医师在透视下，经皮肤将引流管置入肺脓腔内，获得成功的治疗。临床经验显示经皮穿刺引流一般不会造成脓胸，即使在正压通气辅助呼吸的情况下，也可成功地进行经皮穿刺引流而无并发症。在某些病例的治疗过程中，应考虑早期行经皮穿刺引流，7岁以下的儿童患者对于保守治疗反应很差，经皮引流应早期进行。同样，巨大肺脓肿也应早期引流。有人观察所有的肺脓肿迟早都接近胸壁，只要选择合适的投照位置，经皮穿刺进行肺脓肿的外引流都会获得成功。

外科胸腔造口，直接进行肺脓肿引流，是治疗急性肺脓肿的有效方法。在操作过程中有两点需要注意：一是确切定位，可摄正侧位甚至斜位胸像，预先计算好肋骨切口，有疑问时可在皮肤上做出标记；第二，术者进行胸腔造口时必须肯定脓肿处的肺组织与其壁层胸膜已经发生粘连，否则可能会发生脓腔的脓液散布于游离的胸膜腔内。一般采取气管内双腔插管全身麻醉，切除 5~6cm 长的肋骨，已经发生粘连的胸膜呈灰色增厚不透明，先用注射针进行穿刺抽得脓液确定脓肿的深度和位置，抽得标本送细菌学和病理学检查。电刀切开脓肿表面的肺组织进入脓腔，抽吸和刮除清创，最后置入粗口径的引流管或蘑菇头引流管，连接水封瓶或负压吸引。胸腔引流后，患者的临床症状可有明显迅速改善，痰量减少，发热减退，引流量逐渐减少。术后肺漏气是经常见到的，随着愈合过程；漏气于数天至 2 周停止。当患者情况逐渐改善，引流量减少，漏气停止，可停掉负压抽吸，剪短胸管，用敷料包盖，患者可下床活动。胸管可能留置数周，患者可带管出院。出院后还应进行随诊，因为肺脓肿与支气管相通，一般不主张进行胸管灌洗。当患者情况完全改善，胸片表明肺脓肿吸收愈合，可拔除引流管。引流口随时间将逐渐闭合。胸管引流术并非完全没有问题，继发性出血、脓气胸或脑脓肿均可因肺脓肿本身或胸管引流操作所诱发。但是胸管引流对某些危重患者、大的脓肿可能是救命的，经胸管引流的患者晚期发生支气管胸膜瘘病例罕见。

经抗生素治疗，引流或不行引流，大多数急性肺脓肿病例均可获满意的治疗效果。偶尔急性肺脓肿可进入到慢性肺脓肿，脓腔壁增厚，周围的肺组织发生不可逆的病变，临床上患者出现持续发热、咳嗽和咳痰的症状。导致发生慢性肺脓肿的因素有脓腔引流不畅，支气管梗阻和脓肿穿破到胸膜腔产生脓胸。在这种情况下需要进行肺切除，多数是肺叶切除即获痊愈。其他肺切除的指征有大咯血和反复发生的严重咯血。慢性肺脓肿行肺的楔形切除或肺段切除常产生合并症，因为切除边缘的肺实质常含有病变，术后肺持续漏气和脓胸的发生率较肺叶切除高，临床胸外科医师多不采用。在大多数情况下，肺通气灌注扫描常能确定病变范围，若显示一叶肺完全无功能，则需行肺切除。一手术时需要注意的是采取双腔插管麻醉，以防止脓液在手术操作过程中流入对侧或同侧健康的肺叶，有可能的话尽早钳闭患侧支气管。手术中可能发现胸膜增厚并布满增生的血管：肺门处严重粘连，先行抽吸减压可使手术操作更为安全进行。长期慢性炎症使得支气管血管屈曲、增粗，淋巴结肿大致密粘连，不仅粘连到支气管，也粘连至肺动脉及其分支。解剖肺门时尤应慎重以免发生大出血。术毕严密止血是另一值得注意的问题，手术出血多是从淋巴结的渗血和小的出血，或是来自粘连面上小的系统动脉出血，而不是肺动脉出血。系统动脉压力高，出血多不容易自行止住。术后胸膜腔引流应充分，至少应放置 2 根粗口径的引流管，以利余肺的迅速膨胀，阻止肺漏气，确切避免术后脓胸的发生。慢性肺脓肿切除不仅改善患者慢性症状，移除肺部病灶也有助于防止肺脓肿的复发。

某些肺脓肿对适当治疗无明显反应，也可能原发病实际上是支气管肺癌，肿瘤阻塞了支气管，以致远端发生肺脓肿，或大的肿瘤本身发生缺血性坏死形成癌性空洞。放射学上提示癌性空洞的线索有脓肿壁厚且不规则，脓腔内壁可见到壁内结节。支气管镜检查和毛刷细胞学可明确诊断。若经 3~4 周抗生素治疗，脓肿无明显反应，支气管镜检查未能获得肯定的诊断结果，则需行开胸探查。

七、小结

现今原发性吸入性肺脓肿的死亡率与早年结果明显不同，也不同于严重疾病获得性肺脓肿，经有效抗生素治疗后，非特异性肺脓肿的死亡率从 10~15 年前的 25% 左右降低到目前的 5%。与此相反的是机会性肺脓肿（即继发于系统性疾病的肺脓肿），75%~90% 的患者可能死亡，说明机会性肺脓肿死亡率一直很高，反映伴随疾病的重要性以及合并症对于预后的影响作用。很清楚，及时迅速辨识肺脓肿的存在，尽快地应用有效的抗生素，某些病例选择性施行肺切除手术，在某种程度上可能会改变肺脓肿不尽如人意的治疗结果。

此处不讨论血源性播散性肺脓肿，它们是菌血症或败血症引起的，通常都是多发性肺脓肿，很少需要外科手术处理。但是 Mc Millan 于 978 年报告了 12 例血源性肺脓肿，他们中的大多数是海洛因成瘾者，开胸手术仅有 1 例死亡。

（牛志高）

第三节 肺动脉栓塞

造成肺栓塞诊断困难的原因包括肺栓塞的先前病变——深静脉血栓形成，该病的病史不明确，并缺乏特异性体格检查的阳性体征、可靠的非侵入性实验室检查手段以及同时存在其他疾病，肺栓塞的临床表现常常又同其他疾病的症状相似等。

直到今日，现代的医疗技术水平使我们能够诊断和治疗这种疾病，但仍具较高的病死率。只有积极预防深静脉血栓形成，才能有效地防止肺栓塞的发生。

一、肺栓塞的病理

肺栓塞多见于中老年、长期卧床、不活动的患者；有慢性充血性心力衰竭、心房纤颤的患者更易于发生肺栓塞；心肌梗死、脑血管意外和癌症的患者易于发生下肢静脉血栓形成；骨折、前列腺手术后、外科手术、妊娠、分娩后也易于发生静脉血栓形成。尸解中发现肺栓塞是很常见的，在年龄大于40岁的患者，肺动脉内有新旧血栓的占64%。在由于肺栓塞死亡的尸解报告中，血栓的直径为1~1.5cm，最长达50cm，小的碎片血栓更为常见，右侧较左侧多见，下叶肺较上叶肺多见。血栓多来源于体循环的静脉系统，以髂静脉和股静脉最多见。急性肺栓塞的血栓是暗红色的易碎的血栓组织。亚急性或慢性肺栓塞的血栓由三部分构成，中间部分是脱落血栓其中含有纤维素，远端是白色血栓以血小板的成分为主，近侧是新鲜血栓为血液在闭塞的盲端凝固而成。

二、肺梗死

肺栓塞的严重后果是肺梗死，这就是说在肺栓塞的远端发生组织死亡。因为肺接受双重供血，即支气管循环和肺循环。近来的研究提示，另一个供氧源来自肺静脉侧。由于多源供氧，肺动脉供氧受损后，一般不产生肺实质的缺血，即使发生肺实质的缺血和梗死，也仅是在肺周围。肺栓塞后肺梗死是不易发生的。但当这些部位的支气管循环减少，肺栓塞后支气管收缩，损害了肺氧供，较大的肺栓塞更易于发生周围肺组织的肺梗死。当患者有左心功能不全或慢性阻塞性肺疾病时更易于发生肺梗死。

三、肺栓塞的病理生理

肺动脉被栓子栓塞后影响到肺组织、肺循环和气体交换的情况是非常复杂的，受多因素影响，并且同样疾病的患者之间表现也不同。气体交换异常的类型和程度受栓塞血管的大小、血管是否被栓塞物完全堵塞、是否存在心肺血管疾病、急性栓塞或慢性栓塞、发生栓塞到治疗时间的长短影响。

肺栓塞后生理和肺泡无效腔增加，引起右向左分流、通气灌注失衡、混合静脉血氧张力下降，综合的作用导致低氧血症。由于过度灌注未栓塞的区域形成肺单位的低通气灌注比。未栓塞的区域还可发生肺不张，栓塞的溶解和栓塞区域的再灌注均构成肺通气灌注的不正常。所谓的肺不张是由多种原因引起的。当肺动脉血量被阻断时，发生出血性肺不张导致肺表面积的减少。在肺的低灌注区域出现气体移动显像引起区域性低碳酸血症，这可引起细支气管和肺组织的收缩引起的肺不张。从包绕血小板的栓子上释放出来的体液介质，使肺收缩和肺表面积的丧失，促进肺不张的发生。

在各种肺栓塞的动物试验中，栓塞后肺水肿在低氧血症中起着重要的作用。但这些结果与人是不同的。另一种情况是发生肺动脉高压，右心室负荷增加，右房压增加，使卵圆孔开放形成心内的右向左分流，因为约15%的正常人存在卵圆孔开放的可能性。

肺栓塞后最初的结果是造成气体交换的异常，人体生理反射可以使这种情况尽快恢复正常，这包括低碳酸血症使支气管收缩，低氧使血管收缩。这些作用分别使肺通气减少，增加通气灌注比和减少肺灌注，降低通气灌注比。

气体交换异常还可由肺外的因素引起，在已存在分流和通气灌注比不适当的情况下，出现动脉氧分压下降和混合静脉氧分压下降，混合静脉氧下降使心排出量下降，并使心排出量不能随代谢的变化增加，当肺栓塞发生在已有心脏病的患者时，常发生严重的心排出量下降。

四、肺栓塞的血流动力学影响

急性肺栓塞后血流动力学受损的程度与血管阻塞的程度相关。栓塞后肺动脉压升高是肺栓塞的直接后果，但只有当肺动脉栓塞程度大于 50% 时，才发生肺动脉高压。肺动脉压升高引起右心做功增加。正常人右心室是一个薄壁的腔，没有条件做高强度的功来对抗高压，右心的代偿能力有限。在没有心肺疾病的患者，可耐受的最大的平均肺动脉压是 5.33kPa（40mmHg）。右心室容量增加使室间隔向左移动，影响左室的舒张。右心室负荷的增加，使右心的需氧量增加，如果发生动脉压下降，则发生右心缺血，这使心排出量下降，患者可能死于心律失常或右心功能不全。当患者有心肺疾病时，即使在肺血管阻塞程度低于 50%，也会出现严重的血流动力学不稳定和循环衰竭。循环衰竭的原因是肺血管床的截面积减少，通过肺的血流阻力增加，肺动脉压增高。维持循环的因素在于右心是否能对抗肺栓塞后的阻力，否则发生右心衰竭。这种情况下，左心功能完全取决于右心功能。动物实验发现，这时使用动脉加压的药物，改进冠状动脉对右心的关注，可使动物存活。当压力负荷持续存在时，发生右心衰竭、急性肺功能不全、休克。

肺栓塞后机体反射和体液作用对血流动力学反应影响的机制早已引起人们的关注。血小板去颗粒作用并释放的各种血管活性介质可促使肺血管收缩。这些反射和体液的共同作用，可引起严重的血流动力学障碍。

当患者已有心肺疾病，并且已有肺血管储备能力下降，即使是小的肺血管栓塞，也可引起较严重的肺动脉高压和右心功能不全。

需要指出的是，血流动力学障碍不能完全解释为肺动脉高压的结果，因为右心功能衰竭时，心排血量下降，肺动脉压也下降，因此，不能用肺动脉压作为诊断和治疗的指标。

五、症状

两个因素在诊断肺栓塞中有重要的作用，栓塞前的心血管症状和栓塞的严重性。呼吸困难和胸痛是最常见的，一半以上的患者有焦虑感和咳嗽。极度焦虑和有濒死感、晕厥或近似晕厥者常有大的肺栓塞。呼吸困难的程度和严重性依患者个人情况和病情而不同。许多患者仅持续较短的时间。呼吸困难的程度和时间与栓塞的程度有关。胸痛有两种类型，胸骨后钝性沉重感和紧缩感，胸膜炎性胸痛较常出现，特别是在发生较大栓塞并发肺梗死和充血性肺不张时。在一项经尸解或造影证实的研究中，21% 的患者有胸膜炎性胸痛。咯血是另一个较大肺栓塞发生后出现的常见症状。当患者没有呼吸困难、胸痛和呼吸过速时，往往不能做出肺栓塞的诊断。在一项 328 例血管造影证实肺栓塞的报道中，临床症状出现的频率为胸痛 88%、呼吸困难 85%、恐惧 59%、咳嗽 53%、咯血 30%、晕厥 13%。

六、体征

肺栓塞后呼吸困难是唯一的临床表现，心动过速是较常见的，约占 40% 的患者，一般心率不超过120 次/分。呼吸困难和心动过速可能是一过性的，出现严重的呼吸困难和心动过速常说明发生了大的肺栓塞。40% 的患者有发热 37.8～38.3℃，听诊可发现局限性摩擦音。如果发生肺动脉高压，可出现右心瘀血和右心衰竭的体征。栓塞的早期，右心室的负荷增加，使肺动脉瓣第二音增强，右心室舒张期奔马律。许多患者出现发绀。由于右心功能不全，随后出现充血性肝大和腹水。临床症状的出现频率为，呼吸困难 92%，胸膜摩擦音 58%，肺动脉瓣第二心音增强 53%，心动过速 44%，发热 43%，出汗36%，奔马律 34%，静脉炎 32%，浮肿 24%，发绀 19%。当患者出现不明原因的呼吸困难、心动过速、低氧血症三联症时，应首先考虑肺栓塞的诊断。

七、心电图

心电图不能显示特征性的改变，并且不能与已存在的心肺疾病引起的异常相区别。常常心电图显示正常或仅为窦性心动过速，ST 段和 T 波的改变是常见的，这是由于心排出量减少和血压下降的结果。在肺栓塞患者的心电图上可表现为 QRS 波低平、完全性右束支传导阻滞、肺性 P 波、室性期前收缩。心房纤颤较少见，不足 5%。心电图检查的另一作用是除外急性心肌梗死和心包炎，这两种情况与肺栓塞很相似。

八、胸部 X 线

胸部 X 线检查的目的是除外其他胸部疾病，如气胸、充血性心力衰竭、肺炎等。肺栓塞的胸部 X 线可表现出肺实质的异常，如肺的实变和肺不张以及胸膜浸润性改变，中下肺野肺血管表现为区域性血量过少，不对称性肺动脉近侧扩张等。近来，MRI 用于怀疑肺栓塞患者的确诊，并且 MRI 有助于鉴别肺梗死与肺炎和肺栓塞。

九、超声心动图

超声心动图在确定肺栓塞的诊断中是特别有用的。它能确定右心腔内有无血栓，还可探及肺动脉主干，左右肺动脉近端的血栓，间接数据包括异常升高的肺动脉压。但正常的超声心动图不能除外肺栓塞。

十、动脉血气分析

低氧血症在肺栓塞的患者是常见的，但大多数患者的动脉氧分压仍在 10.7kPa（80mmHg）以上，计算肺泡 - 动脉氧差时，表现出明显增宽。32% 的患者氧分压低于 8.00kPa（60mmHg），这提示发生了大的肺栓塞。不幸的是，大多数有心肺疾病的患者也有低氧血症。低碳酸血症在急性肺栓塞也是常见的，即使患者有由于肺部疾病引起的高碳酸血症，在肺栓塞后也使二氧化碳分压减少。同以往的值比仍然明显下降，但患者不能增加每钟通气量，如患者有严重的神经肌肉疾病时，二氧化碳升高同时有肺疾病不能除外肺栓塞。在这种情况测动脉血气同时测肺呼出气，使用肺功能测量无效腔与潮气量比，均具有特殊的诊断价值，并且对肺栓塞患者是很敏感的。

十一、实验室检查

实验室检查血液内纤维蛋白形成过剩和纤溶用于诊断静脉血栓形成，还可测量血浆和尿中的纤维蛋白肽 A、纤维蛋白碎片 E、血栓 - 抗血栓Ⅲ复合物、交链纤维蛋白降解产物。但这些方法在大多数患者缺乏特异性和敏感性。测量血浆 D - Dimer（一种肺栓塞时血浆中出现的特殊的交链蛋白衍生物），当血浆中的 D - Dimer 水平低于 500μg/L 时，可除外肺栓塞的诊断（阴性可靠性达 98%），不必再做进一步的实验室检查。阳性结果的诊断率为 44%，但假阳性的结果较高达 39%，需结合临床和其他辅助检查。

十二、肺扫描

灌注肺扫描是一种相对非侵袭性检查，对于大多数怀疑肺栓塞的患者，是最初的筛选手段。肺扫描是静脉注射用^{99m}Tc 标记的白蛋白微球或大的凝聚物，这些特殊的物质分布在未阻塞的肺血管，这些物质的摄取反映区域的肺血流。正常灌注肺扫描显示放射性核素的分布与肺血流一致，在肺血流多的部位，放射性核素的分布也多。一旦进入肺血管床的，局部血流分布影像持续出现，不论患者怎样变化体位，直到几小时后标记物被蛋白溶酶溶解。胸外的放射性核素照相机使肺血流的分布情况成为可视影像。肺血管灌注梗阻使标记物不能进入肺血管床，产生灌注缺损区。

从 6 个面（前、后、左侧、右侧、左后斜、右后斜）观察完全正常的肺扫描能除外肺栓塞。不需要进一步的辅助检查。当出现灌注缺损，应考虑相对应的血管段的解剖病变。段和叶的灌注缺损更具有意义。由于肺栓塞是多发的，因此，当出现多处灌注缺损时，更提示肺栓塞的诊断。

采用胸部 X 线和通气肺灌注扫描可增加灌注肺扫描的特异性和除外肺部疾病和结构缺陷引起的灌

注缺损。如果灌注缺损与胸部 X 线的异常相符合，肺栓塞的特异性降低。引起局部低通气的疾病有慢性阻塞性肺疾病。反应性缺氧性血管收缩也产生肺灌注缺损。出现这种情况应加用通气肺扫描。常用的通气肺扫描放射性核素气体是氙、氪或反射性气溶胶。观察一次呼吸平衡结果，通气异常表现为放射性核素气体摄取延迟，排除或平衡程度不一。如果通气和灌注均出现缺损，而胸部 X 线正常，表示不是肺栓塞。通气正常而灌注缺损提示肺栓塞的诊断。然而在实践中这些简单的概念并不是持续存在。因为通气和灌注的区别不大，并且许多疾病的过程影响这种区别，在具体使用中应注意这种检查方法的影响因素和局限性。

灌注肺扫描还用于随诊肺栓塞患者的自然病程和治疗结果，这也是较方便相对无创和可信赖的检查方法。

十三、肺动脉造影

肺动脉造影是唯一能确定肺栓塞诊断的方法。这种方法能看到肺动脉内的血栓，造影能发现肺动脉完全阻塞和不完全阻塞两种情况。肺动脉造影是有创的检查方法，其并发症的发生率在 2%，死亡率低于 0.01%。危险性主要是心脏骤停、心脏或肺动脉穿孔、威胁生命的严重心律失常、血管内膜损伤、造影剂过敏。病情危重伴有肺动脉高压的患者易于致死，但在有较多造影经验的医师手中仍是较安全的。当非侵袭性诊断方法不能肯定或需除外诊断时，应做肺动脉造影。

肺动脉造影是除尸解外的另一项金标准，通常肺动脉造影经股静脉进行，但在这种患者最好是经上肢血管进行。因这些患者当怀疑肺栓塞时均给予抗凝或溶栓治疗，采用经上肢途径易于止血，减少导管的经路引起的下肢血栓脱落。当患者有右心衰竭或低血压时，用手注射少量造影剂选择血管可减少并发症的发生。当今广泛采用的数字减影技术使造影剂的用量减少，以及影像处理技术使图像更清晰。近来，MRI 用于怀疑肺栓塞患者的确诊，并且 MRI 有助于鉴别肺梗死与肺炎和肺栓塞。另外，增强的胸部 CT 可以清楚地显示肺动脉内的充盈缺损。肺灌注扫描有助于提示造影剂的注射部位。选择非碘造影剂可增加安全性。当患者有左束支阻滞时，经静脉放入临时起搏器，防止完全性传导阻滞的发生。

十四、诊断

肺栓塞的诊断过程和时间依每个患者而不同，在诊断的过程中即要考虑稳定患者的病情，也要考虑检查治疗方法的危险性。诊断的条件和设备也是必需的。病史、体格检查以及常规血液化验、胸部 X 线、心电图，能提供诊断的线索。因为所有肺栓塞的栓子来源于肢体深静脉，采用多普勒确定下肢静脉血栓形成是非常重要的。如果患者病情不稳定，特别表现为右心衰竭、持续严重的缺氧时，应立即做出肺栓塞的诊断。这样的患者应尽早考虑肺动脉造影，如考虑采用溶栓、下腔静脉置滤伞、肺动脉切开取栓术，也应做肺动脉造影。

十五、治疗

肺栓塞处理的第一步是支持患者的生命体征，许多非特异的治疗目的在于稳定病情。吸氧、静脉输液治疗低氧血症和右心功能不全，在循环不稳定的情况下积极使用血管加压剂、抗心律失常药物。在没有禁忌证的情况下，立即对怀疑肺栓塞的患者进行肝素治疗。

1. 外科治疗 如下所述。

（1）肺动脉栓子取出术：1908 年，Trendelenburg 做了第 1 例肺动脉栓子取出术，但仅存活 38 小时；1926 年，Kirschner 做了第 1 例长期存活的患者。直到 1960 年共做了 22 例，仅有 3 例存活。1960 年，Allison 使用深低温，阻断循环的方法使脑损害明显减少。1961 年，Sharp 第 1 次使用体外循环做这种手术，从而才使这一手术变为较安全的手术。大的肺栓塞可随时引起死亡，存活时间可以是几分钟或几小时。即使栓塞前全身状况较好的患者，只有 48% 存活 8 小时以上。

急诊肺动脉栓子取出术的适应证是：经肺扫描或肺动脉造影明确有大的肺栓塞，伴有持续的或不易纠正的低血压。早期的处理包括迅速肝素化、使用正性肌力药物和气管内加压给氧，积极复苏 1~2 小时。如果血压高于 12.0kPa（90mmHg），肾功能和脑功能维持较好时，手术应暂时延迟。临床上当收缩压低于 12.0kPa（90mmHg），尿量少于 20mL/h，动脉氧分压低于 8.0kPa（60mmHg），应尽早考虑手术治疗。当患者已存在心肺疾病，即使是一个肺叶的栓塞也可引起顽固的低血压、低氧血症，是手术适应证。另外，在内科积极治疗下，出现临床情况改善不明显，进行性少尿，血压下降或需要较大剂量的升压药维持血压，持续性代谢性酸中毒，持续性肺动脉高压均是手术适应证。内科进行抗凝或溶栓治疗禁忌证的患者，如术后早期、药物过敏等，有其他出血性疾病的患者也是手术适应证。

（2）手术操作：胸骨正中切口能较好地暴露肺动脉，打开心包后，建立体外循环，阻断上、下腔静脉，切开肺动脉行血栓取出术。先使用不同大小的圈钳，取出左右肺动脉的血栓，再使用 Fogarty 导管进入肺动脉的较小分支取出血栓，然后用水冲洗肺动脉，同时打开胸膜，从远侧挤压肺组织，有利于血栓的全部取出。缝合肺动脉切开，恢复心脏功能并逐步停止体外循环。当出现严重的心肺功能衰竭时，应在床边先经股动静脉立即建立部分体外循环以保证组织供氧，然后在通往手术室的途中在放射科行肺动脉造影。在不具备体外循环的条件下，可经左或右胸前外侧第 3 肋间开胸，阻断开胸侧肺动脉后切开取栓。

肺动脉切开取栓的主要并发症是器官内出血和肺再灌注性肺水肿。治疗的方法主要是延长机械通气的时间和使用呼气末正压通气（PEEP）。术后仍需持续抗凝治疗。

2. 慢性肺栓塞　大多数患者在发生肺栓塞后，立即自动激活自体纤溶系统，以迅速溶解肺血栓。实验研究发现，栓塞后 21 天灌注缺损区完全恢复，说明血栓被纤溶系统完全溶解。临床应用肺扫描和肺动脉造影研究肺栓塞，在栓塞后 8~14 天开始溶解。有些患者表现出溶解的时间较晚。少数患者出现反复肺栓塞或纤溶不适当，栓子未能被完全溶解，渐渐蓄积在肺动脉内，导致慢性肺动脉高压、低氧血症、右心功能衰竭。这类患者的主要临床症状包括：86% 的患者有用力后呼吸困难，平均症状出现的时间 2 年；79% 的患者有血栓性静脉炎，时间 1~48 年，平均 9 年；64% 的患者有进行性呼吸困难，平均出现的时间 14 年；50% 有咯血，26% 有胸痛；21% 感觉乏力。胸片中有主肺动脉扩张、右心室增大、肺野透亮和胸腔渗出。血气分析的特点是动脉低氧血症和过度通气。心脏超声和右心导管显示慢性肺动脉高压。当患者的平均肺动脉压高于 4.0kPa（30mmHg），5 年存活率是 30%，肺动脉压高于 6.7kPa（50mmHg），5 年存活率仅有 10%。肺栓塞未能被溶解的原因是由于机体的纤溶系统不完全、缺乏凝固抑制因子、不能调节血管内血栓形成。抗凝血酶Ⅲ（AT-Ⅲ）是一种凝血系统的主要蛋白。当患者 AT-Ⅲ 缺乏时，临床表现为反复静脉血栓形成和肺栓塞的高凝状态。另外，凝固抑制因子Ⅳ、Ⅴ和蛋白 S，共同作用于激活蛋白 C，当激活蛋白 C 缺乏时，增加血栓栓塞的发生率。不适当的纤溶、机化血栓引起的栓塞，不能被纤溶系统溶解。肺血管内膜研究发现，正常血管内膜的蜕变，造成促凝环境，可在或大或小的肺血管上产生原位血栓。有的患者在最初肺栓塞的基础上，产生近侧血栓形成，最终造成肺动脉高压、这种患者内科治疗效果是不理想的。因此，对于怀疑慢性肺栓塞引起肺动脉高压的患者应行肺动脉造影，肺扫描的灌注可提供诊断的根据、解剖部位、肺动脉压力，选择适当的患者行血栓内膜切除术，能取得很好的结果。这种手术的适应证包括严重呼吸功能不全、低氧血症、肺动脉高压、肺动脉造影肺栓塞在肺血管的近侧、支气管动脉造影有适当的栓塞远端的侧支循环、没有右心衰竭的患者。相反，患者有远侧肺动脉小分支的栓塞，严重右心功能衰竭和高度肥胖是手术禁忌证。当肺栓塞在一侧，选择前外侧开胸，阻断肺动脉后，行血栓内膜切除术。当肺栓塞在两侧或累及主肺动脉应采用正中开胸，体外循环。这种血栓与血管壁紧密粘连，行内膜剥脱术时应特别小心。所有的栓子均应取出，有时需在肺动脉的远侧再做切口，直到看到逆向血流。肺动脉切口的闭合最好用一条心包片，以防止狭窄。术后并发症包括右心衰竭、肺出血。但手术的结果是非常令人满意的。这样的患者无论是否手术均应抗凝治疗，防止进一步的血栓栓塞。血管扩张剂在某些患者可能是有效的。

3. 肺栓塞的治疗步骤　肝素化是首选治疗，当抗凝治疗禁忌时，使用下腔静脉滤器。出现较大栓塞时，应考虑手术治疗，长期治疗包括华法林或肝素皮下注射。

十六、预后

患者具有较高的右室压、低心排、平均肺动脉压高于平均动脉压的30%，提示预后不好，应积极手术治疗。有经验的医疗单位手术死亡率是8%。手术后的患者能恢复正常生活。术后6~9个月还有进一步的恢复。

（牛志高）

第七章

食管外科

第一节　食管癌

　　食管癌是最常见的恶性肿瘤之一，其在世界范围内的发病率排在所有恶性疾病中的第九位。中国是食管癌的高发区，每年新发食管癌病例占全世界新发病例的一半以上。1974—1976 年我国恶性肿瘤死亡回顾调查显示，其死亡率为 16.70/10 万（中国人口调整死亡率为 14.57/10 万，世界人口调整死亡率为 23.45/10 万）。食管癌死亡占全国肿瘤死亡率的 21.8%，仅次于胃癌占第二位。1990—1992 年的普查显示，食管癌的死亡率降到占恶性肿瘤死亡的第 4 位，与 20 世纪 70 年代相比，死亡率虽略有下降，但无统计学意义，死亡率排位退后的原因主要是由于肺癌和肝癌死亡率的大幅上升。

一、流行病学

　　1. 区域性分布　　食管癌的发病情况差异很大，具有很强的地域性，不同的国家，不同的地区发病率极其不同。世界最高发病率在南非特兰斯开（Transkei），其发病率高达 357/10 万人，在伊朗的里海沿岸亦高达 260/10 万人，而尼日利亚的伊巴丹则仅为 2.6/10 万人，高发区和低发区的发病率相差可达 100 倍以上，这个特点是很多其他实体瘤所不具备的。发病率很高的"食管癌带"从中国北部一直延伸到中东地区，包括中国北部、日本、俄罗斯南部、苏联的许多国家，伊朗的北部、里海地区、巴基斯坦、印度、中东、新加坡等，在世界很多地区尤其是在一些发展中国家，食管癌是一种地方性疾病。

　　我国食管癌高发区分布在太行山区、四川盆地、川西北、闽粤地区及鄂、鲁、苏、陕、甘、内蒙古、新疆等省、市自治区的部分地区，其中发病最高的河南省食管癌死亡占全省肿瘤死亡的 40% 以上，调整死亡率达 32.22/10 万人，而最低的云南省仅为 1.05/10 万人，低于河南省 31 倍。如以高发区为圆心做同心圆，可发现圆弧向外扩展的同时食管癌的发病率也逐渐降低。

　　2. 类型比差别　　在食管癌高发区，食管癌的病理类型以鳞癌为主，占 95% 以上，但腺癌在某些低发区如北美和许多欧洲国家发病率正在升高，欧美地区食管癌发病率为（3~10）/10 万人，仅占所有浸润性恶性疾病的 1.5%，占因恶性疾病死亡的 2%，但食管腺癌及贲门癌的发病率近年来提高很快，已接近甚至超过鳞癌。如在 20 世纪 70 年代的美国，腺癌占白人男性患者的 16%，80 年代中期腺癌已占到近 1/3，90 年代后期则升到 55% 以上，腺癌发病率达 2.5/10 万而鳞癌发病率无明显改变。

　　3. 年龄构成　　食管鳞癌和腺癌均与年龄有关，发病率随年龄的增加而增高。35 岁以前构成比很小，35 岁以后构成比逐渐增高，80% 在 50 岁以上发病，以 60~64 岁组最高（17.95%），其次为 65~69 岁组，70 岁以后发病逐渐降低。50~69 岁者占全部食管癌死亡者的 60% 以上，食管癌高发地区的发病年龄和死亡年龄均较低发区提前 10 年左右。

　　4. 性别差异　　食管癌男女发病率国外报道相差悬殊，总体来说男多于女，男女之比为（1.1~17）：1，但个别地区女性多于男性，在我国，比例总体约为 2.0：1，食管癌高发性别比率差别小，低发区差别大。

　　5. 种族差别　　国内外资料均显示，不同民族食管癌发病率差别很大，在欧美，白人发病率低，且腺癌多见，而有色人种发病率明显高于白种人，且以鳞癌多见。如美国的白人发病率为 5.8/10 万，明显低于有色人种的 20.5/10 万，在我国，新疆哈萨克族人比其他民族食管癌死亡率高 2~31 倍，比全国平均死亡率高 2.3 倍，其食管癌调整死亡率达 39.27/10 万，而最低的苗族仅为 1.09/10 万。

6. 家族遗传倾向　我国高发区食管癌患者有家族史者可高达 60%，一些家族的直系亲属中，亦常见同样罹患食管癌的情况。居民从食管癌高发区迁移到低发区，其发病率仍保持在较高水平。如移居到美国的中国人，食管癌死亡率第一代为美国白种人的 2.94 倍，第二代为 1.91 倍，而新加坡的发病率较高，则与我国高发区移民的发病率比当地人高很多有密切关系。

二、病因和发病机制

食管癌的病因和发病机制目前尚不十分清楚，和其他实体瘤一样，食管癌的发病应是一个多步骤过程，与环境因素和基因等均有关，经过多年来许多深入的流行病学调查和相关实验室研究，显示其可能与下列多种因素有关。

1. 亚硝胺类化合物　国内外对亚硝胺类化合物与肿瘤的关系进行了大量的研究，已肯定这类化合物具有很强的致癌性，证明其是食管癌发病的诱因之一，近年来更证实亚硝胺是所有食管癌致癌因素中最强、最稳定的成分，在动物实验中，只需小剂量即可诱发食管癌，目前已发现能诱发食管癌的亚硝胺类化合物 20 多种，它主要存在于腌制的蔬菜和肉、鱼中，真菌污染这些食物后会增加亚硝胺类化合物的合成，在我国食管癌高发区，居民的食物和水源中常含有亚硝胺类化合物及其前体，人体可在体外或体内获得这类化合物，故体内的解毒机制尤为重要。

2. 饮食习惯和营养失衡　在食管癌的发病中可能是最重要的因素之一，习惯于吃粗、硬、烫的食物，可反复刺激食管，引起慢性炎症，最后发生癌变。吃酸菜、咀嚼那斯、槟榔等亦可能与食管癌的发生有关。此外，食管癌高发区多在贫困不发达地区，人群中往往有特殊的营养不良情况，或饮食中含有致癌物。研究显示，富含碳水化合物而缺乏蛋白、绿色蔬菜和水果的饮食结构和食管癌发病有关。缺乏维生素（维生素 A 或其前体 β 胡萝卜素，维生素 C、维生素 E、维生素 B、维生素 B_{12} 及叶酸等）和某些微量元素（锌、硒、钼）等也是危险因素，根据已有的研究，缺乏钼、锌、铁、氟等对动物的生长、发育、组织的创伤修复有一定影响，也可能使植物中硝酸盐聚集，为合成亚硝胺提供前体，钼缺乏时，粮食易被真菌污染。我国食管癌高发区环境中钼、铜、铁、锌、镍等偏低，南非特斯兰开的土壤、饮水、粮食和患者血清中均有缺钼现象，这些都可能直接或间接与食管癌的高发有关。

3. 饮酒和吸烟　临床和流行病学方面的研究均显示大量饮酒是食管鳞癌的诱发因素，但新近的研究显示大量饮酒可能和食管腺癌的发病无显著相关。在我国食管癌高发地区，吸烟和种植烟草比较常见，但其与食管癌发病是否有关尚不清楚。有研究显示，吸烟者罹患食管鳞癌的风险较不吸烟者高 5~6 倍，吸雪茄和烟斗的患病风险似乎更高。吸烟和食管腺癌发病是否有关尚不清楚。饮酒会增加嗜烟者的高危性，因乙醇是一种高效溶剂，可促进烟草中有害物质侵入食管上皮，并可抑制细胞代谢活动及癌基因的解毒，促进细胞的氧化作用，从而增加了 DNA 的损伤及形成肿瘤的危险。如同时具备烟酒两种嗜好，则食管癌的患病风险大大增加（＞100 倍），但每种因素各自起多大作用却无法确定。相反，不嗜烟酒者发病率明显降低，戒烟 10 年后发病率可降到非嗜烟者水平。

4. 生物因素　真菌引起的食管炎及食物污染，可能是诱发食管癌的主要途径之一，真菌广泛地存在于霉变的食品中，调查亦表明，我国食管癌高发区居民比低发区居民食用更多的发酵或霉变的食物。动物实验中，用霉变的食物可诱发大鼠或小鼠的癌前病变或鳞癌，从中分离出的白地霉菌、黄曲霉菌、根霉菌、芽枝霉菌等均能诱发肿瘤，有些还可与亚硝胺类协同，增强其致癌性。此外，病毒与食管癌的发病是否有关尚无定论，过去认为人类乳头状瘤病毒（HPV）与食管癌无关，但随着检测手段的发展，已发现 15% 的食管癌患者中含有 HPV－16 或 HPV－18 病毒，10% 的瘤体中含有异常 HPV 基因型，亦有关于 EB 病毒诱发食管癌的报告。

5. 食管原有疾病发生癌变　食管本身存在的某些疾病最后可能演变成食管癌，在腐蚀性食管灼伤和狭窄、贲门失弛症、食管裂孔疝、食管憩室和反流性食管炎患者中，食管癌的发病率较一般人群为高，这可能与食管内食物等滞留致慢性炎症长期存在，形成溃疡或慢性刺激，食管反复修复，过度增生，最后导致癌变有关。食管鳞状上皮的不典型增生也可能发展为食管癌。50% 的重度不典型增生者在30 年内死于食管癌。Barrett 食管为胃食管连接处以上至少 3cm 长一段食管鳞状上皮被化生的柱状上皮所代替。研究表明，Barrett 食管发生腺癌的比例最终在 10% ~ 15%，此外掌角化症患者食管癌发病率较高，估计 65 岁以上者 100% 会发生食管癌，而 Plummer – Vinsion 综合征患者也易发颈段食管癌和下咽癌。

6. 食管癌基因的研究　随着分子生物学技术的广泛应用，人们发现大量的基因分子方面的改变与食管肿瘤和癌前病变有关。

（1）生长因子受体和原癌基因：对食管癌组织和癌旁组织的 DNA 进行分析发现，很多生长因子及其受体在食管均有不正常表达和扩增，其中一些似乎与癌的生物学及临床行为有关，主要包括：表皮生长因子受体（EGFR）erbB$_2$ 基因、CyclinD$_1$、HER – 1 等。

（2）抑瘤基因：这是一类抑制细胞过度生长、繁殖从而遏制肿瘤形成的基因，当这种基因缺失或变异时，抑瘤功能丧失，导致肿瘤形成。目前发现的与食管癌发生有关的抑瘤基因主要有：Fragile Histidine Triad 基因、成视网膜细胞瘤基因、p16 基因、p14 基因、p53 基因等。

三、临床表现

1. 症状　食管癌的症状很复杂，可以有多种表现，主要取决于疾病的进展程度。症状的持续时间不一定与肿瘤的分期和可治愈性完全相关。

（1）早期症状：早期患者大都无任何症状或仅有轻微症状，癌肿常常是在常规体检或因其他疾病就诊时检查发现。近 30% 的黏膜内病变和 60% 黏膜下病变患者有早期症状，一般认为肿瘤侵犯小于 1/3 食管周径时可进普食，这类患者常见的主诉是轻微胸骨后疼痛、不适以及进食时轻微的食物滞留感和异物感。以上症状并非特异性的，常间断出现，有些可持续较长时间，亦可缓慢地进行性加重。在本病的高发地区，因对食管癌的警惕性较高，可能有较多的患者自觉有症状，不能确诊时，应密切随诊，对轻微的症状也应进行彻底的检查。

（2）进展期症状：当肿瘤增大超过食管周径的 2/3 时出现一系列症状，其程度与受累范围成正比。除上述早期症状明显加重外，最常见的是进行性吞咽困难（80% ~ 95%），该症状一般首先在进食固体食物时出现，然后日渐加重，很多患者会借饮水来帮助强行咽下食物，最后当食管完全阻塞时，连饮水亦感困难。很多患者都拖延至吞咽困难已经很严重并已出现体重下降时才引起注意而去就诊。需要注意的是，吞咽困难可以因肿瘤的坏死脱落而暂时缓解，亦可因干硬食物的阻塞而很快加重，临床上可能造成假象。呕吐和食物反流也很常见，食管梗阻严重时，患者常在进食后发生呕吐，由于食管内潴留和刺激口腔分泌物增加，可有呕吐大量黏液样液体史，食管反流在患者夜间平卧时危害较甚。液体反流可造成阵发性咳嗽、误吸甚至肺部感染。严重的误吸常发生在严重梗阻和高位食管癌患者。因进食困难、营养障碍和精神因素，约 70% 的患者体重明显下降。

（3）晚期症状：背部肩胛间区持续性疼痛提示有食管外侵犯或压迫胸壁的肋间神经，预后不良。声音嘶哑是喉返神经受压或受侵的结果。左侧喉返神经受累较右侧更为常见，这是因为它在胸内走行的节段较长，而癌肿多数位于食管的中 1/3 段。右侧喉返神经麻痹提示肿瘤位于食管上段，或右侧胸顶或颈部淋巴结转移。侵犯膈神经时可引起呃逆或膈神经麻痹。当有肝、肺、脑、骨等器官的转移时，可相应出现腹痛、腹胀、肝大、肝区不适、腹水、呼吸困难、头痛、呕吐、骨痛、骨折等表现。食管气管瘘或支气管瘘亦较常见，预后较差，可造成进食水呛咳、呼吸困难、发热、咯血等，可发展为肺炎或肺脓肿。此外，患者常因进行性营养不良造成极度消瘦、贫血、低蛋白血症和衰竭等恶病质表现。

2. 体征　食管癌无明显的特殊体征，一般情况下主要有体重下降、肌肉萎缩及脱水表现。胸部体查如果有肺炎表现，则提示有误吸或食管气管瘘。患者常有大量吸烟史，故慢性阻塞性气道疾患的体征也可查到。另外，由于食管癌常转移到锁骨上淋巴结，故触诊锁骨上区有无肿大淋巴结也是查体所必须重视的。

四、实验室检查和特殊检查

1. 食管吞钡 X 线检查 本法简便易行，准确率亦较高，尤其在术前或放疗前的肿瘤定位方面具有指导意义。食管癌的早期表现为：①局限性黏膜皱襞增粗、迂曲、紊乱或中断，这主要是由肿瘤侵犯黏膜层或黏膜下层所造成，是早期诊断的重要依据；②管壁舒张度减低，常是癌肿局限于黏膜或黏膜下层的表现；管壁僵硬则提示癌肿已侵犯肌层；③小的充盈缺损，肿瘤以向腔内生长为主时可发现；④小溃疡龛影。这些早期癌的 X 线征象可因投照技术的关系被遗漏或发生人为的假象，故诊断早期食管癌的准确率仅为 47%～56%，有经验的放射科医师操作下，准确率可达 70% 以上，注意 X 线诊断早期癌不能作为独立的方法，必须结合细胞学和内镜检查。中晚期表现：①不规则充盈缺损和管腔狭窄，主要是肿瘤突入管腔或侵犯肌层所致；②软组织块阴影，主要是肿瘤向食管壁外侵犯所致；③管壁僵硬、扩张受限、蠕动消失、黏膜紊乱、皱襞消失、大的溃疡龛影；④近侧食管扩张，因食管梗阻所致。中晚期食管癌的 X 线征象明确，据其多可确诊。

2. 电子纤维内镜检查 是诊断食管癌较为可靠的方法，可以比较直观而全面地了解病变的部位、形态、范围，并可进行活检以明确病理诊断，对早期食管癌的诊断准确率可达 80%，对中晚期食管癌的确诊率可达 100%。目前已成为食管癌的常规辅助检查项目。应用活体染色和荧光显影技术，可明显提高早期食管癌的检出率，如内镜染色法，是诊断早期食管癌的一种比较有效的辅助方法。最常用的染色剂是卢戈碘溶液。非角化的鳞状细胞上皮由于含有糖原，可被染成暗褐色乃至黑色；而感染的、发育异常的以及恶性组织不被着色。另一种染色剂是甲苯胺蓝，它可以被恶性上皮的核酸成分吸收而着色。本方法可以帮助确定内镜活检的靶区，亦可有助于发现原发癌以外的受累部位，为确定放疗或手术切除的范围提供依据。随着光学、材料科学等技术的不断进步，相关设备的不断更新，纤维内镜在诊断和治疗方面的价值正日渐凸显。

3. 食管脱落细胞学检查 这是早期发现食管癌最常用的普查手段，其取材方法主要有两种：①气囊拉网法，主要应用于我国；②海绵胶囊法，主要应用于日本。用上述方法获取食管脱落细胞，涂片行细胞病理学检查。对于有症状的食管癌患者，本法的敏感度可达 73%～99%；对于无症状者，其准确率则有所降低。有研究显示，对于已经活检确诊的食管鳞癌，气囊拉网法的敏感性和特异性分别为 44% 和 99%，海绵胶囊法则分别为 10% 和 100%。

4. CT 扫描检查 CT 检查能显示食管的全程，正常食管为其内充盈气体，薄壁的圆形管腔，一般管壁厚度不超过 5mm，边界清晰，多能看到食管旁脂肪与周围组织形成的交界面。CT 检查对早期食管癌的诊断价值不大，中晚期食管癌则可能发现食管不规则增厚，食管腔变形，呈不规则或偏心性狭窄，软组织包块，如食管癌侵入外膜，则可见食管周围脂肪层消失。CT 检查还可显示食管旁、纵隔内、膈角后、胃左动脉和腹腔动脉干淋巴结肿大情况。目前 CT 检查判断有无淋巴结转移只能依据其大小，而该指标显然并不十分可靠，转移淋巴结有时可正常大小，而淋巴结增大也可为反应性增生所致。总体来说，CT 检查在诊断食管癌原发肿瘤和区域淋巴结方面准确性不够，分别只有 59%～64% 和 48%～74%。

CT 检查还有助于判断食管癌是否侵犯周围器官。气管支气管如受侵则可见其受压、移位、狭窄，管壁局部增厚。相关报告认为，CT 检查发现气管支气管受侵可达 31%～100%，特异性在 86%～98%，准确率 74%～97%，而主动脉则可见主动脉管腔不规则，肿瘤包绕主动脉的程度有助于判断主动脉受侵情况，如包绕超过 90° 则应高度怀疑，约 80% 有主动脉侵犯。CT 检查诊断有无远处转移，如肝、肺、肾等器官则准确率很高，可达 95% 以上。

5. MRI 检查 由于食管肌层与周围脂肪层对比良好，故在 MRI 的横断面上食管轮廓清楚，可较好地显示周围组织受侵犯的情况及有无转移。

6. 内镜超声检查（Endoscopic ultrasound，EUS） EUS 是将内窥镜与超声技术合为一体的新型设备，一方面通过内镜直接观察食管腔内的形态改变，另一方面又可进行实时超声扫描，可获得食道层次的组织学特征及周围脏器的超声图像，可获得比 X 线、CT 和内镜更加丰富的信息，目前主要用于食管癌的 T、N 分期检查。该检查利用高频探头，产生高图形分辨率的影像，清晰分辨食管各层解剖轮廓，可将食管壁分为 5 层。传统的 7.5MHz 的超声系统可以区分 T_1 和 T_2 病变，高频超声（最高可达 20MHz）可以区分黏膜层和黏膜下层癌变，亦可区分上皮内癌累及固有层的癌和浸润至黏膜肌层的癌。如果将内镜黏膜切除术作为备选的治疗方法，该检查结果就尤为重要。提示淋巴结转移的超声表现有：直径超过 1cm，高回声信号，边缘锐利，外形较圆。上述任一特征单独出现时，诊断转移淋巴结的准确性并不高；当全部 4 个特征均表现时，准确率可达 80%，但只有 25% 的转移淋巴结同时具备全部 4 个特征性表现。有些学者发现随着淋巴结部位的不同，其诊断准确率也不同。食管旁淋巴结准确率最高，离食管纵轴的轴向距离越远，准确率就越低。美国内镜超声俱乐部的一项多中心研究证明了 EUS 的价值：在接受了 EUS 检查的患者中，24% 的人因该检查结果而改变了治疗方案。EUS 对于癌肿局部分期诊断的准确性是毋庸置疑的，其显著高于 CT。一项对比研究结果显示：EUS 对于原发肿瘤和区域淋巴结分期的准确率平均为 85% 和 75%，而 CT 只有 58% 和 54%。EUS 的一个局限之处在于内窥镜有时无法通过肿瘤所致的梗阻部位，这种情况大约占所有患者的 1/3，而严重的梗阻往往提示原发肿瘤已达 T_3 或 T_4，且已有淋巴结转移。

7. B 型超声波检查　食管癌常见颈、腹部淋巴结及肝转移，故应予颈、腹部 B 超检查，以确定有无转移淋巴结和肝转移，超声波引导下颈淋巴结穿刺，可提高其准确率。

8. 纤维支气管镜检查　食管和气管在解剖部分上紧密相邻，食管癌外侵常可累及气管、支气管。纤支镜检查可以明确肿瘤是否累及气管和支气管，如已直接受侵则提示不能根治性切除，故对胸中上段中晚期食管癌患者应施行该项检查。

9. 正电子发射体层扫描（Positron emission Tomographlay，PET）检查　PET 是 20 世纪 90 年代发展起来的一项新的检查技术，其机理是利用正常细胞和肿瘤细胞对荧光脱氧葡萄糖（Fluoro - 2 - deoxy - D - glucose）的代谢不同而有不同的显像，属于基本能定位又能定性的检查，应用食管癌检查可发现局部病变及远处转移，其准确率高于 CT、骨扫描、超声波等，被认为在食管癌淋巴结转移上是最好的检查方法，但仍有一定的假阳性和假阴性，PET - CT 的应用，更提高了定位的准确性。由于该检查价格昂贵，目前尚难以推广。

五、诊断和鉴别诊断

1. 诊断　主要依据病史、体格检查和辅助检查，中晚期病例不难确诊，但早期病例因其表现不典型，常易漏诊。对于年龄在 40 岁以上，有吞咽方面的症状，尤其是来自高发区的患者，要警惕本病的可能性，应行食管吞钡及电子纤维内镜检查，大部分患者可获确诊。有条件的医院，尚应行 CT 及 EUS 等检查以对疾病做出分期诊断。目前食管癌的分期诊断标准主要有以下两种。

★UICC/AJCC 最新第 8 版食管癌及食管胃交接部癌分期：新版的 TNM 分期在原第七版的基础上做了较大改进；新版分期系统是建立在第七版分期的数据信息基础上，同时扩大了食管癌全球协作数据库，大幅增加了所纳入的患者数量和收集的数据变量；在对患者进行生存评估时，引用了更加强大可靠的随机森林分析模型。

第八版分期主要更新部分：①食管癌相关定义修改，②T、N、G 分期修改，③pTNM 修改及 cTNM、ypTNM 新增。

（1）食管癌相关定义修改：见表 7 - 1。

表 7 - 1　食管癌相关定义修改

定义	第七版	第八版
原发肿瘤位置	以肿瘤上缘的位置判定	以肿瘤中心的位置判断
食管胃交界部癌	凡肿瘤位于 1）食管下段；2）侵犯 EGJ 均按食管腺癌 TNM 分期；3）胃近端 5 厘米内发生的腺癌未侵犯 EGJ 者可称为贲门癌，连同胃其他部位发生的肿瘤，按胃癌的 TNM 标准分期。	当肿瘤中点距离贲门不超过 2 厘米时为食管癌，当肿瘤中点距离贲门远端 2 厘米以外为胃癌。

（2）第八版与第七版 T 分期对比：见表 7-2。

表 7-2 第八版与第七版 T 分期对比

第七版	第八版
Tx	原发肿瘤不能确定
T0	无原发肿瘤证据
Tis	重度不典型增生（恶性细胞未突破基底膜）
T1	肿瘤侵犯黏膜固有层、黏膜肌层、或黏膜下层 T1a：肿瘤侵犯黏膜固有层或黏膜肌层 T1b：肿瘤侵犯黏膜下层
T2	肿瘤侵犯食管肌层
T3	肿瘤侵犯食管外膜
T4 肿瘤侵犯食管周围结构 T4a：肿瘤侵犯胸膜、心包或膈肌 T4b：肿瘤侵犯其他邻近结构如主动脉、椎体、气管等	肿瘤侵犯食管邻近组织器官 T4a：肿瘤侵犯胸膜、心包、奇静脉、膈肌或腹膜 T4b：肿瘤侵犯其他邻近组织、如主动脉、椎体或气管

（3）第八版与第七版 N 分期对比：见表 7-3。

表 7-3 第八版与第七版 N 分期对比

第七版	第八版
Nx	区域淋巴结转移不能确定
N0	无区域淋巴结转移
N1	1~2 枚区域淋巴结转移
N2	3~6 枚区域淋巴结转移
N3	≥7 枚区域淋巴结转移

新版分期中，对区域淋巴结分布位置第描述进行了修订，将仅属于肺的引流淋双淋巴结（第 10~14 组）去除

（4）第八版与第第七版 M 分期对比：见表 7-4。

表 7-4 第八版与第第七版 M 分期对比

第七版/第八版	
M0	无远处转移
M1	有远处转移 M1a：胸上段肿瘤颈部淋巴结转移/胸下段肿瘤腹腔动脉淋巴结转移 M1b：其他部位肿瘤颈部/腹腔动脉淋巴结转移或远处脏器转移

（5）第八版与第七版 G 对比：见表 7-5。

表 7-5 第八版与第七版 G 对比

	第七版	腺癌	鳞状细胞癌（第八版）
Gx	分化程度不能确定 - 按 G1 分期	分化程度不能确定	分化程度不能确定
G1	高分化癌	高分化、>95% 的肿瘤组织由分化好的腺体组成	高分化、有明显的角化珠结构及较少的非角化基底样细胞、肿瘤细胞呈片状分布、有丝分裂少
G2	中分化癌	中分化、50%~95% 的肿瘤组织显示腺体形成	中分化、显现出各种不同的组织学表现、从角化不全到角化程度很低、再到角化珠基本不可见

第七版		第八版
G3	低分化癌	低分化、肿瘤组织由片状和巢状细胞组成、其中形成腺体结构的细胞成分<50%[1]	低分化、主要是由基底细胞组成的大小不一的巢状结构、内有大量中心性坏死；由片状或辅路石样肿瘤细胞组成的巢状结构、其中见少量的角化不全细胞或角化的细胞[2]
G4	未分化癌－按 G3 分期	/	/

注：第八版删除 G4 期，但需进一步检测区分腺样或鳞状分化。如果仍诊断为未分化，则归为 G3 鳞癌。注（1）：如果对"未分化癌"进一步检查发现腺体成体、则属于 G3 期腺癌。注（2）：如果对"未分化癌"进一步检查发现鳞状细胞成分或经过进一步分析仍考虑"未分化"，则归为 G3 期鳞状细胞癌。

（6）第八版 pTNM 修改：见表 7-6。

表 7-6　第八版 pTNM 修改

分类	第八版更新
T	T1 细分为 T1a 和 T1b、由此鳞癌总分期中出现了 IA 和 IB，腺癌总分期中出现了 IA 和 IC；T2 鳞癌：肿瘤部位与分期无关；T4a 包括腹膜直接受侵犯
G	删除 G4 期、但仍需进一步检查区分腺样或鳞状分化。如果仍诊断为未分化、则归为 G3 鳞癌
L	食管胃交界部癌、如肿瘤中心点距离贲门 2cm 内归为食管癌。如距离贲门远端 2cm 以外、即使食管受侵、在第八版分期中都归为胃癌；肿瘤位置依据食管肿瘤中心所在部位。
分期	
III	第七版的 IIIC 期被删除
IV	进一步分组为 IVA 和 IVB

（7）第八版与第七版 pTNM 分期对比（鳞癌）：见表 7-7。

表 7-7　第八版与第七版 pTNM 分期对比（鳞癌）

Stage	T	N	M	G
0	Is（HGD）	0	0	1
IA	1	0	0	1~2
IB	1	0	0	3
	2	0	0	1~2
IIA	2	0	0	3
IIB	3	0	0	Any
	1~2	1	0	Any
IIIA	1~2	2	0	Any
	3	1	0	Any
	4a	0	0	Any
IIIB	3	2	0	Any
IIIC	4a	1~2	0	Any
	4a	Any	0	Any
	Any	N3	0	Any
IV	Any	Any	1	Any

A pTNM Adenocarcinoma

Tis	0					
T1a	G1	ⅠA	ⅡB	ⅢA	ⅣA	ⅣB
	G2	ⅠB				
	G3	ⅠC				
T1b	G1	ⅠB	ⅡB	ⅢA	ⅣA	ⅣB
	G2	ⅠC				
T2	G3	ⅠC	ⅢA	ⅢB	ⅣA	ⅣB
	G1	ⅡA				
T3	G2	ⅡB	ⅢB	ⅢB	ⅣA	ⅣB
T4a	G3	ⅢB	ⅢB	ⅣA	ⅣA	ⅣB
T4b		ⅣA	ⅣA	ⅣA	ⅣA	ⅣB

（8）第八版与第七版 pTNM 分期对比（腺癌）：见表7-8。

表7-8 第八版与第七版 pTNM 分期对比（腺癌）

Stage	T	N	M	G
0	Is（HGD）	0	0	1
ⅠA	1	0	0	1~2
ⅠB	1	0	0	3
	2	0	0	1~2
ⅡA	2	0	0	3
ⅡB	3	0	0	Any
	1~2	1	0	Any
ⅢA	1~2	2	0	Any
	3	1	0	Any
	4a	0	0	Any
ⅢB	3	2	0	Any
ⅢC	4a	1~2	0	Any
	4b	Any	0	Any
	Any	N3	0	Any
Ⅳ	Any	Any	1	Any

B pTNM Squamous Cell Carcinoma

T3	G2~3	ⅡA / ⅡA	ⅢB	ⅢB	ⅣA	ⅣB
		ⅡB / ⅡB				
T4a	G1	ⅢB	ⅢB	ⅣA	ⅣA	ⅣB
T4b	G2~3	ⅣA	ⅣA	ⅣA	ⅣA	ⅣB
Tis	0	N0	N1	N2	N3	M0
T1a	G1	ⅠA / ⅠA	ⅡB	ⅢB	ⅣA	ⅣB
	G2~3	ⅠB / ⅠB				
T1b	G1	ⅠB	ⅡB	ⅢB	ⅣA	ⅣB
T2	G1	ⅠB / ⅠA	ⅢA	ⅢB	ⅣA	ⅣB
		ⅡA / ⅡA				

2. 鉴别诊断 食管癌有时需与下列疾病相鉴别。

（1）食管炎：本病亦表现为吞咽不适、胸骨后烧灼感等，X线检查常无异常发现，行内镜活检或细胞学检查可见食管上皮呈炎症或增生等改变。亦可通过内镜染色和EUS检查进行鉴别。

（2）食管中下段憩室：本病也常有吞咽不适、胸骨后疼痛等表现，大部分通过食管吞钡检查即可鉴别，X线下表现为边缘光滑、盲端圆钝的龛影。内镜检查可排除癌变。

（3）功能性吞咽困难：如食管功能性痉挛、神经性吞咽困难（重症肌无力、Porhinson病等），主要症状有异物感、梗阻感、吞咽困难，但食管吞钡及内镜检查均无异常发现。

（4）食管良性狭窄：本病主要表现为吞咽困难，常见原因为食管烫伤或化学性烧伤、消化性或反流性狭窄等，前者多见于儿童及年轻人，有吞服高温物质或化学品病史，病史一般较长。后者往往有长期的反流性食管炎症状，常伴有食管裂孔疝或先天性短食管，通过吞钡和内镜检查可鉴别，但需警惕并发食管癌的可能性。

（5）外压性食管梗阻：常见原因有纵隔肿瘤、胸内巨大淋巴结、肺部肿瘤、主动脉瘤、甲状腺肿大和胸内甲状腺、异位锁骨下动脉、双主动脉弓、心脏增大等，患者虽有吞咽困难，吞钡及内镜检查示黏膜正常，不难与食管癌鉴别。

（6）贲门失弛缓症：多见于年轻女性，吞咽困难可因情绪变化而间歇发作，可自行缓解，病程长，进展缓慢。吞钡检查可见狭窄段位于贲门，呈"鸟嘴"样狭窄，钡剂呈漏斗状通过贲门部，其上食管高度扩张，无收缩及蠕动，有时可伴有贲门癌，内镜检查可明确诊断。

（7）食管良性肿瘤：以食管平滑肌瘤和间质细胞瘤（旧统称食管平滑肌瘤）最多见，好发年龄为21～60岁，男女之比约为（2～3）∶1，可发生于食管各段，吞咽困难症状轻而进展缓慢，病程长，亦可无症状，X线见表面光滑的半月形充盈缺损，钡剂通过顺利，蠕动正常，内镜检查可见隆起于正常黏膜下的圆形肿物。表面黏膜可有色泽改变，可有"滑动"现象，EUS检查表现为境界清晰、外形光滑、轮廓完整的低回声图像。其次食管息肉亦较常见，多发于颈段食管，环咽肌附近。因起源于黏膜下层，常向腔内突出性生长，有蒂，X线检查在病变部位管腔梭形肿大，钡剂在肿瘤表面分流或偏一侧壁通过，管壁无僵硬，蠕动良好，内镜检查可助鉴别。其他食管良性肿瘤还有食管颗粒细胞肌母细胞瘤、食管血管瘤、食管腺瘤等，通过内镜检查和病理组织学检查可确诊。

（8）食管结核：较少见。多有进食哽噎史，发病年龄多较轻，X线表现可与食管癌相似，病变部分常有狭窄但程度轻，可有僵硬、黏膜紊乱、充盈缺损和较大溃疡，但脱落细胞等检查不能发现癌细胞，内镜活检病理检查可能发现典型结核表现，抗结核治疗有效。

（9）食管静脉曲张：吞咽困难较轻。X线可见食管黏膜皱襞增粗、迂曲、串珠状充盈缺损，边缘凹凸不平，但管壁柔软，管腔扩张度不受限，无局部狭窄或阻塞，内镜下可见典型的黏膜下迂曲血管。

（10）食管移行症：也称食管黏膜套入症或食管胃套叠，可有吞咽不顺症状，常见食管黏膜突入胃内，X线食管造影及内镜检查可助诊断。

（11）食管梅毒：甚为少见，多表现为缓慢进展的无痛性吞咽困难，主要因梅毒螺旋体所致食管黏膜炎症、糜烂、溃疡和水肿，组织坏死而形成瘢痕性狭窄。根据病史、血清学检查、内镜活检、病理学检查可予鉴别，抗梅毒治疗有效。

（12）食管白喉：罕见，为白喉杆菌引起的食管感染所致。在食管壁可形成假膜，假膜消退后出现食管狭窄，表现为吞咽障碍、反酸、胸骨后痛等，内镜检查根据假膜形态、细菌培养和病理结果可确诊。

六、治疗

1. 外科治疗 外科治疗是食管癌首选的治疗方法。食管癌外科治疗的一个重大发展是：由于分期方法、病例的选取水平和外科技术及支持治疗的进步，手术切除率明显提高而手术并发症的发生率和死亡率均有了显著的降低。在我国，食管癌手术切除率已由20世纪50年代的60%～70%上升到目前的80%～90%，手术死亡率则由14.6%～25%下降到3%～5%，吻合口瘘发生率降至3%左右，均处于世界领先水平。

食管癌患者的外科治疗应包括分期、带有治愈目的的完全性切除手术（术后无瘤 R_0）和姑息性手术。外科手术应以争取达到 R_0 切除为目的。对于那些明显不能切除的病例或通过非手术方法可有效缓解的晚期病例，应避免姑息性切除。单独手术治疗组和术前诱导治疗（术前放疗、术前化疗）组之间生存率没有显著性差异。

能否长期生存取决于患者就诊时的肿瘤分期。Ⅰ、Ⅱ、Ⅲ期的病例考虑有切除的可能。积极的术前分期（包括使用内镜超声、PET 和分子生物学技术）可以提高预后水平，提高手术病例的选取水平和整个生存率。

（1）手术适应证：首先根据 UICC 食管癌 TNM 分期进行选择。

0 期：适合 R_0 性切除手术，亦可行内镜下黏膜切除术或激光治疗。

Ⅰ期：适合 R_0 性切除手术。

Ⅱa 期：T_2 者适合 R_0 性切除手术；T_3 位于隆突下者多可 R_0 切除，位于隆突上者，不易 R_0 切除。

Ⅱb 期：尽量 R_0 切除，淋巴结肿大并非手术禁忌，但与预后密切相关。

Ⅲ期：依其部位尽可能 R_0 切除，T_4 位于隆突上者不可能 R_0 切除。放疗或化疗后有条件手术者，根据上述标准可选择结合手术治疗。

其次应考虑肿瘤所在部位对手术的影响。

胸下段食管癌：较易 R_0 切除，手术指征可适度放宽。

胸中段食管癌：T_4 不能 R_0 切除，T_3 可尽量 R_0 切除。

胸上段食管癌：T_3 以上均难以 R_0 切除，手术切除肿瘤可能增加手术并发症，应严格掌握。

颈段食管癌：是否手术切除一直有争议，因常需连咽喉一并切除，手术创伤大，并发症发生率高，生活质量下降，长期生存率与单纯放、化疗相近（5 年生存率 20%），患者更易接受单纯放、化疗等因素使颈段食道癌的手术切除受限，但单纯放、化疗局控率多不满意。因此，视医院的技术水平和术者的手术经验，应采取手术切除病灶，术后辅以放、化疗，可望改善生存率。

最后还应考虑患者的身体状况、对手术的耐受性等。一般来说，高龄并非手术禁忌证，对超过 70 岁的患者，如一般情况下估计可耐受手术者仍应积极考虑手术治疗。但此类患者多并发重要器官退行性改变或功能受限，术后并发症和死亡率明显增加。故手术应慎重施行，高龄患者远期生存与低龄者相近。

（2）手术禁忌证

1）UICC 食管癌分期中的Ⅳ期患者。

2）Ⅲ期、T_4 患者：临床、影像学、内镜超声、纤维支气管镜等检查证实肿瘤累及范围广泛，侵及相邻气管、支气管、主动脉、纵隔或心脏，肝脏、胰腺、脾脏及肺组织等重要器官，已不可能切除者。

3）重要脏器严重功能低下，如严重心肺功能不全，不能耐受手术者。

M1 的患者一般不适合手术治疗，N3 的患者不适合手术。

4）已呈高度恶病质者。

（3）影响手术耐受力的相关因素

1）患者的营养状况：有报告显示，食管癌患者若体重减轻 > 10% 者预后不良，因长期进食困难，患者常有明显消瘦、体重减轻、低蛋白血症、贫血等；同时，维生素、微量元素、电解质等都处于缺乏状态。由于患者多有脱水、血液浓缩等现象存在，血液化验检查常不能正确判断患者的实际营养状况，对此应予注意并进行科学分析。营养不良状况使患者抗感染能力降低，并影响吻合口和伤口的愈合，还易对心、肺、肝、肾功能产生不良影响，术前应予及时纠正，如输注血蛋白、血浆和其他营养成分等，必要时可予静脉高营养或经鼻肠管肠内营养支持等，营养状况改善后，患者手术耐受力可明显提高。

2）患者的心、肺、肝、肾功能：由于食管癌患者年龄常较大，重要脏器功能常有衰退，手术创伤又可能造成或加重心、肺、肝、肾功能损害，使手术耐受力下降。其中对心、肺功能的影响更大。一般来说，只要心脏功能尚好，半年内无心绞痛或心衰发作者，经详细检查除外心脏严重器质性病变者，对手术耐受力较好。值得注意的是，患者常有多年的吸烟史，常伴有慢性支气管炎、慢性阻塞性肺病（COPD）、肺气肿等，易患肺功能障碍，术后肺部并发症明显增加，手术风险加大。因此，术前及时戒烟、服用解痉化痰药物，雾化吸入、呼吸功能锻炼等非常重要。对此类患者戒烟时间很短者，术前给予大剂量沐舒坦（盐酸氨溴索）静滴 3~4d，术后继续应用至 1 周，可明显减少肺部并发症的发生率，并缩短术前准备时间。

（4）影响食管癌手术切除率的相关因素

1）肿瘤病变长度：已知食管癌病变长度与预后关系不密切，故在手术选择上仅做参考，而其对判断切除率有一定意义。一般来说，中上段食管癌长度 >6cm，下段癌 >7cm 者切除率降低。

2）肿瘤的类型：蕈伞型和腔内型切除率较高，髓质型和溃疡型切除率较低，缩窄型切除率最低。

3）肿瘤的所在部位：上段食管癌切除率最低，中段食管癌切除率次之，下段食管癌切除率最高。

4）肿瘤周围软组织影：无软组织影或软组织影较小时切除率高，软组织影较大时切除率下降。

5）肿瘤溃疡龛影的位置和深度：龛影位置临近气管、支气管或主动脉，深度较深时切除率低，已超出食管壁界限则提示肿瘤即将外侵或已外侵至纵隔，难以切除。

6）肿瘤段食管的走行：食管造影显示食管癌所在部位食管走行明显扭曲杂乱，说明已有肿瘤明显外侵，或瘤体较大，或受融合成团的巨大淋巴结推移，切除率下降。

7）病程：病程与手术切除率有直接关系。有资料显示，病程 <3 月者切除率 94.2%，<6 月者切除率为 85.5%，说明病程越长，切除率越低。

8）吞咽困难的程度：有严重吞咽困难者多说明食管癌已属晚期，手术切除率较低，进食完全梗阻者切除率更低。

9）疼痛：胸骨后或背部出现持续性疼痛说明肿瘤已外侵至纵隔壁层胸膜，上腹部疼痛可为食管下段癌外侵引起，疼痛剧烈不能入睡者切除可能性小。

10）声音嘶哑：常提示食管癌已直接外侵或淋巴结转移，多为癌肿直接侵犯喉返神经或淋巴结转移压迫喉返神经所致。手术切除率低。少数患者可能是误吸造成喉炎等所致，经治疗观察后声音嘶哑可好转，喉镜检查声带有无麻痹可助鉴别。

（5）手术路径的选择

1）左后外侧胸部切口：多于第 6 肋间或肋床进胸，单个切口即可完成手术。对中段以下食管癌显露良好，切开左侧膈肌较易游离胃，清扫胃周贲门部，胃左血管周围淋巴结，主动脉显露良好，不易误伤，缺点是对主动脉弓后和弓上病变切除较困难，不易进行彻底的胸腔淋巴结清扫，病变位置较高时，安全切除距离不足。

2）左后外侧胸部 + 左颈部二联切口：主要用于肿瘤位置较高，左胸单一切口难以切除干净时，经左颈部进行食管切除重建，唯可切除距离较多。

3）腹部和右胸二联切口：Ivor - Lewis 切除术采用该种切口。腹部切口游离胃，胸部切口解剖食管，在上胸部进行胃食管吻合，可用于胸段食管位于任何部位的病变，亦便于腹部和胸部二野淋巴结清扫。但对于中上段食管癌切除范围常显不够。

4）右胸后外侧（或前外侧）腹部和颈部三联切口：可显露食管全长，显露良好。对中上段肿瘤切除尤为方便，易进行食管全长、胃或结肠等的解剖游离和胸、腹、颈三野淋巴结清扫术。将胃提至颈部进行食管胃吻合术亦减少了胸内吻合口瘘的危险。近年来，多推荐使用该手术途径。缺点是需二次调整体位，重新铺巾，略显麻烦而延长手术时间。亦可采用右胸部前外侧切口进行胸部手术，一次性体位及铺巾并同时分颈部和腹部二组进行手术，明显缩短手术时间，但显露不如右后外侧切口，肿瘤明显外侵时不易做到 R_0 切除，胸部淋巴结清扫亦不彻底，故不应常规使用。

5）非开胸颈腹二联切口：游离颈段食管和胃均较方便。胸段食管的游离可采用内翻拔脱法或使用手指或器械经颈部切口向下，腹部切口经食管膈肌裂孔向上钝性分离，前一方法适用于 0~Ⅰ期食道癌或颈段及腹段食管癌，后一方法亦可用于中段食管癌，但术中可发生大出血，气管撕裂等严重并发症。更重要的是该切口无法显露胸段食管，不能将病变组织及淋巴组织彻底切除，不符合 R_0 手术原则。但由于其不开胸，术后患者恢复较快，故对心、肺功能很差，不能耐受经胸手术者，严格选择后可酌情应用。

6）经左侧胸腹联合切口：多经第 8 肋间进胸并切开膈肌进腹，对下段食管及上腹部的显露均很满意，便于游离及清扫腹部淋巴结，适用于下段食管癌累及胃底贲门，缺点是手术创伤较大，食管、胃吻合位置偏低，对略高部位的食管癌即不适用。

7）微创手术，胸腹腔镜联合、右胸顶或左颈部吻合食管癌根治术：适应证为早期食管癌、肿瘤较小、未侵犯外膜。手术通过完全腹腔镜下游离胃、做成管状胃＋空肠造瘘，再完全胸腔镜下游离食管，根据情况可选择在右胸顶或左颈部完成残胃食管器械吻合术，手术创伤小，恢复快，目前在大的医疗中心已经常规开展。

（6）食管癌替代器官的选择

1）胃：为最常用的替代器官，胃的血供丰富，血管网完整，只需要保留胃网膜右血管及血管弓即可保证游离胃的良好血运。物理强度高，长度足够提至需要进行吻合的任何部位，且解剖游离等操作简便，故多为首选。但胃代食管术因胃被提至胸腔甚至颈部，解剖位置大部改变，术后蠕动功能亦明显减弱，直接影响消化功能，同时由于大部胃位于胸腔，占据胸腔相应容积，且术后胃常因无张力而扩张，可压迫心肺等胸内脏器，引起患者胸闷、心悸、气促等不适。

2）结肠：亦较常应用，结肠长度充足，黏膜相容性好，血供较充足，胃的解剖位置无须改变，可保持较好的消化功能，同时由于结肠多不经胸内途径提到颈部，故对心肺功能影响较小。缺点是操作复杂烦琐，需进行结肠与食管、结肠与胃、结肠与结肠 3 个吻合，较易发生吻合瘘等，故结肠代食管手术的并发症及死亡率均比胃代食管高。故通常多用于那些以前曾经接受过胃部手术或其他破坏胃部血运操作的患者。

3）空肠：较少应用，主要是因为盲肠虽然与食管相容性好，但血供不够理想，可供游离长度不够，仅可用于中下段食管的吻合，应用受到很大限制。采用微血管技术行游离空肠段间置代食管术可有效延长空肠可利用长度，但术者需经过特殊培训，手术繁杂，延时较长，且仍存在一定比率的吻合血管血运障碍，可导致手术失败，故未能推广使用。

4）人工食管：近年来，人工食管研究取得较大进展，在动物实验中已取得一定成功，但距离应用于临床还有一段距离，但无疑是今后发展的方向。

（7）代食管移植路径的选择

1）胸内途径：包括经食管床途径和骑跨主动脉弓途径，前者路径最短，操作简便，后者主要为左胸切口行主动脉弓上或胸颈吻合及颈部吻合时应用，胸内途径虽较便利，但发生吻合口瘘时易引起脓胸等严重并发症，瘘亦较难愈合。

2）经胸骨后途径：在胸骨后游离形成隧道，代食管移植器官由该胸骨后隧道提至颈部与颈段食管进行吻合，其路径略长，因不与胸腔相通，发生吻合口瘘或吻合器官血运障碍坏死时较易处理，对心、肺等器官影响亦小。

3）经胸前皮下途径：为在胸前部皮下游离构成皮下隧道，代食管移植器官经该隧道提到颈部进行吻合，该路径较长，但发生并发症易于处理。主要缺点是移植器官途经处皮肤隆起，有时可见蠕动波，外观不易为患者接受，故临床应用很少。

（8）吻合部位的选择

1）胸内吻合：包括主动脉弓下吻合、主动脉弓上吻合和胸顶吻合等。由于弓下吻合可能因食管切除安全距离不够而导致食管残端癌残留，故原则上食管癌手术不应选择弓下吻合，弓上或胸顶吻合因吻合位置较高，显露较差，吻合常较困难。近年来，由于吻合器的广泛应用，使得高位吻合大为方便。吻合口瘘及狭窄的发生率亦大大减少。但如发生吻合口瘘，则治疗难度较大。

2）颈部吻合：对食管可有更广泛的切除，最大限度地减少了癌残留的可能性。吻合口瘘的发生率虽较高但易于处理，减少了与吻合口瘘相关的严重并发症。吻合口狭窄的发生率较高，通过改进吻合方法有望得到解决。喉返神经受到暂时或永久损害的可能性增加，可造成声带麻痹等。

（9）食管与移植器官吻合方法的选择：可分为单层缝合和双层缝合两大类，具体吻合方法很多，采用何种吻合方法主要视术者的经验和习惯而定，一般在胸内吻合多采用双层缝合吻合法，颈部吻合多采用单层缝合吻合法。多选用间断缝合法，亦可采用连续缝合法，但后者吻合口狭窄的发生率较高。吻合器吻合法多用于胸内的吻合，其简化了操作程序，缩短了吻合时间，减少了吻合口瘘和狭窄等并发症，吻合器和切割缝合器在颈部吻合中亦可选用，亦有望明显减少颈部吻合口瘘和狭窄的发生率。

（10）食管癌淋巴结清扫术的选择

1）食管癌淋巴转移的特点：淋巴结转移是食管癌的主要转移方式。食管癌很易且较早发生淋巴结转移，并具多样性。这主要缘于食管特殊的淋巴回流结构，食管壁内的淋巴管分布不同于其他器官，黏膜固有层和黏膜下层一开始就出现淋巴管道并相互交织成网，黏膜下层的淋巴管除横向穿透食管壁引流至附近的淋巴结外，还存在垂直的纵向交通，其淋巴引流量甚至比水平方向的引流更为丰富。肿瘤一旦突破基底膜食管黏膜就可以沿淋巴管向远处转移。因此，食管癌在早期刚侵及黏膜下层时即可发生广泛或跳跃式淋巴道转移，食管胃交界处固有黏膜肥厚，淋巴组织丰富，有丰富的淋巴管网相连接，癌细胞可经此引流到贲门，进入贲门部后再到腹腔其他组淋巴结。食管下段的淋巴回流主要引向腹部的贲门两侧，胃左动脉和腹腔动脉旁淋巴结群，食管中段淋巴液则向上、下双向引流。而食管上段淋巴液则以向上引流为主，可向上引流至颈部和上纵隔淋巴结群，当上方的引流通道因肿瘤转移造成阻塞后亦可逆行向下方转移至腹部淋巴结。已有资料表明，食管癌一旦侵犯至食管黏膜下层，区域淋巴结的转移率即可达18%～33%，而侵及食管外膜层后淋巴结转移率可高达78%～89%。

2）食管癌淋巴清扫术的进展：淋巴结的转移对食管癌的分期和预后均有非常重要的意义，在切除癌肿的同时彻底清除所有受累淋巴组织，才可能使食管癌的TNM分期更准确，并使患者通过手术获得治愈的机会大大增加。而传统的手术方式很难达到这一点，因此，日本自20世纪80年代开始对食管癌进行扩大淋巴清扫的研究，清扫范围由中下纵隔及上腹部扩大至上纵隔颈胸交界处（二野清扫术），后又扩展到颈部（三野清扫术），近20年的经验证实了扩大淋巴结清扫的优越性。三野清扫术已发展成为日本食管癌手术的标准术式。自20世纪90年代以来欧美多家著名临床中心进行了类似的淋巴扩大清扫术的研究，取得了和日本相似的结果。在我国亦有部分医院开展了食管癌的三野淋巴清扫术，并取得了一定成绩，但更多的医院仍采用传统手术方法或二野清扫术。对三野清扫术的价值亦存在一定争议，主要是该术式明显增加了食管癌术后并发症和术后死亡率。但三野清扫术的价值也是非常有意义的。他使得pTNM分期准确性大大提高，扩大清扫范围使许多患者的术后病理分期上移，亦进一步证实区域淋巴结转移程度与食管癌的局部浸润程度有关，同时发现胸段食管癌的转移高发淋巴结群为颈胸交界部的喉返神经链淋巴结及以隆突下淋巴结为中心的食管旁淋巴结，向下则主要集中在贲门－胃左动脉－腹腔动脉链淋巴结，颈部淋巴结转移则以颈部大血管内侧之颈部食管旁淋巴结较外侧之斜角肌前颈深淋巴结更为多见，手术中应重点清扫以上区域。随着手术的更趋彻底，患者的生存率和生活质量亦获得改善，文献报道三野清扫术的5年生存率可达到40%～50%的水平，明显高于历史或同期病例的对照。1994年Munish国际食管癌联盟年会专家一致认为三野淋巴清扫可能有三方面优点：①提供准确分期，有计划治疗；②预防复发；③延长存活时间。

食管癌三野淋巴清扫术包括：

一野（腹区）：清扫范围下至胰上缘，上至膈肌裂孔，左至脾门，右至肝十二指肠韧带和胃右动脉根部，后至腹主动脉前方。

二野（胸区）：清扫范围各家差异较大，可分为3种：①常规淋巴结切除：包括全胸段食管旁、隆突下和左右支气管淋巴结；②扩大淋巴结切除：包括常规淋巴结加右胸顶、喉返神经旁和气管旁淋巴结；③全淋巴结切除：包括扩大切除加左胸顶、喉返神经旁和左上纵隔淋巴结清扫术，清除所有淋巴结及周围组织。

三野（颈区）：清扫左右颈内血管内侧气管食管沟内的颈段食管旁淋巴结及两侧颈内血管外侧斜角肌前方的颈深淋巴结，清扫上至肩胛舌骨肌，下至锁骨下静脉，内至颈内血管鞘，外至颈外静脉范围内的脂肪及淋巴结。

（11）食管癌电视胸腔镜手术的选择：随着电视胸腔镜手术（VATS）技术的发展，国内外已有越来越多的胸外科医师将 VATS 应用于食管癌的手术治疗。与传统开胸手术相比，VATS 具有创伤小、出血少、术后疼痛轻、并发症少、恢复快等优点，但由于无法进行扩大淋巴清扫，对外侵严重的食管癌难以完全切除，故实际应用上存在较大争议。目前主要适用于Ⅰ~Ⅱ期食管癌或一般情况或心肺功能不能耐受开胸手术的部分Ⅲ期患者。该术式仅利用 VATS 代替常规开胸手术部分，腹部和颈部均需另做切口进行胃和结肠及颈段食管的解剖游离和淋巴结清扫及吻合。

2. 放射治疗　放射治疗（简称放疗）是治疗食管癌的主要方法之一，按其治疗目的可分为根治性放疗、姑息性放疗和辅助性放疗。

（1）根治性放疗：目的在于治愈患者并改善生活质量，常用剂量为 50~80Gy，1.8~2Gy/d，其适应证的选择主要依据患者的全身情况、原发肿瘤部位及侵犯程度、食管梗阻程度、有无出血及穿孔征象、有无淋巴结和远处转移、患者主观是否接受手术等，归纳如下：①癌肿外侵明显：估计手术无法切除，无远处转移，无侵犯气管，食管无穿孔和出血征象，患者全身情况尚可，能进食流质；②较早期食管癌：适宜并能够耐受手术，但患者拒绝接受手术；③颈段食管癌：手术创伤大，并发症发生率较高，且往往需要并发全喉切除，术后丧失正常功能，患者大多难以接受，故常选择放疗。

根治性放疗的疗效与放疗的剂量密切相关，有关研究表明，放疗剂量 <40Gy 的无瘤率约为 5%，≥40Gy 时 >20%，疗效增加非常明显，但由于放疗的疗效与并发症均随放疗剂量的增大而提高，故不应过分强调大剂量，目前最常用的放疗剂量是 50~60Gy 一个疗程。

此外，放疗的疗效还与癌肿的敏感性有关，一般来说，放疗对鳞癌的效果较好，对腺癌效果不佳，癌肿分化程度越低，放疗的效果越显著。即使同样病理类型的癌肿，其对放疗的敏感性亦有差异，如个别食管鳞癌放疗剂量仅为 10Gy 时即达到无瘤。

国外已经有多个研究系列报告了单独应用外放射治疗的结果。上述系列大都含有具不利情况（例如临床 T_4 病变）的患者。总体上，接受常规剂量的单独放疗的患者，其 5 年生存率是 0~10%。Shi 等报告使用总剂量为 68.4Gy 的后程加速分割，获得了 33% 的 5 年生存率。但是，在单独放疗的 RTOG85-01 试验中，患者接受总剂量为 64Gy、2Gy/d 的常规放疗，所有患者均于 3 年内死于本病。因此，该研究小组建议应将单独放疗作为姑息手段或用于那些不能接受化疗的患者。

其他可供选择的放射疗法（例如乏氧细胞增敏和高分割）尚未显示出生存方面的优势。可用术中放疗代替外放射，但这方面的经验比较有限。适形和调强放疗目前正处于研究之中。

（2）姑息性放疗：常用于晚期食管癌不能接受根治性放疗的患者，其目的主要在于缓解症状，提高患者生活质量，如减轻食管梗阻、改善进食困难、止痛等，并可能延长患者生存期。晚期食管癌原发病灶局部侵犯范围比较广泛，无食管穿孔及活动性出血，全身情况能耐受放疗者，可给予姑息性放疗。如经姑息放疗肿瘤得到缓解缩小，患者全身情况尚可，无明显远处转移征象，可根据病情随时调整治疗策略，加大剂量，争取达到根治目的，最大限度地延长患者生存期。

单独近距离放射治疗是一种姑息手段，可以获得 25%~35% 的局部控制率，中位生存期约为 5 个月。在 Sur 等所做的随机研究中，高剂量频率近距离放疗和外放射相比，在局部病灶控制和生存方面均无显著性差异。在 RTOG92-07 试验中，75 名患者接受了与 RTOG85-01 相同的放化疗方案（5-FU/顺铂/50Gy），然后加做腔内增强，局部治疗失败率为 27%，急性毒性反应中，3、4、5 级分别占 58%、26%、8%。累积毒性所致的瘘的发生率为 18%/年，而瘘的自然发生率为 14%/年。因此，尽管在放疗或放化疗之外加做腔内近距离放疗似乎有些道理，但这种方法所能带来的益处尚未明确。

（3）辅助性放疗：目前主要作为手术的辅助手段，按其与手术之间的先后顺序可分为术后放疗、术中放疗和术前放疗。

术后放疗：可用于完全性或姑息性食管癌切除术后，其目的是消灭术后可能或确实残留的癌组织。放射野包括瘤床和局部淋巴引流区，一般于术后 4~6 周开始放疗，常用剂量为 45~55Gy。但其确切作用目前存在很大争议，国内有些学者认为术后放疗可以提高癌肿的局部控制率，减少术后癌肿复发，进而延长生存期，但国外多个随机对照试验却并未显示出术后放疗较单独手术具有生存方面的优势。术后做放疗与不做放疗相比，前者可明显减少姑息性手术的术后局部复发率（术后放疗复发率15%，不做放疗为30%），但增加了出血等并发症，这些并发症降低了术后放疗的生存期，使两者的5年生存率相比并无显著性差异，相反易引起吻合口狭窄、消化道出血等并发症而影响患者的生存质量。因此，目前大部分人认为，完全性切除术后没必要行单纯预防性照射，只有癌肿或淋巴结未得到完全性切除或疑有癌残留者，才给予术后放疗。对术中发现残端可疑癌残留或局部淋巴结怀疑转移而未能彻底清扫者，术中应予银夹定位，以提高放疗定位准确性。

术前放疗：亦称新辅助放疗，主要用于食管鳞癌，常用剂量为40Gy，2Gy/d，疗程结束后2~4周手术。理论上来说，术前放疗能够使肿瘤体积缩小，提高肿瘤的切除率；还可使肿瘤周围小血管和淋巴管闭塞，减少肿瘤的血供，降低癌细胞活性，并能降低手术过程中癌细胞的转移概率。但与术后放疗相似，国外的随机对照试验未能证明术前放疗与单独手术相比在延长生存期方面具有显著性差异，在切除率和手术死亡率方面差异亦不显著。来自食管癌合作组（OC-CG）的一项meta分析也显示没有明显的证据可以证明术前放疗在生存方面具有优势，因此，目前一般不提倡术前放疗，术前放疗主要应用于食管癌外侵明显，估计单纯手术切除有困难，放疗后肿瘤有望明显缩小而获得切除者。

术中放疗：目前仅在部分医院试行以替代外放射，但这方面的经验有限，因为此类治疗的要求条件较高，难以完成大组病例分析，疗效的评价较困难，故其疗效尚不能明确。

3. 化学治疗 手术和放疗作为局部治疗手段，对于食管癌的远处转移是无效的。尸检发现，约半数以上的临床局部早期病例具有远处转移。化疗作为一种全身治疗手段，可以弥补手术和放疗的不足。但食管癌细胞增生较不活跃，增生细胞所占比例较小，非增生细胞比例较大，故对化疗药物敏感性较差。因此，化疗目前主要用于具有远处转移而无法手术和放疗的晚期病例，或和手术或放疗联合应用。

已经确定的对食管癌有效的化疗药物不多。在过去的25年间，针对转移的食管癌只有16种细胞毒性药物被系统地研究过，几乎所有这些药物的活性都是针对鳞癌的。

目前已经证明对食管癌有效的化疗药物约有十几种，顺铂被看作是效果最好的药物之一，其单药有效率一直不低于20%。其他药物中，5-FU、丝裂霉素、博来霉素、甲氨蝶呤、阿霉素以及长春花碱对食管癌具有一定的效果。在新药中，紫杉醇、多西紫杉醇、长春地辛、奥沙利铂（与5-FU联用）对食管癌显示出抗癌活性。文献报道单药化疗的有效率约5%~35%，虽然毒性较低，但缓解期亦较短，疗效不佳，故现在多采用联合化疗。联合化疗方案较多，主要以顺铂和氟尿嘧啶为主，常用的有：顺铂-氟尿嘧啶、顺铂-博来霉素、紫杉醇-顺铂、紫杉醇-卡铂、紫杉醇-顺铂-氟尿嘧啶、顺铂-甲氨蝶呤-博来霉素、顺铂-博来霉素-依托泊苷等。5-FU加顺铂的联合化疗被认为是一种可行的方案，这是研究最多的、也是最常用的食管癌化疗方案。根据报道，该方案的有效率在20%~50%之间。现已证明，紫杉醇、5-FU和顺铂的联合化疗对鳞癌及腺癌患者均有较好效果。紫杉醇单剂治疗进展期食管癌可达32%的有效率，与EP配伍的联合化疗对T_4和M_1的食管癌晚期患者或复发性食管癌可达到50%的有效率，其中20%可获得临床完全缓解。此外，依立替康（CPT-11）与顺铂联用也表现出一定的抗癌活性，尤其是对于食管鳞癌更为明显。

术前（新辅助）化疗主要用于肿瘤外侵明显、估计手术难以完全切除的病例，其目的是使肿瘤分期下调，提高局部控制率并尽早控制手术切除范围以外的亚临床转移灶（微转移）。国内外在新辅助化疗方面做了较多研究，但目前尚无结果能证明其在提高患者整体生存率方面优于单独手术治疗。英国的医学研究委员会（MRC）最近出版了他们的研究结果。参与试验的802名食管癌患者都是可以接受手术的。在该试验中，患者随机接受单独手术或术前先行2个周期化疗，方案为5-FU（1 000mg/m²·d，连续输注，共4d）加顺铂（80mg/m²，第一天应用），每21d重复一次，然后手术。然而，这个试验有许多临床方法学上的问题。约有10%的患者接受了既定方案以外的术前放疗，我国提供的病例被排除在外。在中位数为2年的短期随访中，术前化疗组显示出3.5个月的生存优势（16.8月/13.3月）。对照组的中位生存期没有达到期望值。有必要进行更长期的随访来弄清楚该生存期优势是否具有显著性差异。该研究小组不推荐将术前化疗作为治疗规范。因此，在局限性食管癌的治疗中，除临床试验外，目前不推荐术前化疗。

术后（辅助）化疗对食管癌患者的有效性一直也是争议较大而未能解决的问题。理论上，术后化疗可以控制可能存在的局部癌残留或微转移灶，从而预防和治疗全身转移，但对食管癌进行系统性的术后化疗的临床研究报告很少，较有价值的是日本食管疾患研究会（JEOG）进行了全国性协作性研究，1984—1987 年比较了术后化疗与术后放疗，1988—1991 年比较了单纯手术和手术加术后化疗，采用方案为顺铂 + 长春地辛 2 个疗程，结果 5 年生存率均无显著性差异。至 1992—1995 年 JEOG 开始的第 5 次全国性协作研究中将术后化疗组改用 FP 方案（5 - FU + DDP）2 个疗程，结果显示总体 5 年无复发生存率及术中证实淋巴结转移（pN_1）组 5 年无复发生存率术后化疗组与单纯手术组相比有显著性差异，但二者 5 年生存率未能显示统计学意义，可以说目前没有大样本、严谨的随机对照试验能够证明加用术后辅助化疗较单独手术具有明显生存方面的优势。有学者认为术后化疗只在有大量淋巴结转移的病例优于单独手术治疗。但已有的临床试验均以顺铂、氟尿嘧啶等传统药物作为治疗方案，目前尚无结合手术应用紫杉醇等新药辅助化疗的大宗病例报告。因此，对于接受了完全性切除手术的患者，术后系统化疗不宜作为治疗规范，但可以作为临床试验，进行前瞻性随机对照研究。

4. 同期放化疗　研究发现，某些化疗药物，如顺铂、卡铂、氟尿嘧啶、紫杉醇、博来霉素等，具有放射增敏作用。将上述药物与放疗同期应用，可增加癌细胞对放疗的敏感性，提高食管癌的局部控制率，减少放疗剂量以降低毒性反应，提高治疗的依从性，同时可以兼顾肿瘤局部和可能存在的微转移灶，减少远处转移和延长生存期。食管癌同期放化疗主要包括以下两个方面。

（1）术前同期放化疗：20 世纪 80 年代美国 Wayne State 大学医学院报告同期放化疗治疗进展期食管癌的疗效明显优于单纯放疗，随后美国西南肿瘤协作组（SWOG）和美国肿瘤放疗协作组（RTOG）一同进行了 EP 方案 + 30Gy 的术前同期放化疗的 II 期临床研究，病理缓解率达到 17%，但手术死亡率却达到 10%，3 年生存率仅 16%。20 世纪 90 年代末进行的一些临床试验亦获得类似的结果，进一步证明术前同期放化疗对食管癌的有效率显著高于单纯术前化疗，但未能使患者的术后生存率获得明显改善。Urba 等 1997 年报道使用 FVP 方案 DDP + 5 - FU + VDS 结合 45Gy 超分割放疗可获得 28% 的病理完全缓解率（CR），术后局部复发明显减少，3 年生存率与单纯手术相比亦显著提高，说明增加放疗剂量或使用超分割照射术前同期放化疗可明显增加治疗效果。新型化疗药物的应用亦可能进一步加强术前同期放化疗的效果。Lynch 等使用 Taxol（泰素）+ DDP + 5 - Fu 联合超分割放疗获得 80% 以上的临床有效率，病理 CR 亦高达 39% ~ 50%。

制约术前同期放化疗临床应用的主要缺陷是其严重的毒副作用，进行同期放化疗的食管癌患者对手术耐受力明显降低，手术风险大幅度增加，手术死亡率常高达 10% 以上。如何合理设计术前同期放化疗方案，减少严重毒副反应，提高食管癌患者对放化疗和手术的耐受性是进一步研究中需要密切关注的问题。

（2）单独同期放化疗：由于术前同期放化疗的严重副作用，同期放化疗可能更适合单独用于早期食管癌和不宜手术的晚期食管癌，日本全国协作进行的在 I 期食管癌患者中进行同期放化疗 II 期临床研究中显示出单独同期放化疗对早期食管癌可达到与手术相同的效果。Herskovlc 等报告的 RTOG85 - 01 试验是迄今为止唯一一个将足量系统化疗与同期放疗相结合的随机试验。这项分组试验以鳞癌患者为主。患者接受 4 个疗程化疗，方案为 5 - FU 加顺铂，同期放疗（总量 50Gy，2Gy/d）从化疗的第一天开始进行。对照组接受单独放疗，但其剂量（64Gy）高于放化疗联合组。随机进入联合治疗组的患者在中位生存期（14 个月/9 个月）和 5 年生存率（27%/0%）方面均有显著提高。随访显示，5 年生存率为 27%。在联合治疗组，局部治疗失败（局部病灶持续及复发）作为治疗失败初发的发生率也较低（47%/65%）。

（3）内镜治疗：对很早期的食管黏膜内癌灶，可通过内镜下黏膜切除术进行治疗并取得了理想的效果。对晚期食管癌患者，可以用非创伤性的手段来处理梗阻、吞咽困难、食管气管瘘以及消化道出血。对于伴有吞咽困难的无法手术或无法治愈的癌症患者，最有实际意义的目标是缓解症状，这样可以改善营养状况、拥有健康的感觉以及整体生活质量。

目前可用于解除吞咽困难的内镜姑息疗法包括：球囊或探条扩张术、热凝固术（激光）、酒精或化疗药物注射、光动力学治疗、腔内照射、塑料或可膨胀金属支架置入术。对大部分伴有梗阻的不可切除的食管癌，光动力学治疗与可膨胀支架的联用可获得最佳的缓解。

置入表面覆有硅酮的可自行膨胀金属支架通常能够有效治疗食管气管瘘，这样对大部分患者可以避免行姑息性食管离断及旁路手术。

七、诊治流程

对新发病例的诊断应包括：完整的病史、体格检查、食管钡餐检查、整个上消化道的纤维胃镜检查，同时对癌肿进行病理组织学上的确认。对那些食管严重梗阻、不能通过胃镜观察上消化道的患者，应行上消化道气钡双重对比检查。

其他检查包括全血常规、血清生化分析、凝血功能检验以及胸腹部 CT 扫描。如果癌肿位于隆突或其上水平，尚应行纤维支气管镜检查（包括对异常部位的活检及冲洗液的细胞学检查）。

在此阶段，如没有远处转移的证据，建议行内镜超声检查。此外，如果癌肿位于贲门部，可选择腹腔镜对腹部情况进行分期。近来，正电子发射断层成像扫描（PET）已应用于食管疾病的评价，但在进一步的研究对其价值做出更精确的判断之前，因其价格昂贵，目前只考虑将其作为备选的检查。怀疑有远处转移的病变可通过针吸或切除组织活检来证实。

上述流程可将患者分为两组：①肿瘤明显局限（Ⅰ～Ⅲ期）；②肿瘤已有明显远处转移（Ⅳ期）。

1. 附加评价　对于病变局限的食管癌患者，可以做些附加的检查来评价其身体状况。这些附加评价可以包括肺功能测定、心脏检查以及营养评价。在术前营养支持方面，应考虑使用鼻胃管或空肠造瘘管，一般不主张行经皮内窥镜胃切开术（PEG）。此外，如果计划在手术中使用结肠代替食管，应行钡剂灌肠 X 线或结肠镜检查以评估结肠状况，而结肠上动脉造影只考虑有选择性地应用。由于对食管癌的处理需要多个学科的专业知识——胸外科、肿瘤放疗科、肿瘤内科、营养科、肺功能室和内镜中心等，故提倡多学科综合评价。

2. 主要治疗　癌肿可切除的患者（Ⅰ～Ⅲ期或 T_{1-3}，N_{0-1} 或 N_x）可在两种疗法中选择其一：食管切除术或全量放化疗。是否选择手术疗法可依据医疗单位的习惯，但是，对于癌肿位于隆突水平且适于以胃重建食道的患者，建议手术治疗。放化疗应包括剂量为 50Gy 左右的放疗和方案为 5 - FU 加顺铂的同期化疗，颈段食管癌尤其适合于这种疗法。

如果患者接受的是 R_0 切除且无淋巴结转移，术后应对其进行观察，如缺乏明显的病变证据，不建议做进一步的治疗。接受 R_1 切除的患者，应给予放疗加 5 - FU//顺铂方案化疗。接受 R_2 切除的患者应给予放化疗或挽救治疗，这主要依据的是病变的范围。对于术后发现淋巴结阳性的患者，后续治疗应依据病变的位置和组织类型。下段食管或贲门腺癌患者应该接受术后辅助化疗和放疗，而上或中段食管腺癌及任何部位的鳞癌则主要是进行观察。

对于癌肿不可切除（T_4）或不愿选择手术的患者，可给予剂量为 50～50.4Gy 的放疗加方案为 5 - FU 加顺铂的同期化疗。对于不能手术和不能耐受化疗的患者，建议给予最佳的支持治疗。

对于行全量放化疗的患者，建议在完成治疗后 4～6 周时行 CT 扫描，随后行上消化道内窥镜检查。如结果证明完全显效，对患者可进行观察或给予食管切除术。对下段食管或贲门腺癌宜行手术切除，对上或中段食管腺癌或任何部位的鳞癌宜进行观察。如有局部癌肿继续存在或复发的证据，可给予患者手术或其他的姑息治疗。

3. 随访　所有患者均应给予系统的随访。随访内容应包括完整的病史和体格检查，第一年每 4 个月一次，随后 2 年每 6 个月一次，此后每年一次。根据临床表现的需要，应进行全血常规、血清生化、胸部 X 线检查。其他如内镜检查、CT 检查、PET 检查等，需要时也应考虑进行。另外，某些患者可能需要对吻合口狭窄或放化疗所致的狭窄进行扩张治疗。

4. 挽救治疗　挽救治疗的范围包括从对局部复发患者的以治愈为目的的积极治疗到对不能治愈的患者的以减症为目的的治疗。对于以前未接受过放疗或化疗的局部复发患者，优先选择放疗加同期 5 - FU - 顺铂化疗，还可加用其他措施，包括内窥镜治疗。对于吻合口复发的患者，医生应该判断其病情是否适合手术以及技术上是否能够将复发病灶切除。如果这两项标准均符合，应考虑手术。如患者在术后又出现复发，则应考虑癌肿为不可治愈，患者应接受姑息治疗。病情不适合手术或放化疗后出现不可切除的复发病灶的患者，可接受近距离放疗、激光治疗、光动力学治疗，或任何其他的最佳支持治疗。

对于癌症已有远处转移的患者，只适合行姑息治疗。是只给予最佳支持治疗还是加上化疗，应该依患者的行为状态而定。对 Karnofsky 评分不超过 60 或 ECOG 评分不低于 3 的患者，应该只给予最佳支持治疗。对行为状态较佳的患者可给予最佳支持治疗或加上化疗。

5. 最佳支持治疗　最佳支持治疗的内容主要取决于患者的症状。食管梗阻严重的病例，可给予支架置入、激光手术、光动力学治疗、放疗，或这些方法的联合应用。对于需要营养支持的患者，以应用肠内营养较佳。通过放疗和止痛措施联用可以控制疼痛。手术或放疗和/或内镜治疗可以用于癌肿活动性出血的处理。

八、预后

总体来讲，食管癌预后较差，症状出现后，如未经治疗，生存期一般不超过 1 年。有资料显示，食管鳞癌患者总的中位生存时间（无论是否经过任何治疗）为 8.8 个月，5 年生存率为 14%。

食管癌手术切除的预后受很多因素的影响，患者的 TNM 分期、手术切除范围是否达到 R_0、肿瘤浸润深度、是否有淋巴结转移及其数目一直被认为是反映手术后的长期预后的重要指标。淋巴结的阳性率，即阳性淋巴结数目与所有切除的淋巴结数目的比值，也可以提示预后情况。国内资料显示，早期病例，无外侵及淋巴结转移者，术后 5 年生存率可高达 60% 以上；邵令方等报道一组 210 例 0～Ⅰ期食管癌和贲门癌的 5 年生存率为 92.6%，为迄今为止生存率最高的报道。肿瘤已有外侵或转移者，5 年生存率一般不高于 25%；平均 5 年生存率为 18.1%～40.8%。国外资料显示，所有接受过切除手术的患者的 5 年生存率为 19%；根治性切除术后的中位生存时间为 32 个月，5 年生存率为 34%；姑息性切除术后的中位生存时间和 5 年生存率则分别为 7.5 个月和 8%；Ⅰ期、Ⅱa 期、Ⅱb 期、Ⅲ期和Ⅳ期患者的 5 年生存率分别为 60%、30%、40%、13% 和 3%。1989 年日本食管癌登记委员会统计了 5 481 例手术患者，病变长度小于 1cm 者，5 年生存率为 83%；病变长度小于 3cm 者，5 年生存率为 38%。手术方式亦与预后密切相关，日本和欧美近年来报道食管癌行三野淋巴结清扫术 5 年生存率达到 40%～50% 水平。

接受放疗的病例由于其就诊时病情进展程度不一，故预后差别也较大，5 年生存率为 0%～30%。上海医科大学肿瘤医院的资料显示，颈段、上胸段、下胸段食管癌放疗后的 5 年生存率分别为 24.4%、27.7% 和 5.9%；北京日坛医院的结果则分别为 18.1%、11.8% 和 3.4%。在单独放疗的 RTOG85 - 01 试验中，患者接受总剂量为 64Gy，2Gy/d 的常规放疗，所有患者均于 3 年内死于本病。

化疗对食管癌预后的影响尚缺乏大样本前瞻性随机对照研究，现有资料未能证实其具有生存期延长方面的优势。

目前非手术治疗的热点已转移至同期放化疗，对早期食管癌同期放化疗可能达到与手术相同的预后效果，对 T_4 和锁骨上淋巴结转移（M_1）的晚期食管癌患者亦达到了 23% 的 3 年生存率。随机进入同期放化疗组的中位生存期达到 14 个月，5 年生存率为 27%。

（牛志高）

第二节　食管良性肿瘤

一、概述

良性食管肿瘤很罕见，大多无症状。在一份尸检研究中，20 000 例尸检中仅发现 90 例良性食管肿瘤。在另一项研究中，在 11 000 例有吞咽困难的患者中仅有 15 例为良性食管肿瘤。

良性食管肿瘤大多根据起源的位置分类，曾经分为腔内型、腔外型和壁间型，在有了食管腔内超声后，一般就将肿瘤起源的层次作为分类的标准，如下表（表7-9）：

表7-9 食管良性肿瘤分类

食管壁层	食管超声层次	食管肿瘤类型
黏膜	第一、第二层	粒细胞瘤、纤维血管瘤、鳞状细胞乳头状瘤，潴留性囊肿
黏膜下	第三层	脂肪瘤、血管瘤、纤维瘤、神经纤维瘤
固有肌层	第四层	平滑肌瘤、囊肿
食管旁组织	第五层	囊肿

也可以按照病理类型分类。平滑肌瘤是最常见的食管良性肿瘤，食管囊肿其次，然而囊肿并非真正的肿瘤，在真正的肿瘤里，腔内型的息肉发病率占据第2位。大部分的良性肿瘤好发于食管中下段，而纤维血管瘤则最常见与颈段食管。

二、发病原因

大部分的食管良性肿瘤发病原因和机理不明，其中一些肿瘤可能与病毒感染有关联，比如大多数学者认可的乳头状病毒（HPV）感染可能是食管鳞状细胞乳头状瘤的发病罪魁祸首，食管平滑肌瘤则可能与EB病毒感染有关。大部分的食管囊肿则是先天性发育异常所致。

三、临床表现

食管良性肿瘤由于生长缓慢，食管黏膜正常，所以大多数早期无明显临床症状。随着肿瘤体积的逐渐增大，由于堵塞食管腔，或者压迫食管周围组织可以产生相关临床症状，如最常见的是吞咽不适、梗阻感，呕吐，消瘦，部分患者因为食管反流严重可以有吸入性肺炎，胸骨后不适或疼痛感。

四、诊断

食管吞钡检查是最简单易行的方法，也是最为直观的辅助检查手段，也是在有临床相关症状后患者最为常用的筛查手段。它可以发现很多食管镜或者胸部CT上容易被忽略的良性食管肿瘤。大多数的食管良性肿瘤在食管钡餐中的影像表现为向食管腔内突出的光滑隆起，食管黏膜良好、未见中断和纠结、紊乱。

胸部增强CT检查非常重要，有助于鉴别肿瘤来源于食管还是周围组织肿瘤造成的外源性压迫所致。有部分患者出现临床症状后行上消化道吞钡检查，发现向食管腔内突出的光滑切迹，但是在CT检查中却发现食管周围组织器官的压迫所致；例如纵隔肿大的淋巴结、纵隔内占位、血管瘤、迂曲增大的主动脉、气管囊肿、心包囊肿等可能性。

食管镜的检查目的是除了判断是否为腔内型的肿瘤外，最主要的是与食管癌做鉴别。食管镜检查可以对表浅的肿瘤行活组织检查，明确病理，甚至可以在内镜下对于某些肿瘤行完整的切除。虽然食管腔内肿瘤的活检并不复杂，但并需要有经验的食管镜医师操作，因为很多黏膜下来源的食管良性肿瘤黏膜是完整光滑的，对于这些患者来说，肿瘤的活检是禁忌证，原因是食管镜下活检可能会造成食管黏膜和黏膜下各层次解剖结构不清楚，甚至与肿瘤粘连，有造成食管黏膜破损的风险，一旦发现不及时就有可能造成食管瘘和脓胸。

食管腔内超声（EUS）对于良性食管肿瘤的诊断价值明显。不但在诊断中，还包括对手术方案的选择，对于暂时不需要手术治疗，但需要定期随访复查的患者，EUS是首先的检查手段。EUS可以清楚地显示处食管壁各层中肿瘤的来源和累及的层次。基于超声的特性，食管腔内超声检查在诊断囊性病变时比CT检查更加准确、可靠。对于医学肿瘤，EUS还可以帮助内镜医师行早期食管病变的内镜下切除。

五、治疗

大多数的食管良性肿瘤无临床症状表现，均可随访。在随访过程中如果出现的临床症状或肿瘤明显增大，则可以考虑行内镜下切除或外科手术切除。这里主要叙述食管良性肿瘤的外科手术切除。

手术切除食管良性肿瘤的方法是常规开胸手术，可以很好地暴露食管，然后切口食管部分肌层后显露出肿瘤，经仔细分离肿瘤与黏膜间隙，以防食管黏膜损伤，导致严重手术并发症。对于食管平滑肌瘤，可以视野钝性分离，较大的平滑肌瘤外形类似"生姜"，肿瘤表面有许多"凹缝"，术中可以做一"花生米"轻轻地推开粘连在肿瘤表面凹陷处的食管平滑肌纤维，并在肿瘤深处推开食管黏膜，一般钝性分离很少损伤食管黏膜。肿瘤切除后可以先降术前插的胃管退到肿瘤床上方，并在肿瘤床下方的食管套带后轻轻收紧，嘱麻醉师经胃管内注入气体，此时食管黏膜会膨出，再次胸腔内注入生理盐水，观察肿瘤床处是否有气泡溢出来判断术后食管黏膜是否完整。

手术在选择切口时，左右胸入路均可，一般选择右胸路径较多，因为能够更加清楚的暴露整个胸段食管。目前微创胸腔镜手术已经广泛地应用到食管良性肿瘤的外科治疗中，因为胸腔镜微创手术避免了常规开胸，所以大大减少了患者的痛苦和创伤，缩短了术后住院时间，减少了术后并发症，目前已经成为食管良性肿瘤外科治疗的标准术式之一。另外近年来兴起的机器人辅助手术虽为广泛开展，但是它增强的放大效果、三维立体视野，以及非凡的操作灵敏度已经成为胸外科医师的更多选择之一。

六、结语

良性食管肿瘤经常是无明显临床症状的，常常在体检时被无意间发现，我们要求凡是发现的所有食管肿瘤均需要性食管镜、食管吞钡和食管超声内镜检查。如有明显临床症状者应该考虑内镜下切除或者外科手术切除。食管囊肿一般建议在明确诊断后即给予行外科手术切除，以免今后可能发生的囊肿破裂感染，增大压迫周围组织器官等并发症。实性肿瘤则需要依据食管超声内镜检查的结构来判断肿瘤的类型、大小、起源层次、并且需要排除恶性病变可能。确定是食管良性肿瘤，而且无明显临床症状，体积较小的，通常可以建议临床随访，食管超声定期复查。对于怀疑是食管平滑肌瘤、瘤体较大或边界不清楚的，又不能除外食管间质瘤的话，建议外科手术切除。对于食管良性肿瘤，除非各项检查都高度怀疑食管癌，否则尽量避免性食管镜下病理活检。

（牛志高）

第八章

纵隔、膈肌外科

第一节 纵隔感染

1724 年 Boerhaavt's 第一次报道了纵隔感染，纵隔感染（infections of Mediastinum）主要影响纵隔软组织和纵隔淋巴结。纵隔感染按发病原因的不同可分为原发性和继发性，按病期又可分为急性、亚急性和慢性 3 种类型，由各种致病菌、条件致病菌、分枝杆菌及真菌所致，也可能是对先前感染所产生的过度免疫反应。急性纵隔感染的死亡率很高，慢性感染若处理不当，也能造成死亡。

一、原发性纵隔感染

（一）病因及发病机制

原发性纵隔感染在临床上是一种不十分确切的诊断，少数病例由急性纵隔感染治疗后转变而来。原发性纵隔感染因真菌、组织浆细胞病、放线菌病、结核等病因所造成。原发性纵隔感染可分为三型：肉芽肿型（Granulomatous form）、局限性纤维性变型（Localized fibrous form）和慢性纵隔脓肿（Chronic abscess）。

1. 肉芽肿型（慢性淋巴肉芽肿）　健康的人群中少见，免疫功能低下者，特别是艾滋病患者中较常见，纵隔和肺门淋巴结最常受累。主要由组织浆细胞病（Histoplasmosis）和结核分枝杆菌引起，形成淋巴结空洞性坏死和脓肿后，播散至纵隔内。偶尔可由真菌如放线菌病、土壤丝病菌、芽生病菌、白霉病菌等引起，也可由肺直接侵蚀至纵隔内。感染局限于右主支气管旁或气管支气管淋巴结时，可引起上腔静脉梗阻。受累的隆突下淋巴结穿孔后可波及食管前壁或全周，引起牵引型食管憩室或狭窄。感染还可沿支气管壁播散，引起支气管扩张，侵蚀气管者少见，但儿童的结核性淋巴结可穿入气管引起梗阻。

2. 局限性纤维性变型（亦称慢性纤维性纵隔炎）　少见，可在各年龄组看到，但以青年人居多。女性发病率是男性的 3 倍。因慢性炎症或假炎症过程造成大量致密纤维组织在纵隔的沉积，使纵隔内的结构被压迫或受包绕。多数由组织浆细胞病和结核分枝杆菌引起，部分病例原因不明。易造成上腔静脉梗阻和气管、支气管变形狭窄，还可引起肺动脉或肺静脉狭窄及缩窄性心包炎。由于纵隔内组织相互粘连，在食管钡餐坚持做吞咽动作时，主动脉弓和气管可随之上下移动，谓之主动脉吞咽综合征（Aortic swallowing sign）。

3. 慢性纵隔脓肿　多由于慢性纵隔淋巴结感染、急性纵隔脓肿引流不畅、支气管瘘、食管瘘等引起。来源于淋巴结或脊柱的慢性脓肿常为结核。支气管瘘、食管瘘常常为手术并发症，属继发性纵隔感染。慢性纵隔脓肿几乎难以与局部肉芽肿及纤维型纵隔炎鉴别，除非与食管或支气管沟通。纵隔内有液平或提示与食管相通，则证明脓肿由食管破裂引起，但也可能是脓肿破入食管内。

（二）临床表现

原发性纵隔感染的常见症状有胸痛、发热（常为低热）、乏力、体重下降、咳嗽等慢性消耗性症状，重者可发展成恶病质。如有上腔静脉、气管支气管或食管外压性或纤维包裹性狭窄，则可出现相应的症状和体征。慢性纤维性纵隔炎有自限性特点，但一些严重而持续的并发症可使患者致残，甚至导致死亡。大约 40% 的患者可不出现症状，另外 60% 的患者除有咳嗽、咯血、胸痛、发热、喘鸣等症状外，主要表现血管、气管支气管、食管、心脏或神经受压的症状和体征，以上腔静脉综合征最为多见。气管、支气管狭窄可造成呼吸困难及阻塞性肺炎；肺动脉受累可产生肺动脉高压；心包受侵可引起缩窄性心包炎的一系列症状和体征；食管狭窄则造成吞咽困难；左喉返神经受累可致声音嘶哑。

（三）诊断

原发性纵隔感染的早期，诊断常较困难，除一般临床表现外，实验室检查可有血红蛋白降低，白细胞持续升高。早期 X 线胸片可无异常，随着病情的发展，较常见的表现有胸骨后间隙密度增高、气管右侧肿块影，侧位或斜位片可见隆突下区肿块影，其内可有钙化，轮廓不十分清晰，断层摄影可较清楚显示。同位素镓扫描、同位素铟标记白细胞扫描更有帮助。大的肿块可使主支气管移位、支气管夹角增宽。如食管受累，则钡餐片可见食管局限性边缘不整。局限性纤维性变型的 X 线胸片，可有受累器官的相应表现，如上腔静脉受累可有右上纵隔影增宽；肺动脉受累可有肺野供血少和右心室肥大；肺静脉受累则表现为肺野充血。如为广泛纵隔纤维性变，可表现为双侧纵隔影变硬，失去正常曲度，边缘锐利、毛糙。继发于椎体感染的慢性纵隔脓肿，可表现为肿块向双侧纵隔突出。

胸部 CT 有助于明确大血管、气管和食管受累的程度。MRI 在不用造影剂的情况下即可判断大静脉阻塞的情况。静脉造影及静脉 ^{99m}Tc 核素扫描对了解上腔静脉及奇静脉的情况有较大价值。怀疑肺动脉受累时，可行肺动脉造影。纤维支气管镜和纵隔镜检查对明确本病的性质及可能的原因有帮助。有的病例需行开胸活检术，才能准确地了解纤维化的良性性质。有吞咽困难的患者应行食管镜检查。此外，皮肤实验、血液补体测定、活检标本的组织学检查及真菌、抗酸杆菌培养均有助于本病的诊断。

（四）鉴别诊断

原发性纵隔感染主要应与纵隔内其他良性淋巴结相鉴别，但即使进行详细的细菌学、组织学和免疫组化检查，有时也难以完全区分。

（五）治疗

1. 治疗原则　支持疗法，加强营养，提高自身抵抗力，抗感染。原发性纵隔脓肿以根除病因为主。静脉梗阻、受压引起的上腔静脉综合征、心包炎则需要手术治疗。

2. 病因治疗　在明确患者存在纵隔感染时，应积极寻找病因，查找引起纵隔感染的病原菌，再根据不同的病菌给予相应敏感的抗生素。

3. 手术治疗　由于纵隔脓肿和组织纤维挛缩引起的纵隔内器官受压、破坏则需要手术治疗，手术治疗适用于：①有严重压迫症状如呼吸困难、吞咽困难或有上腔静脉综合征表现。②慢性纵隔炎出现气管食管瘘、气管或食管胸膜瘘者。③纵隔内块影与纵隔肿瘤难以鉴别时。手术主要是解除对气管、食管的压迫。如清除淋巴肉芽肿病灶或松解纤维素带等。由于肉芽肿或纤维组织块与肺血管、气管支气管、食管等关系密切，手术分离时应小心。有时上腔静脉综合征患者还需行血管旁路术。气管食管瘘或其他胸膜瘘患者应清除病灶，修补瘘口。如术后病理证实为结核杆菌者，应予抗结核治疗。

（六）预后

本病的预后总的来说是好的。只有累及气道、肺动脉、肺静脉的患者预后差。患者往往死于肺心病、严重的呼吸衰竭。从发病到死亡一般间隔 6 年。

二、继发性纵隔感染

（一）病因

可因颈部感染向下蔓延，不同原因造成的食管、气管支气管破裂、穿透性胸外伤、颈部外科手术后感染、邻近器官感染直接蔓延或纵隔内手术后感染等原因引起。目前，纵隔感染最常见于心脏直视手术的胸骨正中切开术后。心脏手术后约 4% 患者发生表浅切口感染，1% ~2% 患者的感染累及纵隔。纽约大学医学中心统计 2 549 例心脏手术后发生纵隔感染 38 例（1.5%）。北京安贞医院统计 2 844 例体外循环手术，其中 17 例（0.6%）术后出现纵隔感染。常见的致病菌为葡萄球菌（金黄色葡萄球菌、白色葡萄球菌、表皮葡萄球菌等）和革兰阴性细菌（肠产气杆菌、产碱杆菌、变形杆菌、荚膜杆菌、绿脓杆菌等）。继发于食管穿孔及食管外科手术后者，占非心脏直视手术后急性纵隔感染的 90%；膈下感染向上蔓延，则多累及纵隔的下半部分。

急性上纵隔感染主要由颈部或胸部食管损伤所致，较常见的原因有食管镜检查、食管异物、自发性食管破裂、食管手术后胸内食管胃吻合口瘘等，但后者引起的炎症常迅速扩散至胸腔内而掩盖了纵隔感染的问题。

（二）发病机制

在解剖上，上纵隔平面及其脏器间隙直接与颈部筋膜平面相连，而下纵隔平面及其结构也通过筋膜与腹膜后区上部相通，而食管周围间隙则贯穿颈部、纵隔和腹膜后。故某个解剖区域或间隙的感染可直接蔓延到另一个解剖区域。尤其是原发于颈部的感染，在自身重力和胸腔负压的双重作用下，易向下蔓延致纵隔内。牙源性脓肿、扁桃体周围脓肿、咽后脓肿、咽峡炎、成人会厌炎、创伤性咽部穿孔及感染均可向下蔓延，引起严重的颈部感染。颈部感染经过胸骨后间隙、气管前间隙、颈部血管鞘、椎前间隙、咽后间隙及食管周围间隙等扩展到纵隔内。此类急性纵隔感染大多数为需氧菌和厌氧菌的混合感染。一种或多种革兰阴性需氧杆菌与厌氧菌混合感染时，有协同作用，可引起纵隔坏死性蜂窝组织炎，称为急性、坠入性、坏死性纵隔炎。

经胸骨正中切口可由切口感染后蔓延至纵隔，也可先有纵隔感染后影响到切口，常因引起胸骨骨髓炎而导致胸骨裂开，可进一步引起败血症、心内膜炎，或因心脏大血管切口感染后破裂，导致大出血、心肺功能衰竭等严重后果。体外循环时间过长、纵隔引流不畅、纵隔积血或血肿形成、术后低心排致组织灌流不足以及低血氧等均可降低人体免疫力，助长细菌繁殖，进而引起术后纵隔感染。术后出血的再次探查、切口裂开、胸外心脏按压、术后心源性休克以及使用双侧内乳动脉行冠脉搭桥术，尤其是在老年患者或糖尿病患者，都是纵隔感染的危险因素。

（三）临床表现

继发性纵隔感染常有感染、外伤或手术史，可有寒战、高热、胸部剧痛、呼吸困难、心率加快，甚至休克等表现。继发于气管或食管损伤者，早期可有颈部皮下气肿，并可迅速向周围蔓延，可触及皮下捻发感。当感染播散致双侧肺门区时，可有显著的肩胛区痛。疼痛能反应纵隔感染的部位，前纵隔脓肿疼痛是明显的，常位于胸骨后，呈跳痛；后纵隔脓肿常是肩胛之间疼痛，可延肋间神经走行放射到前；若气管受累咳嗽，吞咽时可引起上胸痛；吞咽困难常有脓肿、脓液压迫；食管穿孔疼痛常位于穿孔部、颈部，上胸部疼痛穿孔常有环咽肌平面；呼吸困难常表明有胸腔积液。

急性、坠入性、坏死性纵隔炎多发生在颈部感染后的 48 小时，可短至 12 小时，长达 14 天。患者咳嗽、呼吸困难、吞咽困难，即使接受了足量抗生素的治疗，甚至颈深部的引流术，也仍有脓毒败血症的表现，如高热、胸痛、颈部和前胸部肌肉发紧、肿胀及凹陷性水肿，并有捻发感。若胸膜腔、心包腔受累，或感染经食管裂孔蔓延至上腹部，则有相应部位感染的症状和体征。有时可蚀穿大血管，导致致死性大出血。

（四）实验室检查和特殊检查

（1）血清学检查：白细胞计数和血沉增高，纤维蛋白原增加。

（2）X 线胸片：颈部和胸部 X 线检查常显示：①颈后间隙增宽，或许可看到气液面。②气管向前移位。③纵隔气肿，上纵隔加宽。④正常的颈椎前凸消失。若胸膜腔和心包腔受累，则显示胸腔和心包积液的征象。

（3）胸部 CT：所有颈深部感染的患者均应行胸部 CT 扫描，以及早诊断出急性、坠入性坏死性纵隔炎。CT 扫描能显示纵隔脓肿形成、脂肪层消失的软组织炎症浸润、正常纵隔淋巴结消失及不正常的纵隔内气泡。CT 还能明确感染向下，特别是隆突平面以下蔓延的范围。少量胸腔和心包积液，CT 也能及时发现。

（五）诊断

继发性纵隔感染诊断不难，多有上述明确的起因。有典型的临床表现，胸片及 CT 提示纵隔内积液及气肿者，应考虑本病。纵隔或胸腔引流出脓性液体则确诊无疑。

（六）治疗

纵隔急性感染需要立即采用有力的措施，若有延迟，常造成不可救治的并发症，甚至迅速死亡。

1. 急性、坠入性、坏死性纵隔炎的治疗　主要包括抗生素应用、外科引流及气管切开。应根据需氧菌和厌氧菌的种类及药物敏感试验选择和调整抗生素。当纵隔感染局限于隆突平面以上时，可行颈前纵隔切开引流术，切口内插入质地柔软的橡皮管和橡皮片，以免磨损纵隔内的大血管。感染若蔓延至隆突平面以下，则应开胸手术，将纵隔广泛切开、充分引流，才能挽救患者的生命。前纵隔的感染，若颈前纵隔切开引流效果不佳时，可进一步考虑行剑突下引流术。气管切开适用于有大出血可能的患者，但也有人认为，所有急性、坠入性、坏死性纵隔炎的患者均应行气管切开术。以保证呼吸道畅通。近来有报道用胸腔镜下行胸部引流，认为引流较颈部引流好，创伤较胸部切开引流小。

2. 食管穿孔的治疗　食管穿孔可采用保守治疗，但多在一些小的穿孔，常发生于食管狭窄后扩张，因周围有粘连和慢性纤维组织，污染仅局限在食管周围，但应严密观察。在复合穿孔，大的裂口常需紧急的外科处理，直接修补食管穿孔主要取决于局部病理改变和污染情况，一般在 12～36 小时内修补易成功。可用骨肋间肌片、胸膜片和心包脂肪包裹修补。24～36 小时后修补常不易成功，在这种感染重的情况可采用充分的纵隔引流，食管改道和切除，在裂口部放置支架，减少纵隔污染，在严重的患者可切除食管，二期重建。

3. 前胸正中切口纵隔或心脏直视手术后并发的纵隔感染　治疗如下。

（1）开放引流法：这是早年的传统方法，即敞开切口，去除脓液、坏死组织（包括软组织和受累胸骨）、松脱的钢丝和肉芽组织，冲洗创面，纵隔和创口用湿纱布填塞并经常更换，待出现清洁、新鲜的肉芽组织后，再二期缝合切口。其优点是无引流不畅所造成的无效腔，并可随时处理感染灶。但其缺点是：①患者的痛苦较大，病程较长。②胸骨移动、胸廓不稳定，影响呼吸功能，易使肺功能不全的患者产生呼吸衰竭或肺部并发症。③胸骨、纵隔组织和心脏长期显露，易使心脏缝线和代用品遭受继发性感染的威胁，常可导致心脏、大动脉切口大出血或心内膜炎等。因此开放引流法的治疗失败率较高，目前仅适用于纵隔炎出现于手术后 2～3 个星期胸廓较稳定的病例，以及病情严重合并有骨髓炎而不能耐受麻醉再行手术的病例。

（2）密闭引流法：近年来主要采用的方法，即打开切口，彻底清创，去除纵隔感染组织和纤维性沉积物，冲洗创面，在切口上端另戳孔置入多侧孔硅胶冲洗管，在心包腔底部（感染累及心包腔）或右心房旁及胸骨后各放置一乳胶引流管后，一期缝合切口，包括用不锈钢丝牢固对拢缝合胸骨。用无菌抗生素溶液（如庆大霉素 8 万 U/500mL 生理盐水，1 500～2 000mL/d）或聚烯吡酮碘（Povidond-iodine）液连接冲洗管，持续冲洗纵隔，引流管接负压吸引装置（-12～-15cmH$_2$O），保持引流通畅。一般在持续冲洗 3～5 天后，引流液即可由混浊逐渐转变为清澈，引流量与灌注量趋于平衡，患者全身情况改善，体温逐步下降至正常，多可在 7～10 天内停止冲洗。先拔除冲洗管，1～2 天后再拔除引流管。此法的优点：①能迅速控制纵隔感染，尤其是在胸骨未出现骨髓炎前早期施行效果更好。②无胸骨移动，胸廓稳定性好，可保持良好的呼吸功能。③患者痛苦小，疗程短。④可减少因纵隔暴露和多次换药造成再次感染，以及由此引起的心脏、大血管破裂出血。其缺点是有可能因引流不畅造成纵隔无效腔。

（3）肌肉充填法：对于纵隔感染侵及胸骨的患者，使胸骨造成了严重的感染，甚至坏死。可部分或全部切除胸骨，同时将胸大肌、腹直肌做部分离断，将肌肉填充到因胸骨切除留下的间隙之中，然后一期缝合。由于腹直肌片由腹壁上动脉供血，所以只有当内乳动脉通畅时该组织片才能使用。当双侧内乳动脉部被用作移植血管或在清创中已被清除时，使用网膜亦获得成功。因为网膜能促进新血管再生，减轻淋巴液肿胀，提供纤维母细胞以及在关闭胸骨时覆盖所需的软组织，这种治疗进一步地减少了发病率和死亡率，长期维持良好的功能，并且明显降低住院时间。其优点是愈合时间短、胸廓稳定性好、良好的呼吸功能、避免换敷料的并发症、减少精神创伤。该法特别适用于慢性、反复性发作的患者。

（七）预后

急性、坠入性、坏死性纵隔炎的死亡率仍然很高，多数文献报道达 40%。引起死亡的主要原因是严重的败血症、大血管破裂及出血、呼吸衰竭和颅内感染。脓胸、化脓性心包炎及心包填塞也是致死的原因。

（刘春明）

第二节　纵隔气肿

纵隔气肿（pneumomediastinum，PM）即纵隔内存在气体的异常聚集。多数患者由于积气量不多，症状轻微，但有少数患者因合并张力性气胸或支气管断裂、食管破裂等，突然发生或大量气体进入纵隔，压迫纵隔内器官，可导致呼吸循环障碍，病情危重且进展迅速，甚至危及生命。

一、解剖

纵隔（mediastinum）指的是左、右纵隔胸膜之间的全部器官、结构和结缔组织的总称。纵隔稍偏左，为上窄下宽、前短后长的矢状位。纵隔的前界为胸骨，后界为脊柱胸段，两侧为纵隔胸膜，下界为膈肌，上界为胸廓上口。纵隔常以胸骨角水平面将其分为上纵隔和下纵隔两部分，下纵隔又以心包为界将其分为前纵隔、中纵隔和后纵隔 3 个部分。纵隔内有许多重要的脏器位于其中，上纵隔内有胸腺、出入心脏的大血管、膈神经、迷走神经、食管、气管和胸导管等。前纵隔内主要是结缔组织和淋巴结。中纵隔内有心包、心脏及出入心脏的大血管根部。后纵隔内有胸主动脉、奇静脉、食管、主支气管、迷走神经、胸交感干、胸导管和淋巴结。

二、病因及发病机制

1. 自发性纵隔气肿　指的是纵隔内出现游离气体，但未见到明确的外伤，常由自发性肺组织破裂引起。目前认为的自发性纵隔气肿的发生机制是由于胸膜腔压力加大时，气道内压上升引起肺内压升高，肺周边终末肺泡或肺大疱破裂，引起肺间质气肿，气体使肺血管鞘被膜剥离，沿支气管、血管树至肺门，进入纵隔而形成气肿。自发性纵隔气肿可由多种原因引起，如剧烈咳嗽、严重哮喘、分娩、拔牙等，尤其在原有慢性肺疾病如慢性阻塞性肺气肿、肺大疱、肺间质病变等患者更易发生。

2. 创伤性纵隔气肿　多见于由颈、胸部挤压伤、锐器伤、穿通伤或器械操作损伤引起肺、食管、气管破裂导致气体进入纵隔，偶见于腹部、会阴部及直肠外伤穿孔后气体由伤口经腹膜后间隙、食管裂孔处向上升至纵隔引起纵隔气肿。

3. 医源性纵隔气肿　指的是由于一些医疗操作或手术造成的气肿，常见于：①内镜检查：如纤维支气管镜、胃肠镜、腹腔镜、纵隔镜等。②胸部及颈部手术可导致气体沿颈部深肌膜间隙进入纵隔。③人工气腹及腹部手术使得气体经腹腔及腹膜后膈肌裂孔进入纵隔。④机械通气也是较为常见的原因之一，机械通气所用的压力或潮气量过高时易引起肺气压伤，可导致气体进入纵隔，引起纵隔气肿。

三、临床表现

纵隔气肿的临床表现症状与纵隔间隙的气体量、压力高低、发生速度和原发病等因素有着密切的关系。

1. 临床症状　积气少、起病缓慢者可无明显症状，或有一过性胸骨下疼痛和胸闷、颈部不适感。若起病急、积气多者常因纵隔受压而出现胸闷气促、吞咽梗阻以及胸骨后疼痛并向肩臂部放射。若上腔静脉受压严重或伴有张力性气胸时，可出现患者烦躁不安，脉速而弱，血压下降，意识模糊甚至昏迷。当合并有继发性纵隔炎症时，可出现相关中毒症状，如高热、寒战、呼吸困难。此外，患者常伴有引起纵隔气肿的一些原发病的相应症状。

2. 体征 ①皮下气肿：颈部、胸腹部以及双上肢可存在皮下气肿，触之有捻发感。②望诊心尖冲动消失；触诊在纵隔内张力较小时无明显异常，当张力较大时触诊则显示语颤减弱；叩诊心界缩小；听诊心音遥远、心前区可闻及与心搏同步的特殊摩擦音（即 Hamman 征，左侧卧位时听诊较明显）。③当上腔静脉被压迫时可出现呼吸困难、发绀、颈静脉怒张、奇脉等体征。

四、辅助检查

1. 胸部 X 线检查 胸部正位片显示在后前位可见纵隔影增宽，纵隔两旁可见狭长的气体阴影，沿纵隔侧上升至颈部软组织，在下颈部气体表现为斑块阴影，并向外延伸，成为胸外壁的皮下气肿，纵隔胸膜内的结缔组织中有多发的不规则的透亮区或条索状透亮气带，以纵隔左上缘最为明显，与心脏间有纵形线条样透亮气带相隔开。在侧位像上，可见胸骨后、心脏后以及上纵隔有游离气体，后纵隔结构尤其是主动脉弓影异常清楚。

2. 胸部 CT 检查 胸部 CT 表现可显示环绕纵隔内的气体密度线条状影，纵隔胸膜向肺野方向推移。纵隔内空气常向上沿颈筋膜间隙向胸部皮下扩散，产生皮下气体密度影。

五、诊断及鉴别诊断

1. 诊断 纵隔气肿的诊断除临床表现外，主要依据是影像学检查。当纵隔积气少或伴有气胸时，容易被肺部原发疾病所掩盖而漏诊。对于临床上突然出现的胸骨后痛、呼吸困难加重、发绀、平喘药物治疗无效时，应考虑继发性纵隔气肿，应及时行影像学检查。X 线检查显示纵隔两侧出现透亮带可做出诊断，胸部 CT 检查更能明确诊断。

2. 鉴别诊断 自发性纵隔气肿患者易误诊为心绞痛、心肌梗死、肺栓塞、胸膜炎、纵隔肿瘤、夹层动脉瘤等疾病，应仔细检查，心电图、心脏彩超有助于鉴别诊断。心绞痛者也可做冠状动脉造影，其他疾病经 X 线或 CT 等影像学检查可鉴别。

六、治疗

根据纵隔气肿引起的不同临床症状，采取不同的治疗的方法，目前常采用的 4 种治疗方法有：①无症状或轻微症状的纵隔气肿不需特别处理，只需采取休息、止痛、吸氧、消炎平喘等对症处理以及针对原发病治疗，同时密切观察。②对于非张力性纵隔气肿，可予以颈部及胸部皮下组织积气区域留置粗针头排气。③若纵隔积气量大，压力高或为张力性纵隔气肿，导致纵隔内器官受压严重出现呼吸及循环系统障碍时，可于胸骨柄上窝 2~3cm 处做一横切口，剥离气管前筋膜，排气减压。紧急情况下也可紧贴胸骨左缘第 2 肋间针刺排气，待症状缓解后，应积极治疗原发病防止气体继续进入纵隔。④治疗原发疾病，如控制支气管哮喘的发作，对于一些外伤引起的气管、支气管、食管或腹部胃肠破裂等则予以相应治疗。

（刘春明）

第三节 纵隔肿瘤

一、纵隔神经源性肿瘤

神经源性肿瘤是纵隔中最多见的肿瘤之一，国外一组复习 2 000 余例纵隔肿瘤，神经源性肿瘤占 20%，综合国内 14 组报告 2 720 例纵隔肿瘤，其中神经源性肿瘤占 26%~47%，为第 1 位。

纵隔神经源性肿瘤可来自交感神经节、副交感神经节和周围神经，如肋间神经、迷走神经和交感神经。一般可分为 4 类：①神经鞘瘤。②神经纤维瘤。③神经节细胞瘤、神经母细胞瘤、神经节母细胞瘤。④副交感神经节细胞瘤。

多数（75%）纵隔神经源性肿瘤是良性的，主要来自于周围神经，如神经鞘瘤和神经纤维瘤或两者混合，恶性者占3%～19%，国内报告较高，6.6%～28.6%，这些包括神经母细胞瘤、恶性神经鞘来源的肿瘤。恶性发生率的高低依病例选择而异，某一医院30年来外科治疗纵隔神经源性肿瘤68例，恶性3例，占4.4%，而儿童医院收治恶性神经源性肿瘤较多，国内一组报告其恶性者达70%。另外，某些良性神经源性肿瘤可发生恶性变。

神经源性肿瘤多数位于后纵隔，少数可发生在前纵隔，而前纵隔内神经源性肿瘤更多为恶性。

（一）神经鞘瘤

神经鞘瘤来自于神经鞘的施万细胞，生长缓慢，包膜完整，肿瘤与神经根相连。恶性神经鞘瘤较少，多数神经鞘瘤系良性，由成熟的分化良好的施万细胞组成，它占纵隔神经源性肿瘤的1/2。

神经鞘瘤多见于30～40岁成人，偶见于儿童，肿瘤多来自肋间神经，并且可经过椎间孔侵入椎管内，形成哑铃形肿瘤。X线胸片可发现位于后纵隔圆形或卵圆形密度均匀边缘锐利的团块形，少数出现于前纵隔。部分肿瘤影内可见局灶性钙化和囊性变，有时侵蚀肋骨或椎骨。胸部CT能显示肿瘤大小、部位以及胸壁、纵隔受侵的程度，也可显示其通过肋间隙或椎间隙呈哑铃形的形态。磁共振能从三维方向显示肿瘤与周围脏器的关系，有特殊的价值。

神经鞘瘤多为单发，在弥漫性神经纤维瘤病时，可以多发。有一例弥漫性神经纤维瘤患者，手术切除来自迷走神经多个神经鞘瘤。大多数神经鞘瘤患者无症状系体检发现，可能有的症状为胸痛，大的肿瘤可有呼吸道症状和食管受压症状。当有神经系统症状时，如脊髓受压、声嘶、霍纳征、肋间神经痛或臂丛神经痛，并不意味着其为恶性。

病理上，神经鞘瘤有完整包膜，与起源的神经紧密相连，肿瘤切面质硬，呈灰白色或粉红，偶尔可见钙化和囊性变，其包膜内有神经外膜，即最外面的神经鞘。

由于多数神经鞘瘤是良性的，外科切除可以治愈。仅有少数病例报告良性神经鞘瘤发生恶性变。

（二）神经纤维瘤

神经纤维瘤是由神经细胞和神经鞘两者组成，某些组报告，它占纵隔神经源性肿瘤的第1位。它可以呈胸内孤立性肿瘤也可以是弥漫性神经纤维瘤病的表现之一，即皮肤色素沉着和皮下或身体内多发神经纤维瘤。

同神经鞘瘤一样，神经纤维瘤亦多见于中年患者的后纵隔，呈良性生长方式，性别分布无差别，由于生长缓慢多为体查时偶然发现。其临床表现亦同神经鞘瘤。

神经纤维瘤质地柔软，界限清楚，切面灰白半透明，与起源的神经干相连接，多呈圆形或梭形肿胀，肿瘤边缘一般见不到残留的神经，受累的神经消失在肿瘤的组织内，有时神经纤维瘤可推挤周围组织形成假包膜，它无真正包膜。但有时有黏液变性成分。

神经纤维瘤和神经鞘瘤的胚胎来源相同，神经纤维瘤由周围神经细胞、施万细胞和轴突组成，神经鞘瘤只由施万细胞组成，两者表现和生长部位大体相同，故临床上鉴别颇不容易，确切区别在于病理检查。神经纤维瘤无真正包膜，其肿瘤细胞组织疏松，胶原纤维成束且有透明变性，间质内为黏液样成分，神经纤维瘤很少囊性变。神经鞘瘤有完整的包膜，其肿瘤细胞密集，胶原纤维少不成束，间质为非黏液样成分，且多有肿瘤囊性变。

实质性神经纤维瘤是良性的，外科切除可以治愈，一般无复发。在弥漫性神经纤维瘤患者，胸内神经纤维瘤可以多发，临床处理较为困难，其原因是肿瘤不能完全切除，其次肿瘤有高度恶性变危险。

（三）神经节细胞瘤

来自于后纵隔交感神经链节细胞的肿瘤，有良性和恶性两种肿瘤。神经节细胞瘤：良性、分化好，主要由成熟的节细胞和施万细胞组成。神经母细胞瘤：分化极差高度恶性的肿瘤，由相似于胎儿肾上腺髓质的原始母细胞组成。神经节母细胞瘤：恶性，除了神经母细胞瘤成分外，尚有成熟的神经节细胞。

1. 神经节细胞瘤　多发现在3～4岁以后的儿童和青年人的后纵隔和腹膜后，很少见于2岁以内的儿童。神经节细胞瘤可以开始即是神经节细胞瘤，也可能是神经母细胞瘤逐渐分化成熟而为神经节细胞瘤。其临床特点是肿瘤较大，多有症状，可有霍纳征、虹膜异色症，系肿瘤侵犯颈交感神经节所致，此种肿瘤可有家族遗传性。

X线表现的特点是肿瘤大，边缘光滑清晰，常有条纹状钙化区，它很少侵犯椎管内呈哑铃状，但是可以有轻度肋骨侵蚀和破坏。

良性神经节细胞瘤完全切除后可以治愈，个别报告神经节细胞瘤发生恶性变。

2. 神经母细胞瘤　最常见的早期儿童纵隔内恶性肿瘤，1/2患者在2岁以内，90%以上在5岁以内发现，男孩多见。神经母细胞瘤最多来自肾上腺，也可以来自肾上腺以外的交感神经节，纵隔内神经母细胞瘤占16%，在全部纵隔神经源性肿瘤中其占6%。神经母细胞瘤可为先天性，常有家族史，偶可合并染色体异常。它来自神经嵴衍生的细胞，故可有APUD系统细胞的各种特点。

神经母细胞瘤的症状与体征较多，如霍纳征、虹膜异色症、活动能力差、脑病、肌痉挛、斜视、共济失调、白斑、关节痛、库欣综合征、重症肌无力、慢性腹泻以及各种先天性畸形等。

X线特点为肿块边缘不甚清楚，常有细条纹钙化，多有肋骨侵蚀和破坏，且可侵入椎管内呈哑铃状。

神经母细胞瘤恶性程度高，预后差，2年存活率为25%。预后取决于多种因素，如患儿的年龄、疾病分期、肿瘤部位以及分化程度等。1岁以内的患儿预后好，切除后50%可以治愈。Evans提出肿瘤分期，Ⅰ期肿瘤局限在起始部位，Ⅱ期肿瘤已有侵出或转移到同侧淋巴结，Ⅲ期肿瘤超过中线侵犯对侧胸膜腔，Ⅳ期肿瘤远处转移到骨、皮肤、肺、脑。依其分期Ⅰ期存活率为80%，Ⅳ期4%。位于纵隔的神经母细胞瘤预后优于肾脏的神经母细胞瘤。肿瘤内含有大量节细胞成分，有玫瑰花团及神经纤维物质的预后最好，缺乏以上这些成分的预后差。

神经母细胞瘤有自行性退化或逐渐分化成熟为神经节细胞的特点，先天性肿瘤中，此种变化更为常见。

Ⅰ期、Ⅱ期神经母细胞瘤可以行单纯手术切除，不能完全切除者可辅以放疗。Ⅳ期患者即使加用化疗其效果亦不佳。

3. 神经节母细胞瘤　此种肿瘤为已经分化的神经母细胞瘤，同时存在有不同分化程度的大量神经元细胞及神经纤维细胞外物质。其细胞学特点介于神经母细胞瘤和神经节细胞瘤之间，预后远比分化差的神经母细胞瘤为佳。

（四）副交感神经节细胞瘤

副交感神经节细胞瘤分两类：嗜铬细胞瘤和化学感受器瘤。嗜铬细胞瘤有分泌儿茶酚胺的特点，化学感受器只有感觉神经供给，不嗜铬，无分泌功能，此两种肿瘤均属APLD系统的肿瘤。

纵隔化学感受器瘤最常来自上纵隔主动脉体、迷走神经体、主肺动脉体的化学感受器，也可来自主动脉旁交感神经的副神经节。此种肿瘤发生率不高，女性偏多，诊断时多在30~40岁，合并APUD综合征时可有家族性倾向。恶性化学感受器瘤的发生率，因随诊时间长短而异，其发生率为6%~30%，有材料表明化学感受器瘤细胞形态与其良性或恶性过程无明显关系。

嗜铬细胞瘤可出现在腹内，也可发生在胸内，纵隔嗜铬细胞瘤占全身嗜铬细胞瘤的1%左右，多见于20~40岁成年男性。嗜铬细胞瘤的特点是分泌儿茶酚胺，但是肾上腺以外的嗜铬细胞瘤很少有分泌活性。嗜铬细胞瘤的良恶性诊断决定于临床过程以及转移，并不取决于显微镜下肿瘤细胞的形态特征。

50%纵隔化学感受器瘤无症状，多为体格检查时发现上纵隔有阴影。有症状多为肿瘤压迫附近脏器所致。化学感受器瘤可以多发，也常合并胃平滑肌肉瘤、肺软骨瘤。X线表现肿瘤大小变异较大，主动脉体瘤位于紧靠大血管和心底部，常与血管结构分辨不清，即使胸部CT有时也难以定位，此时血管造影和MRI有助于诊断和定位。多数纵隔化学感受器瘤属良性肿瘤，仅13%为恶性，可转移到骨骼系统或其他器官。完全切除可以治愈，但有时因肿瘤紧紧黏附于大血管完全切除往往不可能，术后放疗可以起一定的作用，但效果不恒定，化疗很少有效。良性化学感受器瘤预后佳，恶性者预后差，其平均存活期为6年。

嗜铬细胞瘤的特征为高血压，但也有血压正常的患者，所谓"静止"的肿瘤，未能测出有分泌功能的嗜铬细胞瘤，外科于术死亡率明显增加，因此临床上应当注意在无症状的纵隔肿瘤中，应想到有嗜铬细胞瘤的可能。在外科满意切除术后亦需密切观察。当然有高血压的嗜铬细胞瘤患者术前应予普奈洛尔、酚妥拉明等药物以利手术过程顺利及控制术后低血压期，有心动过速或心律失常患者应用 β 受体阻滞剂亦很重要。和化学感受器瘤一样，良性嗜铬细胞瘤预后好，恶性者预后差。

（五）神经鞘来源的恶性肿瘤

此种来源的恶性肿瘤主要包括恶性神经鞘瘤和恶性神经纤维瘤，它们曾被命以许多名称，包括恶性施万细胞瘤、神经源性肉瘤和神经纤维肉瘤，而以神经鞘来源的恶性肿瘤更为恰当。神经鞘来源的恶性肿瘤占纵隔恶性肿瘤的 0.5% ~7%，常在后纵隔，个别也可在前纵隔。

神经鞘来源的恶性肿瘤常是孤立的纵隔肿瘤或是神经纤维瘤病的一种表现，此时它常发生在年轻男性，也有的出现于接受放疗的乳腺癌或其他恶性肿瘤的患者。

临床表现无特殊，可有疼痛、呼吸困难、声嘶、吞咽困难、脊髓受压、霍纳征、上腔静脉梗阻综合征、低蛋白血症等，主要因肿瘤增大而致压迫症状。X 线表现为占据一侧胸腔内巨大肿物影，使邻近器官移位，也可侵犯邻近骨骼，甚至扩散到颈部。

对诊断神经鞘来源的恶性肿瘤的标准常有争论，某些作者提出至少有以下特点的一项可诊断：①起源于主要大神经。②在弥散性神经纤维瘤病患者，肿瘤起源于神经或软组织。③电子显微镜下有许多施万细胞分化的特点。④肿瘤细胞内有 S100 蛋白存在。

神经鞘来源的恶性肿瘤侵犯性强、恶性程度高、容易转移到肺或其他器官，也易局部复发，故一经诊断即应彻底外科手术治疗，放疗或化疗对肿瘤的作用尚无定论。实质性神经鞘来源的恶性肿瘤 5 年存活率为 75%，合并神经纤维瘤病时预后更差，肿瘤复发率可达 78%，5 年存活率仅 15% ~30%。

（六）神经源性肿瘤的诊断与治疗

诊断主要依靠 X 线胸片检查，良性者外观呈界限清楚的致密影，恶性者形态变化较大。胸部 CT 可以显示肿瘤的确切位置及与周围脏器的关系，确定有无哑铃形肿物的存在，尤其应用对比增强时可清楚地与周围脏器结构相鉴别。食管吞钡造影检查用以与食管病变区别。神经母细胞瘤和嗜铬细胞瘤患者尿中儿茶酚胺可能升高，但纵隔内神经母细胞瘤较腹内者儿茶酚胺增加较少。脊髓造影可以表明神经源性肿瘤有无侵入椎管内。

纵隔神经源性肿瘤的良恶性仅根据放射学检查肿物的形态与部位难以确定，而主要依靠病理检查，许多纵隔神经源性肿瘤需要开胸手术才能确定诊断。一般来讲，良性肿瘤可以完全切除，当有哑铃形肿物椎管内受侵时，最好先行椎板切开，以切除椎管内的肿瘤，以免椎管内出血、脊髓受损伤、脑脊液漏或遗留部分肿瘤组织。然后再开胸切除纵隔的肿瘤。位于胸腔顶附近的神经源性肿瘤，手术摘除时有可能损伤臂丛神经。对于来自迷走神经的神经纤维瘤或神经鞘瘤，应尽力游离出迷走神经，避免过度牵拉以防损伤喉返神经。有 2 例喉返神经受损，其中 1 例系左侧迷走神经穿过肿瘤中间。

恶性肿瘤中神经母细胞瘤常常不能完全切除，有报告 1 岁以内的神经母细胞瘤预后较好，某些情况下神经母细胞瘤有自发性成熟和或退变，因此对巨大的不能切除的神经母细胞瘤术时就予银夹标记，以帮助术后放疗和记录肿瘤的消退和增长，这样的肿瘤放疗后再行手术有可能切除。纵隔神经母细胞瘤手术加放疗和化疗可使部分病儿存活 3~10 年，在积极治疗下，儿童纵隔神经母细胞瘤有转移时，其预后也较发生在其他部位者为佳。

二、纵隔干细胞肿瘤

纵隔干细胞肿瘤即原发于纵隔的干细胞肿瘤。

干细胞存在于机体组织的一类原始状态细胞，它们能够进行自我复制和具有多向分化潜能。

纵隔干细胞肿瘤实际是以前所谓的"生殖细胞肿瘤"（germ cell tumors）。国际上常分为 3 类：①良性生殖细胞肿瘤（benign germ cell tumors），包括表皮样囊肿（epidermoid cysts）、皮样囊肿（dermoids）和良性畸胎瘤（benign teratomas）。②精原细胞瘤（seminomas）。③非精原生殖细胞瘤（non - seminomatous germ cell tumors）。

（一）良性生殖细胞肿瘤

1. 分类 表皮样囊肿、皮样囊肿和良性畸胎瘤三者的区别在于所含的胚胎胚层不同：表皮样囊肿（含外胚层），皮样囊肿（含外胚层和中胚层）；良性畸胎瘤含外、中、内3种胚层。

2. 流行病学 发病占所有纵隔肿瘤的5%～10%。没有性别差异。年轻人多见，50%的病例发病年龄在11～30岁。绝大多数分布在前纵隔，仅3%～8%发生于脊柱旁区域。

3. 病理学 肿瘤大体表现为囊性、实性或囊实性肿物。多有包膜，但与周围组织粘连紧密。肿瘤因所含具体胚层的数量不同可包含相应胚层发育的组织，如头发、牙——外胚层，骨骼、脂肪、肌肉——中胚层，呼吸道或胃肠道上皮——内胚层。若发现肿瘤含有未分化成熟的组织成分，则诊断考虑为恶性，不能诊断为良性生殖细胞肿瘤。

4. 临床表现 因肿瘤生长缓慢，多数没有症状，或有症状者肿瘤体积则较大。最常见的症状为胸痛，其次为呼吸困难、咳嗽等，多由肿瘤压迫引起。肿瘤可穿透周围组织，如肺、胸膜和心包，甚至极少数情况下咳出毛发、皮脂。

5. 辅助检查 胸部X线片表现为前纵隔肿物，较大，边界清楚，少数情况下可发现其内有钙化。胸部CT发现肿瘤囊实性，壁厚，多种密度混杂，若发现有规律的钙化和脂肪密度则有利于此症的诊断。

6. 诊断及鉴别诊断 胸部影像学发现前纵隔囊实性肿物，较大，壁厚，多种密度混杂，或有规律的钙化，则可高度怀疑此症。

与其他前纵隔肿瘤鉴别：胸腺肿瘤（位置多在上纵隔，很少侵入肺，少数有重症肌无力）、恶性生殖细胞肿瘤（AFP，HCG，CEA升高，外侵纵隔明显）、淋巴瘤（肿物结节感明显，多发淋巴结增大）。

7. 治疗 选择手术切除。需切除肿瘤和受累及的组织。切口选择因病变而异。肺是最常累及的组织，通常粘连紧密，但术后病理报告中多认为显微镜下未侵及，因此多需耐心、细致分离，分离困难则局部切除，如累及支气管则需切除相应肺段或肺叶。注意保护纵隔、肺门的重要血管、神经组织（如膈神经）。若肺受长期压迫，术中加压通气不能复张，则也切除。

8. 并发症 很少见。如膈神经损伤。

（二）精原细胞瘤

1. 流行病学 占全身精原细胞瘤的3%～5%，占纵隔恶性生殖细胞肿瘤的40%～50%。

2. 病理学 大体形态典型表现为缓慢生长的特点，肿瘤体积较大（直径平均5cm），分叶，其内多有坏死、出血。约50%者有包膜，钙化少见。含有囊性结构者罕见。

显微镜下表现为单一的睾丸精原细胞瘤细胞，但细胞被膜呈现为相互分离的巢状结构。细胞体积较大（15～30μm），呈圆形或多角形，细胞间界限不清。细胞质轻度嗜酸性，细胞核向一侧突起，核仁圆形或椭圆形。纤细的结缔组织膜将细胞分隔成小叶状。核分裂象很少见，但可伴有淋巴细胞等炎症细胞浸润。

免疫组织化学显示胎盘碱性磷酸酶（plaentalalkaline phosphatase）高表达，极少表达β-人绒毛膜促性腺激素（β-human chorionic gonadotropin，β-HCG），不表达甲胎蛋白（α-fetoprotein，AFP）。尤其是AFP，对于排除非精原生殖细胞瘤是十分重要的。

3. 临床表现 绝大多数见于20～40岁男性。80%有症状，但非特异性，可有胸痛、咳嗽、呼吸困难，发热，或体重减轻。多因肿瘤压迫周围器官所致。60%～70%发现时即有远处转移，如骨、肺、肝、脾、脊柱或脑。

4. 辅助检查 胸部X线片首先获得前纵隔肿物的整体印象，但可能漏掉小的肿瘤。胸部CT显示前纵隔较大的质地均匀肿物，有时可见淋巴结转移或胸内转移。

血浆肿瘤标记物的测定对于精原细胞瘤的诊断、治疗和随访是非常重要的。如果是年轻男性，发现前纵隔肿物，应常规检测血β-HCG和AFP水平。仅10%的精原细胞瘤有β-HCG水平的轻度升高；若β-HCG高度升高，则怀疑混合型精原细胞瘤。而乳酸脱氢酶水平对于此症的诊断无关紧要。

体格检查和 B 超检查睾丸是十分必要的。

通过外科手段（纵隔镜或胸腔镜）获得组织病理学诊断通常是有益的，但目的仅是使诊断准确而已。

5. 诊断及鉴别诊断　年轻男性前纵隔大的质地均匀的实性肿物，首先考虑此症。结合血浆 β - HCG 和 AFP 水平，诊断基本成立。

鉴别诊断需考虑：良性畸胎瘤（质地不均，多含有囊性成分）、恶性胸腺瘤（位置更高，肿瘤似有结节融合感，外侵较压迫症状明显）、非精原生殖细胞瘤或混合型精原细胞瘤（血浆 β - HCG 和 AFP 水平）、淋巴瘤（发热，淋巴结融合感）。治疗前的组织病理学诊断非常必要。

6. 治疗　化疗效果很好，通常不需要手术切除或放疗。化疗完全缓解率在 90% 以上，方案以铂类为主，与博来霉素、依托泊苷（足叶乙苷）或长春新碱联合使用。5 年生存率通常可达 70% ~ 85%。放疗效果不如化疗，通常不作为一线治疗手段。手术切除仅适用于化疗、放疗出现耐药且估计能完整切除的情况下。

（三）非精原生殖细胞瘤

1. 流行病学　绝大多数见于青年男性。文献报道中部分以前诊断为纵隔分化差的癌经染色体检查后，改诊断为生殖细胞瘤的某一特殊类型。约占纵隔恶性生殖细胞瘤的 50%。

2. 病理学　组织类型按发生率从高低顺序排列依次为：畸胎瘤（teratocarcinoma）、内胚窦瘤（卵黄囊瘤）、绒毛膜癌和胚胎癌。可有少数混合类型。

与睾丸的非生殖细胞瘤鉴别：后者很少有纯的内胚窦瘤，胚胎瘤的发生率较高。

3. 临床表现　特点是局部生长快和早期发生远处转移。诊断时多有纵隔受压或受侵症状。85% ~ 95% 的患者全身有至少 1 处的远处转移。常见的转移部位为肺、淋巴结（锁骨上、腹膜后）。转移至肝、骨、脑较少。含有绒癌成分者可出现严重的颅内出血或大血。少数患者有乳房发育，体重减轻，发热或虚弱，较纯精原细胞瘤常见。

4. 辅助检查　胸部 X 线片表现为前纵隔巨大肿物。较纯精原细胞瘤，胸部 CT 发现肿瘤内常见出血和坏死。包膜血供丰富。

近 90% 的肿瘤有 HCG 或 AFP 升高。AFP 升高时，即便是活检病理认为是纯精原细胞瘤，也应按非精原细胞瘤治疗。纯精原细胞瘤很少 HCG 高于 100ng/mL，若出现此类情况，也应按按非精原细胞瘤处理。

5. 诊断及鉴别诊断　根据前纵隔的巨大肿物，纵隔受压或远处转移，及血 HCG 或 AFP 升高（与纯精原细胞瘤鉴别），诊断多可成立。少部分患者并发血液系统恶性肿瘤。

6. 治疗　以化疗为主，采用含铂类的方案。如博来霉素，依托泊苷和顺铂联合应用化疗 4 个周期。化疗后有必要复查胸部和腹部 CT 及血 HCG 和 AFP。

对于有残余肿瘤且血 HCG 和 AFP 正常的患者，外科手术切除是必要的。化疗后肿瘤缩小较慢，手术治疗时机多在化疗结束后 2 ~ 3 个月。手术切除的标本中仍可见肿瘤细胞（无论是良性还是恶性），均需再化疗 2 个周期。

对于血 HCG 或 AFP 仍然升高者，外科手术切除是不明智的。

（刘春明）

—— **第九章** ————————————————————————————————

主动脉夹层

第一节 概 述

主动脉夹层的发生是由于血流经撕裂内膜由主动脉腔（真腔）进入主动脉壁中层（假腔）而形成。主动脉夹层剥离面通常在主动脉壁的中层。急性主动脉夹层常常迅速导致患者死亡，能存活的患者会继续发展为具有多种临床表现的慢性主动脉夹层。本章将回顾主动脉夹层的病因及病理，分析目前的诊断方法，并详细介绍当前的外科治疗方法的细节。为了使内外科医生对这种棘手的疾病有一个全面的了解，我们还将介绍这些患者的随访及后续处理的资料。

一、分型

主动脉夹层的分型主要依据夹层的部位和范围。根据部位和范围分型后，可根据夹层发生的时间细分为不同亚型，通常急性夹层指夹层发生于 2 周内的患者。慢性夹层指夹层发生 2 个月以上的患者，最近提出亚急性夹层的概念，指病程介于 2 周到 2 个月的患者。

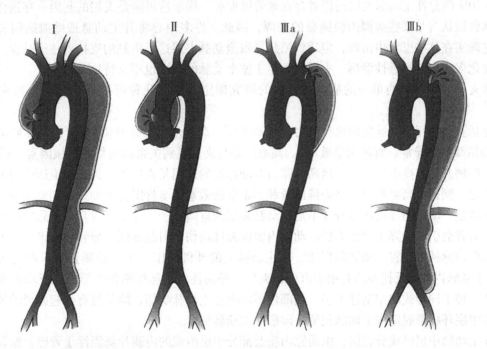

图 9-1 主动脉夹层分型。Debakey Ⅰ型与 Stanford A 型夹层累及升主动脉，主动脉弓与降主动脉；Debakey Ⅱ型夹层只累及升主动脉，这部分类型包括在 Stanford A 型的分型中；DebakeyⅢ型夹层与 Stanford B 型夹层是指夹层始发于降主动脉或胸腹主动脉（无论其主动脉弓部的累及情况）。进一步根据是否累及腹主动脉可以将其分为 a 和 b 亚型

临床上常用的分型方法有 2 种：DeBakey 分型和 Stanford 分型（图 9-1）。DeBakey 分型主要依据夹

层的部位和范围，这种分型的优点是将四种不同病变形式的主动脉夹层区分开。与之不同的是，Daily等提出的 Stanford 分型是一种功能分型：所有累及升主动脉的夹层都视为 A 型，而不管其原始破口位于何处。支持 Stanford 分型的观点认为，主动脉夹层患者的临床表现主要取决于是否累及升主动脉。反对的观点认为，由于患者总体的异质性，简单的临床分类难免带有局限性的。同样是 A 型的患者，如夹层远端累及的范围不同，其差别可能会很大。鉴于 Stanford 分型简洁、实用的特点，且被学界广泛接受，我们在本章论述中全部使用 Stanford 分型。

二、发病率

主动脉夹层是主动脉疾病导致死亡最常见的疾病。在美国，其发病率较腹主动脉瘤破裂的发病率高约 3 倍。据估计，主动脉夹层全世界的发病率是 0.5~2.95/（100 000 人·年）；美国的发病率是 0.2~0.8/（100 000 人·年），估计每年约有 2 000 例新病例。但这些数据仅仅是估计值，有一组尸检报告显示只有 15% 的病例有生前诊断，说明许多因主动脉夹层的突发死亡并未在生前诊断。临床上，主动脉A 型夹层的发病率相对更高一些。

三、病因及发病机制

目前有几种假说都试图解释内膜撕裂（原发破口）使动脉血流在动脉壁中层形成一分裂层的机制。最初的观点认为，由于主动脉中层存在生化异常，正常机械压力作用于动脉壁就会造成内膜撕裂，称之为中层囊性坏死或退行性变。关于主动脉中层的异常与内膜撕裂之间的关系并没有得到足够的科学证据支持。事实上，仅有少数急性主动脉夹层的患者发现有中层退行性变，而且大多数是儿童。因此，近来这种理论的支持者越来越少。

另外，有资料提示主动脉夹层与主动脉壁内血肿存在联系。这种理论的提出者指出，动脉中层的滋养血管出血会形成一管壁血肿，导致舒张期局部区域内膜张力增高，这些部位会出现内膜撕裂。事实上，10%~20% 的急性主动脉夹层的患者存在血管壁血肿，提示这可能是夹层的起因。穿透性动脉粥样硬化性溃疡曾被认为是某些病例内膜撕裂的来源，因此，许多中心将升主动脉透壁溃疡同夹层一样对待。虽然这确实在这些患者中出现，但透壁溃疡导致全动脉夹层这一机制的支持者逐渐减少。胸主动脉动脉粥样硬化多表现为穿透性溃疡，夹层可发生于整个动脉的概率也不支持这一理论。

主动脉夹层没有确定的单一的病因，目前的研究确定了以下几种可损坏动脉壁导致夹层的危险因子。

其中包括直接作用于动脉壁的机械压力（如高血压、高容量、动脉血流紊乱）；和影响动脉壁结构的因素（如结缔组织异常、直接化学破坏）。高血压是与夹层发病关系最密切的机械因素，超过 75% 的主动脉夹层病例并发有高血压。尽管增高的张力对动脉壁的作用是直接的，但是高血压引起夹层的确切机制尚不清楚。同样，高血容量、高心排出量和不正常的激素环境肯定会增加妊娠期夹层的发病率，但其机制也不清楚。动脉粥样硬化本身并不是主动脉夹层的危险因子，除了同时存在动脉瘤或动脉粥样硬化性溃疡，后者会引起胸降主动脉夹层。动脉内膜医源性损伤会引起夹层。导管插入术、体外循环时主动脉根部和股动脉插管、置主动脉阻断钳、在主动脉上的外科操作（主动脉瓣置换术和冠状动脉旁路移植术）、主动脉内球囊反搏等均有报道可引起夹层。外伤性主动脉横断很少形成广泛剥离的夹层，而是形成另外一种不同形式的主动脉夹层。其部位多局限在主动脉峡部，除了具有引起破裂的风险外，还会因内膜和中层环状撕脱造成主动脉狭窄，即假性主动脉缩窄。

一旦在主动脉中层形成分裂层，由动脉内膜及部分中层组成的内膜片将漂浮于管腔，原发破口通常超过动脉周径的 50%。原发破口累及动脉全周呈套筒样剥脱的情况较少见，如果出现，往往意味着预后较差。A 型夹层的原发破口通常位于升主动脉的右前方，其延展路径在某种程度上是有某种规律的，通常螺旋式通过主动脉弓，进入降主动脉和腹主动脉的左后侧方。主动脉夹层也可逆行进展，累及冠状动脉开口，这种情况约占全部夹层的 11%。急性夹层 80% 的死因是心肌缺血和夹层破入心包腔。通常远端的假腔通过夹层片上一个或多个破口与真腔交通。4%~12% 病例的假腔远端为盲端，这种情况下假腔内的血液会形成血栓。假腔也会穿透外膜引起破裂死亡。不管假腔和真腔有无交通，动脉分支的灌注都可能被夹层所累及，引起远端器官缺血（图9-2）。如果上述急性期的并发病变能够避免，由部分中层和外膜所组成的薄弱的外层动脉壁将随时间而扩张，最终形成动脉瘤。这种远期并发症是大多数各型慢性夹层需要手术的原因。

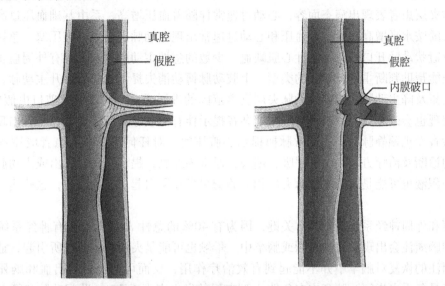

图9-2　主动脉夹层示意图。A. 内膜片完整时真腔受压导致分支动脉灌注不良；B. 内膜片有破口时有时可以恢复分支动脉的灌注

主动脉外膜与极少量中层提供动脉壁的张力强度。主动脉中层由环形排列的平滑肌和结缔组织构成，结缔组织蛋白包括胶原、弹性蛋白、纤维蛋白及基质。中层结构异常与主动脉夹层有关，如马方综合征和 Ehlers - Danlos 综合征等结缔组织病。马方综合征是常染色体遗传病，位于 15 号染色体长臂的纤维蛋白 - 1 基因（FBNI）发生点突变，导致中层构成异常，该病在新生儿中发病率大约为 1/5 000。但是，一些疾病有不完全型，其中 25% 属散发未知纤维蛋白病变。Ⅳ型 Ehlers - Danlos 综合征是一种Ⅲ型胶原蛋白 proαI（Ⅲ）链的疏松结缔组织疾病，发病率为 1/5 000。值得注意的是，在未查到生化和遗传学异常的人群中也有相同的夹层高发情况。

四、临床表现

（一）症状和体征

急性主动脉夹层患者约有 40% 于发病时即刻死亡。发病后能够存活下来的患者一般通过药物治疗能够使病情稳定。对这部分患者来说，药物等治疗干预可改变主动脉夹层的自然病程，故临床预后最终取决于夹层的类型、就诊时间、患者相关的因素及提供治疗的单位的医疗质量和接诊人的相关经验。

对于病情平稳的患者如果怀疑患有主动脉夹层，评估包括详细的病史及查体，着重发现那些能帮助明确诊断的症状及体征。约 30% 诊断为急性主动脉夹层的患者最初被误诊为其他疾病，因此需要医生对与本病相关临床表现高度警惕。大多数主动脉夹层患者有剧烈的、不能缓解的胸痛，此类疼痛的患者必须要考虑有主动脉夹层的可能性。这种疼痛通常是患者以往没有经历过的，常会引发焦虑。升主动脉夹层的疼痛通常位于胸骨中部，降主动脉夹层的疼痛多位于肩胛间区。疼痛最剧烈的部位随着夹层正向或逆向扩展会发生改变，这种"迁移性疼痛"应该引起临床的高度警惕。疼痛的性质常描述为"撕裂样"或"撕脱样"。疼痛程度极强而且持续。不伴发疼痛的主动脉夹层也有报道，这类情况通常发生在有动脉瘤的患者。这种情况下，新发夹层的疼痛与原有的动脉瘤的慢性疼痛不易区分。部分患者还会出现与脑、四肢及内脏灌注障碍相关的症状和体征。在最初的疼痛症状后，这些缺血引发的临床表现可能会掩盖真实的主动脉夹层诊断。

既往史中如原发性高血压、主动脉瘤、家族性结缔组织疾病等危险因素有助于协助诊断。违禁药物的使用也逐渐成为有助于早期诊断的重要易患因素。主动脉夹层引起的胸痛的鉴别诊断有心肌缺血、主动脉瘤、急性主动脉瓣反流、心包炎、肺栓塞、胸壁肌肉骨骼疼痛。相关的病例需要考虑到主动脉夹层的可能性，因为不同的治疗方法（如急性心肌梗死的溶栓治疗）将影响到急性主动脉夹层患者的生存率。

急性主动脉夹层患者表现出病态面容，心动过速常伴随着血压增高，系由基础血压过高以及因疼痛及焦虑引起儿茶酚胺水平增高所致。低血压和心动过速常出现在动脉破裂、心脏压塞、急性主动脉瓣反流，以及因累及冠状动脉开口引起的急性心肌缺血。少数的急性主动脉夹层患者有外周血管征异常，不同的外周血管征能帮助判断主动脉夹层的类型。上肢动脉搏动消失提示夹层累及升主动脉，下肢动脉搏动消失提示夹层累及降主动脉。随着主动脉夹层剥离范围的进展或血流通过继发破口由假腔进入真腔，外周血管征的表现也会改变。心脏听诊有舒张期杂音提示伴有主动脉瓣反流，第三心音出现提示左心室容量超负荷。检查发现颈静脉怒张和反常脉搏提示心脏压塞。对任何不稳定的患者应注意识别这些征象，确立正确的诊断及治疗方案。单侧呼吸音消失，通常为左侧，提示主动脉渗出或主动脉破裂引起的血胸。另外胸腔积液也可能是由于主动脉夹层相关的胸膜炎症所引起。在治疗前，这些病变需要进行的深入评估。

全面的中枢和外周神经系统检查非常关键，因为有 40% 的急性 A 型夹层会有神经系统的异常。累及头臂血管影响脑灌注会出现短暂的晕厥或脑卒中。晕厥也可能是夹层破入心包所引起，通常提示预后不佳。脑血流灌注的恢复对脑卒中并不能起到有效治疗作用，反而可能会引起出血和脑死亡，即便如此，此类患者仍具备手术指征。脑卒中在急性 A 型夹层的发生率小于 5%。肋间动脉和腰动脉失去灌注会引起脊髓缺血和截瘫。缺血引起的外周神经功能障碍与脊髓灌注异常的表现近似但预后不同，这些患者通常恢复外周神经的血流灌注后症状会得到改善。急性主动脉夹层还会因局部压迫引起上腔静脉综合征、声带麻痹、呕血、Hornner 综合征、咯血、气道受压。

主动脉分支的低灌注综合征可以发生在从冠脉开口到腹主动脉分叉全程的所有分支，而且低灌注综合征在特定患者中可以成为主要的表现。主动脉夹层患者并发至少一个器官低灌注的情况并不少见，在尸检的患者的中器官低灌注的证据比源自临床的统计更多一些。大多数病例中，主动脉分支阻塞的机制是由于分支血管假腔对真腔的压迫。分支血管的内膜开口有时也会从主动脉内膜上完全撕脱下来，该分支血管的假腔不同程度地为相应器官进行血流灌注。

慢性主动脉夹层通常缺少临床症状。对于有主动脉瘤病变基础的患者，可能是在一次无症状的急性夹层的发病后偶然被发现。部分慢性主动脉夹层患者需要手术治疗，通常手术治疗的原因是由于夹层累及的主动脉节段出现瘤样扩张。慢性主动脉夹层的症状主要是间断性钝痛，甚至可以是瘤样扩张压迫骨性胸廓引起的骨骼肌肉性疼痛。慢性主动脉 A 型夹层并发主动脉脉瓣反流可出现乏力，胸闷和胸痛的症状。少数情况下，慢性主动脉夹层因为重要的肋间动脉断裂或血栓闭塞会出现下肢截瘫的症状。通常慢性主动脉夹层较少出现器官灌注不良，这是由于慢性主动脉夹层真假腔之间的交通良好。

（二）诊断与检查

常规的诊断检查包括血液检查、胸部 X 线片、ECG 等，但这些检查不足以对急性主动脉夹层确诊。心电图大部分无缺血性改变，仅 20% 的急性 A 型夹层患者有心电图缺血性改变。心电非特异性复极化异常占累及冠状动脉开口的主动脉夹层患者的 1/3。心电图可以提示由于长期高血压造成的左心肥厚。急性主动脉夹层患者中 60% ~ 90% 会有胸部 X 片异常。虽然大多数主动脉夹层患者胸片表现可能有一处或几处异常，但是完全正常的胸片表现并不能排除主动脉夹层诊断。血液标本化验包括血常规、电解质、肌酐、心肌酶谱、血型等筛查项目。这些血液检查在临床诊断尚未明确时就已经进行。通常主动脉夹层患者会有轻微的白细胞增高。由于出血的原因可能会出现贫血。患者并发脏器灌注不良的情况下，肝功、肌酐、肌红蛋白、乳酸等的水平会出现异常。

（三）影像学检查

影像学检查对于明确急性主动脉夹层解剖学特点是必需的，这与临床诊断是否已明确或病情危急程度并无关系。影像学检查要求快速完成并且要最大限度地减轻患者痛苦。目前用于急性主动脉夹层的诊断方法中有两种影像学检查方法符合上述要求：即电子计算机 X 线断层摄影术（CT）和超声。磁共振成像和主动脉造影、血管内超声，也可以用于急性主动脉夹层的诊断，但因为种种原因只可作为二线诊断方式。针对具体的临床情况选择最合适的检查方式前，应当考虑每种影像学检查方法有不同的优点、缺点和可靠性。每种检查可提供独特的信息，包括原发破口及继发破口的位置、假腔内有无血流或血栓、主动脉瓣的情况、有无心肌缺血及其性质、头臂血管和动脉分支受累及的情况。能够为手术计划和后继治疗提供特殊针对性数据的影像检查方式才是最适合于患者的。

由于螺旋 CT 的普及，使其已经成为诊断急性主动脉夹层最常用的检查。静脉造影剂的使用可能会造成其在某些临床情况下应用受限。但螺旋 CT 可以提供大多数医生所熟悉的图像资料，并且有很高的敏感性和特异性。这项检查可以快速完成，符合急性夹层的早期处理的要求。胸腔和心包腔等结构也能被清楚地显示。当显示为动脉相时，还可以评价动脉分支血管：评价头臂动脉受累情况的准确度可达到 96%。主动脉夹层诊断的确定必须要具备由于主动脉内膜片分隔开而形成的真假腔。主动脉影像的三维重建不但为诊断提供信息还可为手术方案的制定提供信息。

经食管超声心动图（TEE）是目前第二位最常用的用于诊断急性主动脉夹层的检查。它很普及，不需要静脉造影剂或放射线即可提供动脉的动态图像以指导诊断。

TEE 要求操作者有丰富的经验，以保证检查安全和获得需要的图像。最安全的 TEE 检查状态是在手术室全身麻醉下，此外 TEE 检查也可在局部麻醉及轻度镇静并且有监护的状态下进行。曾有过在超声检查困难的情况下发生夹层破裂的报道，故检查时让患者处于舒适状态十分重要。要排除急性夹层的诊断，需要完整地检查主动脉全程。TEE 检查的绝对禁忌证包括食管静脉曲张、狭窄、肿瘤等疾病。胃内充盈或餐后是相对禁忌证，对于绝大多数患者而言这样的检查仍可以被视为安全的。急性主动脉夹层的诊断标准包括看到一个将主动脉分隔成两个不同的腔的回声层面，且可以重复观察到，能与主动脉周围的心脏结构相鉴别。真腔会在收缩期扩张和舒张期受压。通过辨认剥离片远端的破口和借助彩色多普勒观察假腔内的血流，可以发现真假腔的交通。血流消失提示假腔内血栓形成。TEE 还可以提供主动脉瓣和心包腔的高质量的图像。可以直接观察到冠状动脉开口。通过评定左心室节段性的运动状态可以间接判断有无心肌缺血。彩色多普勒可以准确定量评估主动脉瓣反流，可以用于评定并发的瓣膜异常。心包及胸腔也能观察到，所以可以确定有无积液。

经胸超声心动图（TTE）提供升主动脉及主动脉弓的图像，有助于诊断，但不如经食管超声心动图敏感。因此，虽然经胸超声心动图的图像对诊断很有价值，但不足以确诊。患者相关因素如体型、肺气肿及机械通气等也会限制经胸超声心动图检查。经胸超声心动图检查后还要补充完成经食管超声心动图。因后者能提供整个主动脉更为详细的信息。

主动脉造影最早于 1939 年用于诊断急性主动脉夹层，至今仍被认为是诊断的金标准。主动脉造影是有创检查，需用造影剂使主动脉在多个二维的投影上显影，但是造影剂常有肾毒性。确定主动脉夹层的诊断需要观察到：内膜片、主动脉双腔改变或者由于假腔内血流而受压的真腔。夹层的间接征象包括分支血管的异常，假腔充盈时内膜轮廓的异常。主动脉造影还可以评价主动脉瓣的反流情况，A 型夹层时也只有这种方法可以进行冠状动脉造影。但一般不推荐冠状动脉造影检查，因为只有 10% ~ 20% 的急性 A 型夹层累及冠状动脉开口，而且在手术时很容易评估。有 25% 的急性主动脉夹层的患者同时患有冠状动脉粥样硬化，即使对于这些患者也应该先修复夹层。在 B 型夹层出现肠系膜缺血或少尿时，或 A 型夹层出现器官灌注障碍时，主动脉造影时还可以借助导管进行治疗。主动脉造影会出现假阴性，常发生在当真假腔中血栓形成或真假腔的对比剂的透光度相等时。造影诊断壁内血肿比较困难，因为没有内膜破口，而穿透性溃疡则容易被发现。主动脉夹层的特殊类型用 CT 扫描或 MRI 诊断最好。主动脉造影需要一个熟练的团队完成，这限制了其在急诊状况时的使用。在不同诊疗中心，团队准备时间差异很大，致使主动脉造影比其他可以立即使用的检查方法较少应用。主动脉造影需要经动脉插管，引起的疼痛可能会造成夹层破裂或扩展。

经血管内超声（IVUS）是一种在导管基础上的成像手段，它可以提供主动脉夹层的患者的动脉壁和内膜片的动态图像。它特别有助于描绘夹层的近端和远端范围，对于主动脉造影难于区分的真腔和假腔的情况也可帮助辨别。高分辨率的图像可以区分正常的三层结构的动脉壁及与假腔相邻的不正常的薄壁。因为动脉壁可以成像，使得主动脉壁内的血肿和穿透性溃疡也可以被发现。目前作为一个独立的影像检查方法，它比较耗时，并且要求操作人员技术熟练。正如动脉造影一样，通常不用于急性夹层的初始检查。对于初始的影像检查为阴性而临床又高度怀疑夹层的患者，经血管内超声结合动脉造影检查将最有帮助。

磁共振成像（MRI）和新型使用对比剂的磁共振血管造影术可以提供更优良的图像确诊动脉夹层。事实上，从文献报道的影像诊断准确率来看，有人认为它是诊断主动脉夹层的金标准。夹层表现为内膜片将动脉腔分隔为两个或更多的通道。与 CT 相似，MRI 提供全部动脉、心包腔、胸腔和详细图像。动态图像还可以用于评价左心室功能、主动脉瓣膜状态、主动脉分支血管及假腔内的血流。然而，由于磁共振成像仍未广泛普及而且体内金属体的情况限制了其应用。MRI 的另一缺点是高达 64% 的检查有伪像，这尤其需要放射学的专家来读片，上述这些原因使磁共振成像不常应用于急性夹层诊断。

（四）诊断策略

评估可能的急性主动脉夹层患者，首先要从临床角度判断主动脉夹层的可能性以及评价患者的血流动力学状态稳定程度。对于血流动力学不稳定的患者在检查 ECG 排除急性冠状动脉综合征后要立即转送入手术室。药物治疗应当在考虑此诊断后就开始应用。对于此类患者，我们会在基本监护的基础上进行气管插管、机械通气。进行食管超声检查。如果 TEE 检查没有发现急性主动脉夹层，血流动力学状态不稳定的患者应建立保护性气道和有创监测，以便考虑其他诊断并继续复苏抢救。对 TEE 检查阴性但仍然高度怀疑急性夹层的患者，应行 CT 检查或动脉造影（包括经血管超声）。

对于临床表现及血流动力学状况稳定的患者，可以进行更详细的病史询问及物理检查，并可根据特殊的表现选择合适的影像检查。在 Virginia 大学，这样的患者首选 CT 检查。CT 机位于急诊室，15 分钟内就可以获得所需的图像资料。如果检查阴性但仍然高度怀疑该病，可以行经食管超声检查。最近的一项回顾性研究发现，平均应用 1.8 项影像检查就可以正确地诊断急性主动脉夹层。尽管 TTE 是一项相对不太敏感的检查（特别对降主动脉），怀疑有急性 A 型夹层的患者可以先做这种检查。如果阳性，随后的 TEE 检查确诊可以在手术室进行，以加快外科手术处理。如果阴性，CT 扫描或在 ICU 进行 TEE 检查是必要的。

慢性主动脉夹层的影像学检查主要用于检查病情进展，也可以在有相应的临床症状以及进行手术前准备时进行。主动脉夹层的常规性复查可以选择 CT 或者 MRI，而 CT 被视为更好的选择是因为在急性期主动脉夹层通常是用 CT 进行诊断的，而且 CT 检查的分辨率，患者依从性，以及低花费的特点都使其适宜进行疾病的复查。MRI 应用于有肾功能不全的患者的复查以及进行手术前的解剖学判断。对于并发有主动脉瓣反流的慢性主动脉夹层患者，进行 TTE 检查对照主动脉反流量的变化是必要的。年龄大于 50 岁的患者，手术前需要进行常规性冠状动脉造影检查。冠状动脉造影的同时可以进行主动脉造影，这可以补充在无创性检查中不能获取的解剖信息，例如主动脉分支的起源情况等。

（何　旭）

第二节　急性主动脉 A 型夹层

一、自然病程

急性主动脉 A 型夹层的致死率是非常高的。大约 50% 的急性 A 型夹层的患者在发病 48 小时内死亡。传统观念认为，急性 A 型夹层在自然病程下有每小时 1% 的死亡率。然而新的资料显示，某些高风险组应用药物治疗有了不同的预后。有一项研究，28% 的急性夹层患者因为各种原因接受药物治疗，其住院死亡率为 58%。如此高的死亡率提示，存活的急性 A 型夹层的患者应尽快地诊断并尽早治疗。

二、初期内科处理

急性主动脉 A 型夹层的高死亡率要求确诊后立即开始治疗。诊断核心是明确诊断的同时识别出需要立即进行处理的危险因素。做出这样评估的地点因为患者的病情不同而有区别。血流动力学相对稳定的患者可以进行较为详细的诊断和对应处理，而血流动力学不稳定的危重的患者此过程应当在手术室完成。对因失血到胸腔或心脏压塞而出现低血压的患者，应将患者在复苏与抢救的同时转运进入手术室。对于清醒患者，尽量避免在手术室以外的地方做经食管超声检查或中心静脉置管，患者在这些过程中感到的不适会引起血压升高进而可能会使动脉破裂或夹层进展。

对于血流动力学稳定的患者，要检测双上肢与双下肢的血压。夹层双向扩展，但是向近端的扩展会迅速影响血流动力学的稳定性。对疼痛明显的高血压患者先要给予麻醉性镇痛药以控制血压。通常急性主动脉夹层患者控制性降压的目的是：首先收缩压下降可以降低动脉壁的张力，减少破裂的可能性；另外减少动脉血压上升的速率可以减少动脉壁的剪切力，降低夹层进展的可能性。为达到上述目的，用药物将收缩压控制在 90 ~ 110mmHg，心率低于 60 次/分。

控制疼痛可以减少儿茶酚胺的释放与降低夹层破裂的机会。药物治疗首先应当使用麻醉镇痛剂。控制血压常用的药物有 β 受体拮抗剂和外周血管扩张剂。应当首先应用 β 受体拮抗剂如：艾司洛尔，因为其减慢心率的效应会受到血管扩张剂降低血压效应的抵消，而且血管扩张剂会增加每搏输出量和主动脉剪应力。长效 β 受体拮抗剂会使心率降低至 60 次/分以下。使用 β 受体拮抗剂后，可使用硝普钠等血管扩张剂以进一步控制血压。硝普钠是一种直接的动脉扩张剂，起效快，持续时间短，这使得它成为一种理想的快速控制血压的药物。当硝普钠单独使用时，主动脉收缩压上升的速率会增大，加用艾司洛尔可降低心肌的收缩力和减慢心率。避免使用负荷量的艾司洛尔和硝普钠，以免引起低血压。在亚急性期，还可选用 β 受体拮抗剂普萘洛尔、美托洛尔以及混合性 α、β 受体拮抗剂拉贝洛尔。另外对那些对 β_1 受体拮抗剂有禁忌证的患者，可以用尼卡地平等钙通道拮抗剂，也可达到血压控制且不影响心脏功能。

三、手术指征

急性 A 型夹层的手术目的是恢复真腔血流并且防止主动脉夹层出现灾难性事件如：主动脉破入心包或胸膜腔，撕裂到冠状动脉开口或主动脉瓣。除了高危患者之外，只要累及到升主动脉，就有手术的指征。如何判断高危患者及高危因素是一个临床难点。比如，患者的年龄通常不被认为是手术的绝对禁忌证。然而大于 80 岁的急性 A 型夹层患者的手术治疗效果较差。患者就诊时的神经系统状况也会影响手术治疗的决定。多数人认为反应迟钝和昏睡状态的患者很少能从手术中获益。就诊时有卒中或偏瘫等并发症的患者不是手术治疗的禁忌证。夹层的真腔或假腔内已形成血栓的患者仍可能发生致死的并发症，应该手术治疗。同样的，亚急性 A 型夹层的患者（即发病 2 周后的患者）也需要手术治疗。Scholl 等研究表明，这些患者没有发生夹层早期的并发症，可以安全地行择期手术，而不需急症手术。

急慢性主动脉 A 型与 B 型夹层的手术指征：

1. 急性

（1）A 型：确诊即有指征。

（2）B 型：①内科药物治疗无效（持续疼痛，持续高血压）；②主动脉直径进行性扩张；③主动脉夹层剥离范围扩展；④急性主动脉破裂或先兆破裂；⑤脏器灌注不良。

2. 慢性

（1）急性主动脉破裂或先兆破裂。

（2）主动脉夹层引发症状（心力衰竭、心绞痛、主动脉反流、卒中、疼痛）。

（3）脏器灌注不良。

（4）主动脉瘤样扩张直径≥5.5cm（A 型）或≥6.5（B 型）。

（5）主动脉直径扩张速度 >1cm/年。

四、手术治疗

（一）麻醉和监护

主动脉夹层手术的麻醉是以麻醉镇痛药为基础，辅助以吸入药物维持。经胸骨正中切口的手术应用单腔气管插管，经左胸切口虽然没有规定一定要使用双腔气管插管，但使用双腔气管插管还是会有帮助。监测包括经中心静脉留置的肺动脉导管和根据不同手术方式留置的一根或多根动脉血压监测通路。必须为所有可能出现的情况做准备，最重要的是为可能出现的低体温停循环做准备。单侧或双侧桡动脉和至少一侧股动脉测压是必需的，以确保全身的血供。所有患者都应留置经食管超声的探头。通过留置在膀胱的 Foley 导尿管和食管的鼻咽探头监测体温。备皮应包括腋窝及股动脉区，以便提供所有可能的插管途径。

神经功能监测是可行的，但是即使是对于择期手术的病例，其应用仍然是有争议的。颅脑和脊髓监护的支持者认为这些监测手段可以在神经细胞发生不可逆损伤之前发现早期损伤。而反对者认为，该监测技术处于学习曲线阶段，而且在监护仪发现缺血性神经改变时，损伤已经产生了。最佳的监测方法取决于夹层的位置和血流控制的相关细节。升主动脉和主动脉弓范围内的操作会影响颅脑的灌注。在这种情况下，目前采用经颅多普勒（TCD）和红外光谱仪（NIRS）进行监测。术中 TCD 可用于观察插管异位和记录逆向灌注的调整情况。而反对者认为由于脑血流基线流速较缓，颅骨较厚，所以难以实现TCD 的术中应用。持续非创伤性 NIRS 可以用于监测术中脑组织氧供，作为血供的标志物。尽管 NIRS 在主动脉夹层中的应用价值仍不清楚，但是支持者根据冠脉搭桥手术的研究结果外推其在夹层手术中的作用。NIRS 可以用于监测术中局部氧供的变化，这在手术体温正常期至关重要。体感诱发电位（SSEP）的作用也有争论，可能用于发现外周神经至脑神经任何位置的神经损伤。这项监测甚至可以先于脑电图（EEG）发现低体温停循环时的脑缺血。SSEP 也可发现脊髓缺血，并确认需要再植的血管。几家中心的回顾性研究显示，应用 SSEF 后，术中和术后截瘫患者减少。神经功能监测作为一种新生的技术，对于有经验的操作者可能有效。

（二）止血

主动脉夹层手术常会有大量的出血。严格的血液保护是手术很重要的一方面，应至少准备一个血液回收装置。在手术开始前，应将备好的红细胞、血小板、新鲜冰冻血浆取至手术室。患者手术前状态引起的凝血紊乱、体外循环、深低温停循环都会造成大量的出血。移植血管材料的改进几乎可消除其引起的术中及术后出血。抗纤溶药物如 6–氨基乙酸、抑肽酶也是很有用的止血剂。抑肽酶全量或半量使用均有效，在手术前使用最有效。对于应用深低温停循环的病例，我们的做法是在停循环结束后使用。患者常需要输入新鲜冰冻血浆、血小板、甚至冷沉淀物。当全身性凝血紊乱矫正后，纤维蛋白胶和止血材料如速即纱和明胶海绵也有用。

（三）体外循环

主动脉 A 型夹层的插管要考虑到夹层的解剖与手术的范围。最为重要的是确保灌注血流进入真腔以保证良好的终末器官灌注。特殊情况下，患者需要多处插管以满足全身充足血供。插管部位的选择需要考虑到手术者的经验以及夹层的解剖特点。

静脉插管通常经右心房，使用二级静脉管道。如在停循环时进行脑逆行灌注，需要行双腔静脉插管。在主动脉瓣关闭不全的患者，需要留置左心引流管，经右上肺静脉可以很方便地放置，偶尔也经左心室心尖放置。心脏停搏液可以经冠状静脉窦置管逆行灌注，也可经没有发生夹层的冠状动脉口直接灌注。

主动脉远端的治疗范围与手术者的经验有关，许多医生认为手术应当局限在升主动脉，这种情况下，能够进行真腔灌注的部位都可以选择进行动脉插管。股动脉是常用的动脉插管部位。当出现下肢灌注障碍伴搏动消失时，选择哪一支股动脉插管还有争议。腹主动脉夹层经常导致左股动脉源于假腔，所以右股动脉插管可能更容易灌注真腔。灌注到假腔会引起逆行剥离和起至主动脉真腔的分支血管灌注障碍。一旦出现那种情况，应立即停止体外循环，选择另外的部位插管，以达到良好的全身灌注。在胸腔已打开时，通过经食管超声的引导经升主动脉直接插管很容易取得成功。另一种可供选择的插管技术是经过左心室心尖和主动脉瓣，然后通过升主动脉止血带将插管圈定好位置。通常在内膜片上有多个续发破口，允许灌注到所有腔。

另外也有外科医生认为，切除尽可能多的病变主动脉是较为理想的。由于这样一来，切除的范围往往包括主动脉弓部，所以动脉插管必须要能够保证前向脑灌注。临床应用最为广泛的动脉插管部位是右侧腋动脉，右腋动脉插管可以直接进行右侧颈总动脉的灌注。右侧腋动脉插管可以直接切开腋动脉进行，也可以在腋动脉上缝合人工血管进行灌注。当深低温停循环开始后，切开主动脉壁，还可以在直视下进行无名动脉与左颈总动脉的插管灌注。无论插管部位是如何选择的，手术医生都必须要保证全身各器官的良好灌注。如果发现有器官灌注欠佳或者降温过程异常的现象，要及时追加动脉插管。要常规进行检查来确保颈动脉与降主动脉灌注的效果。

（四）脑保护

主动脉 A 型夹层手术治疗时会经历影响脑部的血供的停循环期。这期间的神经系统保护措施对于神经系统的转归很重要。脑保护主要通过深低温辅助以多种形式的脑保护方法。单纯深低温是最早应用于主动脉弓部手术的脑保护方法，对于短时间的手术操作，目前仍是有效的方法之一。

文献中报道的脑保护温度各有不同，14~32℃。随着温度的降低，停循环的时限会延长，但是应当注意，低于14℃时，会出现非缺血性脑损伤，因此应当避免。大多数研究表明深低温时可以提供20分钟的安全脑缺血时限。随着停循环时间的延长，脑并发症的概率也会随之增加。深低温停循环的时间应当尽可能地缩短。

在深低温停循环的情况下，可以低温的程度来估计代谢的状态。测量鼻咽和鼓室的温度可以估计脑的温度，但并非最佳方法。正因为这个原因，一些小组用脑电器描记法的脑电静止来决定合适的温度和灌注。通过降温使患者脑电静止，维持5分钟后，可以开始停循环过程，通常这时的温度在15~22℃。宾夕法尼亚大学的经验是通过45分钟的降温过程可以使90%的患者出现脑电静默，而术后的卒中发生率小于5%。在没有脑电监测的情况下，降温45分钟是多数患者获得脑保护的理想时间。降温过程中的脑电监测在理论上是可行的，但是对于主动脉夹层患者，这种方法在实际应用中并不容易完成。

另一种脑保护的技术是在停循环期间持续性脑灌注。脑血流灌注可以顺行也可以逆行。逆行性脑灌注技术依赖于静脉插管。如果为双腔静脉插管，在上腔静脉近端置一止血带，通过上腔静脉管逆向的血流灌注非常简单和有效。二级静脉插管时，需要缝一荷包，通过荷包在上腔静脉内留置一逆行的冠状静脉窦导管。逆行脑灌注的好处是可以清除头臂血管内动脉粥样硬化斑块物质及气体。灌流速度以保持上腔静脉压在15~25mmHg最理想。

选择性顺行脑灌注近年来开始流行，当主动脉弓切开后，将无名动脉和左颈总动脉分别环绕血管止血带，并分别置入逆行冠状静脉窦导管。将左锁骨下动脉阻断后，在理想的停循环温度，逐渐增加流量以达到灌注压在50~70mmHg。这些插管在头臂血管与人工血管吻合快完成时拔出，这时可以恢复体外循环。

通过体外循环慢慢地全身降温（20~25分钟），保持灌注液温度与患者体温的最大温差小于10℃最为理想。用冰帽包裹头部以保持脑的低温。随着温度的降低，停循环的安全时限也会延长。降温期间使用甲泼尼龙和硫喷妥被认为可以进一步降低停循环期间脑的代谢需求，但我们现在都不再使用。修补结束后恢复体外循环，全身复温到至少37℃，同样温差不要超过10℃。因为复温停止和脱离体外循环后，中心体温会有轻度的下降。

有学者认为辅助用药可以降低代谢率并减少损伤。很多医生选用甲泼尼龙，而降温过程巴比妥已很少应用。甲泼尼龙应早期应用，以便于激素作用于细胞核。也有人在停跳期间使用利多卡因和镁剂以稳定神经细胞膜电位。应用呋塞米和甘露醇加强利尿和促进停循环后自由基的清除。

（五）手术技术

升主动脉及近端主动脉弓夹层的手术入路是通过胸骨正中切口，该切口可以向锁骨上、颈部、及向下延长以显露头臂血管或降主动脉。当夹层累及远端主动脉弓时，辨别和保护好左迷走神经及其喉返神经分支和左膈神经。如果 A 型夹层累及弓部（30%）或不清楚是否累及弓部，最好采用远端开放吻合技术置换升主动脉。远端开放吻合技术需要钳夹中段升主动脉，通过顺行和（或）逆行灌注心脏停搏液使心脏停搏。然后切开阻断钳近端发生夹层的升主动脉。这时可以评估并手术修复主动脉瓣，并继续全身降温。如果夹层没有累及到主动脉根部，在窦管交界远端 5~10mm 处横断主动脉。如果夹层累及窦管交界，用一条或两条 Teflon 毡片夹住剥离的动脉壁，以 3-0 或 4-0Prolene 线将其重新缝合在一起，重建近端主动脉。Safi 等比较间断带垫片的水平褥式缝合法与三明治毡片法。根据他们的经验，前一种技术更加稳固并减少以后发生主动脉狭窄的可能性。明胶-间苯二酚-甲醛（GRF）胶或新的生物胶曾被用来粘合剥离的动脉壁。然而对每一种市场有售的胶，均有再次剥离以及胶内成分（甲醛）毒性的报道。

当温度降到 18~20℃，可以中断灌注，开始短时间的停循环，移开主动脉钳，检查主动脉弓的内膜，然后根据情况做相应的修复。如果内膜是完整的，可以直接行远端吻合口吻合。并在人工血管上插管、排气、上阻断钳、恢复体外循环全身复温。如果主动脉弓的内膜已累及，可以行半弓重建。我们发现只有很少情况下急性夹层需要切除全部主动脉弓。如果需要做复杂的主动脉根部手术，用一根人工血管修复主动脉根部、另一根人工血管行远端主动脉吻合，然后将两根人工血管测量、剪切、吻合，这样可以保证替换的主动脉有合适的长度和角度。

如果升主动脉不能上阻断钳，患者可以降温至 20℃，然后停循环。这种情况下应先修补远端主动脉。然后在人工血管上插管，近端上阻断钳，恢复体外循环全身复温。与逆行灌注相比，在人工血管上插管顺行全身灌注和复温，对神经系统的保护更好，所以应尽可能采用此法。有一种新出的人工血管具有 7~8mm 分支血管，很容易插管，方便应用该技术。由于没有上阻断钳，全身降温时（大约 20℃）一旦出现纤维性心室颤动，左心必须充分引流以防扩张和引起不可逆的心肌损害。近端升主动脉的修复可以在复温时完成。

如果夹层局限在升主动脉或头臂血管近端的主动脉弓，除了远端开放吻合外，还有另一种技术。通过远端主动脉弓或右锁骨下动脉插管顺行动脉灌注，传统的经股动脉插管灌注也能取得较为满意的结果。主动脉阻断钳置于无名动脉近端的主动脉上。切除升主动脉连同部分主动脉弓的下壁。如果需要，主动脉阻断钳近端剥离的动脉壁可以先修补，再用合适口径、斜面的人工血管置换升主动脉。然后再行近端的重建和吻合。整个手术过程不需要深低温停循环。

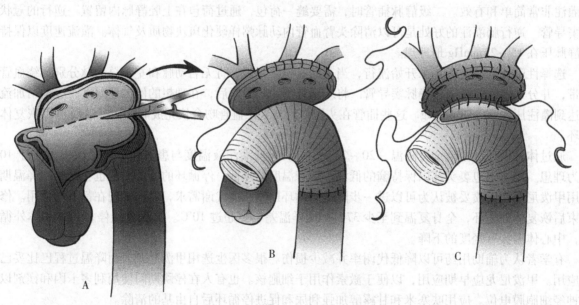

图 9-3　头臂血管的开口如果未受累及可以将其共同吻合在人工血管上。A. 头臂血管开口被共同剪下；B. 夹层累及的边缘用毡条衬垫后连续缝合；C. 人工血管上相应位置剪出缺口，再将头臂血管开口原位吻合

单独的主动脉弓夹层少见，分类属于 A 型夹层。需要在内膜破裂的地方切除主动脉弓并予以置换。头臂血管的外科处理方法取决于相邻部位的内膜的完整性。如果完整，可将三支头臂血管作为一个补片修补后重新移植到人工血管上（图 9 - 3）。如果夹层累及到分支血管，各分支需要分别修剪并移植到置换主动脉弓的人工血管上（图 9 - 4）。

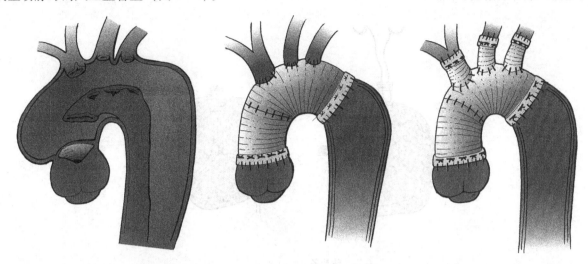

图 9 - 4　头臂血管开口分别自夹层假腔内膜片上剪下（左图），如果头臂血管已经受夹层累及，可以使用带有分支的人工血管进行吻合连接（右图）

主动脉根部夹层通常不侵犯冠状动脉口的内膜。在主动脉窦管交界处置换升主动脉足以修复主动脉根部夹层，不影响冠状动脉的血流。冠状动脉开口部位内膜的微小剥离需要用 5 - 0 或 6 - 0 的 Prolene 线修补。如果开口部位发生全周剥离并且需要换主动脉根部，应该将冠状动脉开口部位的主动脉壁像纽扣状切下，并用 5 - 0 的 Prolene 线、胶或两者合用修补夹层。然后将冠状动脉纽扣重新移植到人工血管上，或移植到另外一根 8mm 人工血管的两端作为 Cabrol 修补的一部分（图 9 - 5）。冠状动脉旁路移植术只用于冠状动脉开口无法修补时，而作为最后的选择。

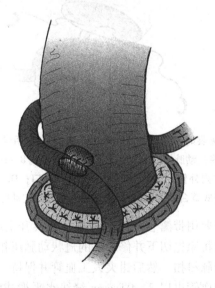

图 9 - 5　采用 Cabrol 方法吻合冠脉开口。一段长度约 60mm 的人工血管的两端与冠脉开口端端吻合，再将该人工血管与升主动脉人工血管进行侧侧吻合

75% 的急性 A 型夹层患者并发有主动脉瓣关闭不全。幸运的是，85% 的这样的患者都能成功保留自体的瓣膜。大多数患者主动脉瓣关闭不全的机制是缺少瓣叶交界处的支持。在窦管交界处用带垫片的 4 - 0Prolene 线重新复位固定瓣叶交界（图 9 - 6）。然后用 3 - 0Prolene 线及一或两条 Teflon 毡片修补剥

离的主动脉根部；缝合修复窦管交界前在剥离的动脉壁之间使用生物胶，可以加固修复和重构 Valsalva 窦。保留主动脉瓣的手术需要在术中做经食管超声检查以评价术后的瓣膜情况。少于中量的主动脉瓣的反流可以接受。除了交界悬吊法，还有保留主动脉瓣的主动脉根部替换法治疗急性 A 裂夹层，但只有早期经验，患者数量也不多。

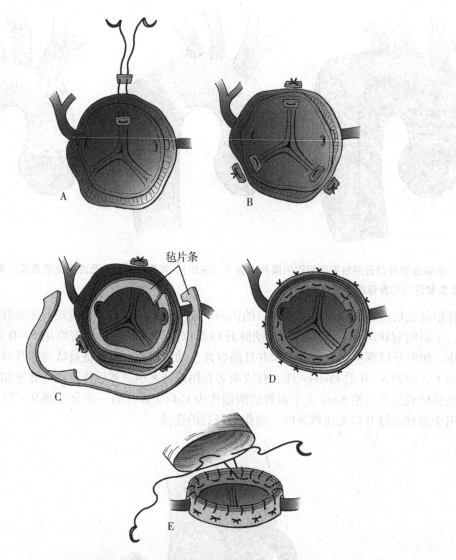

图 9 - 6　在 A 型夹层时悬吊与保留自体主动脉瓣。A. 用带垫片缝线将剥离的夹层对合；B. 将主动脉瓣交界重新悬吊；C. 宽度约 8 ~ 10mm 的毡片条衬垫于吻合口全周的内外侧，同时要避免压迫冠脉开口；D. 毡条的中间为主动脉壁，用水平褥式缝合加固；E. 用人工血管重建升主动脉

　　如果主动脉瓣不能保留，就需要用带瓣管道或同种血管替换升主动脉及瓣膜。以 2 - 0Tycron 缝线水平褥式缝合法置换带瓣管道。再将原先切下并修补过的冠状动脉纽扣用 5 - 0 的 Prolene 线连续缝合移植于人工血管上。先移植左冠状动脉纽扣，然后钳夹人工血管并保持一定的张力以确定右冠状动脉纽扣合适的位置和角度。类似的，同种血管也以 2 - 0Tycron 缝线水平褥式缝合法移植。但冠状动脉纽扣以下主动脉根部边缘需再用 4 - 0Prolene 线连续缝合以防出血。这对年轻女性或有抗凝禁忌证的患者是一个很好的解决方法。Ross 手术（自体肺动脉移植）不适合结缔组织有异常的患者，也不建议用于急性夹层患者。

（六）术后处理

　　使用有创的血流动力学监测维持血压在 90 ~ 110mmHg，以确保充分的终末器官灌注。术后早期应用麻醉药和镇静/催眠药达到充分的肌肉松弛和镇静以控制血压。患者应该允许从全身麻醉状态短暂地苏醒，以便进行神经系统检查。之后患者再镇静一段时间，保证连续的血流动力学平稳并有利于止血。凝血功能障碍要积极地治疗，根据需要使用血制品或抗纤溶物质，并注意患者保温。检查血细胞比容、血小板计数、凝血功能和血清电解质等，并行相应的处理。ECG、胸部 X 光片可用以判断有无异常，并作为今后比较的基准。患者术后要进行全面的物理检查包括完整的外周血管检查。尽管已充分地修补夹层，假腔的灌注可能仍然存在，所以仍有可能发生灌注障碍综合征。如果术后怀疑有腹部灌注障碍综合征，应该进行超声检查，如果可能还应行动脉造影检查。考虑到误诊导致的严重后果，所以临床有高度怀疑就要进一步检查。到次日清晨，如果患者血流动力学平稳，没有大量的出血，神经系统检查正常，就可以逐渐脱机拔管。此后按常规处理。

（七）远期处理

急性夹层手术成功后，就意味着开始终生的药物治疗和持续的密切随访。据估计，A 型夹层患者置换升主动脉后，只有不到 10% 的患者完全消除远端假腔的血流。作为结果，夹层修补后的自然病程包括慢性远端夹层的扩张和破裂。这是 De - Bakey 在 1982 年报告的系列病例近 30% 的晚期死亡原因，目前也是外科手术后晚期死亡的重要原因。通常用包括 β 受体阻断剂在内的多种抗高血压药物以维持收缩压低于 120mmHg。一些资料指出，将血压控制在一个较低的水平，可以减慢动脉瘤扩张的速度，从而改变慢性夹层的自然病程。冠状动脉以上的主动脉重建后，主动脉瓣的远期耐久性相当好，10 年免于主动脉瓣置换的患者达到 80% ~ 90% 。然而自体瓣膜仍可能发生进行性关闭不全，有些患者需要经胸超声心动图随访。

慢性夹层的患者需要影像检查随访，以监测动脉的直径。螺旋 CT 动脉造影和 MRI 均是可以选择的影像检查。对于有肾功能不全和只需检查腹主动脉的患者，MRI 和超声很有用。超声心动图对检查升主动脉很有帮助，并可以提供主动脉瓣的信息。能认识到各种影像检查分辨率的限制以及比较不同影像检查结果的可靠程度是很重要的。通常测量应在同一解剖层面，关注固定的解剖结构（如窦管交界、无名动脉或左锁骨下动脉、膈肌裂孔）。不管假腔有没有灌注，测量主动脉直径时一定要将其包括在内。在影像结果比较时，螺旋 CT 和 MRI 扫描的三维重建可减少因主动脉偏心率所带来的误差，有利于这部分患者的随访。目前的建议是在出院前取得一个基础影像资料，第一年的检查间隔为 6 个月。如果一年时主动脉的直径没有变化，就每年复查一次。6 个月内动脉扩张超过 0.5cm，并且三维重建图像提示偏心率增大，这些均是高危因素。如果仍没有手术指征，检查间隔将应减至 3 个月。

五、结果

急性主动脉夹层的手术死亡率已较 1965 年 DeBakey 最初报告的 40% 有所下降。ICU 和基础护理水平的提高、影像诊断的进步提高了夹层的早期诊断率，人工血管材料止血性能的进步、更有效的止血药物以及体外循环安全性能的提高，均改善了手术死亡率。在近 20 年，许多中心报告的急性 A 型夹层的手术死亡率大约为 20% 。急性夹层的早期死亡率与出现严重低血压和休克的患者数目相关。大多数病例的死亡原因是脑卒中、心肌缺血/心力衰竭、灌注障碍。

年龄并不是 A 型主动脉夹层的手术禁忌证。然而，随着年龄增长，手术死亡率增加。回顾性研究显示，45 ~ 75 岁患者手术死亡率为 20% ~ 30% ，而 80 岁以上患者死亡率高达 50% 。

最近 10 年公布的结果。急性 A 型夹层手术后远期生存率，5 年为 55% ~ 75% ，10 年为 32% ~ 65% 。术后存活的 A 型主动脉夹层患者 1 年生存率为 96% ，3 年为 91% 。

（何　旭）

第三节　急性主动脉 B 型夹层

一、自然史

主动脉 B 型夹层约占主动脉夹层的比例为 40%，与 A 型夹层相比，显示出相对良性的病程。

大多数主动脉 B 型夹层可以在药物治疗的情况下度过急性期与亚急性期。大约 20% ~ 30% 的有并发症的主动脉 B 型夹层需要进行急诊手术或腔内干预。并发症包括急性主动脉破裂，主动脉扩张，血流动力学恶化，药物治疗不能控制的持续性疼痛，药物治疗不能控制的高血压与器官灌注不良综合征。急性 B 型夹层的致死原因最主要的是主动脉破裂与器官灌注不良。

药物治疗的相对成功使得急性主动脉 B 型夹层的手术治疗适应证局限于有并发症或夹层进展的情况下。药物治疗主动脉 B 型夹层的住院生存率约 90%，1 年生存率 85%，5 年生存率 71%。

与此不同的是，有并发症的主动脉 B 型夹层手术治疗后 30 天住院生存率约 30%。最近的报道显示，腔内支架的方法治疗主动脉 B 型夹层可以降低死亡率和并发症率。腔内支架用于主动脉夹层的治疗始于 1999 年 Dake 以及 Nienaber 分别进行的研究报道。目前，腔内支架治疗主动脉 B 型夹层的死亡率约 5%。

二、药物治疗

以往急性主动脉 B 型夹层的手术死亡率大于 50%，而进行药物治疗的患者的死亡率为 30% 甚至更少。因此，药物治疗对于此类患者曾起到过重要的作用。药物治疗的目标与方法与主动脉 A 型夹层一致，即降低血压控制心率以减少主动脉的剪切力与假腔的扩张。

药物治疗需要气道与静脉通路的开放。对于怀疑有主动脉 B 型夹层的患者需要收住重症监护病房进行治疗。镇痛药物如吗啡对于减少儿茶酚胺释放是十分重要的。在保证肾脏、腹腔脏器和脑灌注的前提下控制血压 100 ~ 120mmHg，心率 60 次/分可以减少主动脉扩张、逆剥夹层与主动脉破裂等继发性不良事件的发生。

外周血管扩张剂硝普钠可以在应用 β 受体拮抗剂后血压控制仍然不理想的情况下使用。当硝普钠单独使用时，主动脉收缩压上升的速率会增大，所以需要和 β 受体拮抗剂合用。钙离子拮抗剂也可以控制血压，尤其对于不能耐受 β 受体拮抗剂的患者。患者如果没有心脏压塞或心力衰竭的证据时，适当的液体治疗对血压正常或偏低的主动脉夹层患者是有益的。

如果患者的病情稳定下来，可以将药物改为口服。患者可以出院后继续治疗并且通过出院后 3 个月与之后每 6 个月一次的 CT 复查来监测病情变化。

三、手术指征

手术治疗急性 B 型夹层的目的是防止出现威胁生命的并发症。对于急性 B 型夹层，手术仅适用于夹层不断进展的患者。手术指征有药物治疗后仍有疼痛，主动脉夹层进展，药物不能控制的高血压，先兆动脉破裂或确诊动脉破裂，主动脉直径快速扩张以及肢体、肾脏或内脏器官灌注不良综合征。

四、腔内治疗

由于开放手术治疗主动脉 B 型夹层的效果欠佳，腔内支架治疗已经成为主动脉 B 型夹层的一线方法。腔内治疗的方法包括，主动脉内覆膜支架的植入，介入内膜开窗和（或）主动脉分支血管植入裸支架改善器官灌注。由于技术的简便性与疗效的改善，腔内支架植入术已经成为主动脉夹层治疗的首选方式。

腔内支架治疗的目标是恢复主动脉真腔血流与远端主动脉分支的灌注。通常需要覆盖原发破口，尤其是当破口位于降主动脉近段时。假腔的隔绝可以改善预后。腔内支架治疗的最佳效果包括覆盖原发破口，主动脉内膜片帖服于主动脉壁，隔绝进入假腔的血流，假腔内血栓形成，主动脉分支的灌注得到恢复。

另一项治疗主动脉夹层血管分支灌注不良的技术是分支血管的经皮开窗术治疗，可采用支架。这种方法在真假腔之间创建通道，使二者都有血液流通。经皮开窗术采用球囊或充气球囊或开窗刀穿破内膜垫进行开窗。随后在受影响的分支血管附近真腔内置入无覆膜的支架，以缓解管腔堵塞（由夹层内膜垫脱垂入分支血管所致）。如果也存在静态堵塞（夹层延伸进入分支血管），则直接在分支血管内置入支架。与腔内支架置入的方法相比，经皮开窗主要的局限性是不能诱使假腔内的血栓形成。假腔血栓被证明可以促进主动脉重塑，降低远期主动脉扩张和破裂的风险。

在腔内支架置入闭合夹层破口后仍未能改善血管分支的预后时，经皮开窗及支架术可以用作辅助疗法。另外一种技术是 PETTICOAT。这项技术在既往的支架内置入金属裸支架以进行局部支撑，同时扩大真腔。

（一）术前准备

主动脉夹层的腔内治疗前需要进行谨慎的术前准备。应通过影像学手段仔细研究主动脉的解剖结构和实际夹层范围。

主动脉夹层管腔内修复的术前影像学检查可选用 CTA 或 MRA。矢状面和冠状面的三维重建可用于评估主动脉的细微解剖结构。术前影像学检查可为外科医生选择器械尺寸，决定血管支架近远端位置，评估股血管和髂血管提供依据。

左锁骨下动脉在特殊情况下可以封闭且不需要再血管化。但是在同侧胸廓内动脉拟用于冠脉搭桥手术、大脑后循环供血不足、左侧椎血管优势型及左侧椎动脉狭窄或闭塞的患者不能进行无再血管化的锁骨下动脉封闭。对于主动脉大范围支架覆盖或既往行主动脉手术的患者也应考虑左侧锁骨下动脉再血管化，否则会有脊髓缺血的风险。通常采用左侧椎动脉至锁骨下动脉血管桥完成闭塞锁骨下动脉的再血管化，少数病例进行左锁骨下动脉移位的方法。可能有左锁骨下动脉阻断的患者术前都应进行头颅和颈部CTA 以评估大脑循环状态。我们的经验是，该类手术中 50% 的患者左锁骨下动脉被覆盖，但 25% 的患者因大脑循环或上肢缺血需要再血管化。

主动脉腔内治疗的重要条件是输送器械的血管入路合适、充足。术前应通过 CTA 或 MRA 评估双侧髂股血管，应特别注意血管粗细，是否存在屈曲和钙化等影响器械安全输送的因素。

血管的最小直径应是与鞘管的外径一致。目前的输送器械要求血管直径达到 6~8mm（相当于 -20F 的传送装置）。如果股血管口径足够大，没有屈曲和钙化，则完全经皮途径是可行的，可使用自动经皮闭合装置来封闭穿刺点。或者可手术开放股血管。如果股血管的口径不足以通过装置，则需要暴露腹膜后髂动脉并置入 10mm 口径的管路以便外科医生输入治疗装置。

最近报道主动脉腔内支架治疗有 0~3.4% 的截瘫风险。术前腰椎管内插管进行脑脊液（CSF）引流可以降低永久截瘫的风险。在我们的中心，外科医生根据主动脉治疗的位置和范围及既往主动脉手术史，选择是否进行腰椎插管。如果没有术后截瘫的证据，应在 48~72 小时后拆除腰椎插管。

（二）手术技术

管腔内支架置入可以在血管造影室或配备影像学设备的手术室进行。在我们的中心，该治疗由一组心血管外科医生和介入影像学医生组成的团队在血管造影室进行。通常需要全身麻醉，有时会因患者存在禁忌或特殊的临床状态而使用局部或皮下麻醉。术中需要进行监护，尤其是对右前臂桡动脉的监护。如上所述，术前由外科医生决定是否腰椎置管以抽取 CSF。还需要进行抗生素的预防性用药。

大多数病例需要采用双侧髂股动脉通路进行操作。选取较粗、较少钙化和屈曲的动脉作为器械入路。另外一侧经皮置入 5F 猪尾导管用于诊断对比注射。如果仅有一侧髂股动脉可用，则通过肱动脉置管进行造影剂注射并据此判断。

如果血管有明显的钙化或外科医生使用经皮血管闭合装置操作不便，可暴露股动脉并控制血管。依据我们的经验，20% 的患者股动脉口径不足以通过治疗装置。针对这些患者，需经腰部切口暴露腹膜下的髂动脉。在髂动脉置入 10mm 口径的聚合物手术导管作为操作器械入路。

猪尾导管经皮下置入并推进到主动脉弓。随后用主动脉造影或IVUS确定导管在真腔中。这一步是重中之重。许多中心仅采用IVUS进行确认。根据这些影像结果决定放置支架的位置。为了确保近心端足够的支架覆盖和封闭夹层破口，有时需要覆盖左锁骨下动脉。通常在左前斜位（与荧光屏成45°~75°角）摄片可以最佳观察支架近心端的位置。

随后在髂动脉置入超硬导丝，并推进至主动脉弓。然后对患者进行肝素化。在影像监视下将导管置入腹主动脉。随后将该装置推送到支架释放处。放置导管和支架进入主动脉是该操作中最危险的步骤。在释放支架前，应控制血压和心率，以免心脏承受过度的压力负荷，同时避免释放过程中支架的移位。支架释放以后，采用血管造影和IVUS确定支架处于最佳位置。可能需要球囊扩张以促使支架完全开放和贴附主动脉壁，但是由于病变主动脉壁十分薄弱以及扩张支架的压力较大，所以该操作仍有风险。

在手术操作结束后，明确支架位置正确，无内漏，确认分支血管灌注不足得到缓解十分重要。为此，采用诊断性猪尾导管进行血管造影。如果仍有灌注不足的证据，则需要考虑经皮开窗或另放置金属裸支架扩张真腔等辅助措施。分支血管支架也可用于缓解稳定堵塞。在一例主动脉夹层破裂的患者中，血管腔内支架需要覆盖内膜破口和破裂口两处。而且对于伴有严重血胸的夹层患者，应在抽取胸腔积血之前首先治疗夹层破裂。

如果用手术技术治疗急性B型夹层，右侧卧位是理想的手术体位。骨盆向后倾斜以方便显露双侧股动脉。第四肋间后外侧胸部切口足以显露主动脉，断开第五和第六肋后缘可以显露整个胸主动脉远端。在有内脏灌注障碍时，需要胸腹联合切口以便显露腹主动脉，可以经腹腔或腹膜后腔。左侧膈肌应小心的放射状切开，并将切开的两侧邻近的部分用金属夹标记。这样不仅显露好，在手术后也方便将膈肌重新缝合。

急性夹层的理想手术是根据需要尽可能少地置换降主动脉。在大多数病例，近端的置换范围很少超过第三肋并且已经包括了原发破口。这样的策略能保护好灌注脊髓的肋间动脉以减少截瘫的发生率。急性B型夹层术后截瘫的发生率高达19%。这种观点也存在争论，一些小组提倡置换全部胸主动脉。当假腔内有血流时，如果主动脉置换范围不足，残留夹层的动脉有晚期扩张形成动脉瘤的危险。既要切除所有累及的动脉，又要减少脊髓灌注障碍，这样理想的方案目前还没有。

当胸主动脉显露后，继续分离左锁骨下动脉和左颈总动脉间的纵隔组织。左锁骨下动脉套带并上Rommell止血器。在分离时，关键是辨别并保护好左迷走神经及喉返神经。最终整个主动脉弓远端必须游离充分，以便能在左锁骨下动脉和左颈总动脉间放置一个主动脉阻断钳。下一步将远端降主动脉全周充分游离，这一段之间的肋间动脉要切断。分离左下肺静脉并在其后方用4-0 Prolene线缝一荷包以便部分左心转流时插管用。静脉给予100U/kg肝素后，将14号插管置入左下肺静脉，动脉插管可以置入远端正常的降主动脉或经皮置入股动脉。然后以1~2升/分的流量开始转流。

控制左锁骨下动脉，在中部胸降主动脉两端各上一阻断钳。监测右桡动脉压，维持近端主动脉收缩压在100~140mmHg，平均股动脉压大于60mmHg。然后纵向切开主动脉，缝扎出血的肋间动脉。在左锁骨下动脉起始部远端横断主动脉，行近端吻合。使用3-0Prolene线缝合，可以在外部加用Teflon毡片条加强。

包裹人工血管是另一种技术。采用这种技术时，近端主动脉的后壁并不完全横断。近端吻合口一部分就缝在完整的主动脉后壁上，我们不建议使用这种技术，因为术者并不确定是否吻合了主动脉壁的全层。

选择移植血管的大小要依据远端动脉的直径，近端可以修剪成斜面以与近端动脉相配。这个吻合口可以包括左锁骨下动脉的起始部以治疗该动脉的夹层。如果左锁骨下动脉近端的内膜破裂，可以单独用6~8mm Dacron血管吻合。一旦近端吻合口完成，可以将阻断钳移位到人工血管上，以检查吻合口情况。然后将重点转移到用胶或Teflon毡片修复远端主动脉。远端吻合口完成后，可以撤除阻断钳，终止部分左心转流。除了经皮置入的股动脉插管，其他插管按常规拔除。14号以下经皮股动脉插管可以直接拔除而不需修补，当使用15号以上的插管时，需要直视下修复股动脉切口。

对于扩展到腹主动脉的急性B型夹层，可以采用完全心肺转流和深低温停循环以防可能引起的脑、脊髓及腹腔脏器的缺血。胸腹联合切口打开后，胸腹主动脉从左锁骨下动脉至二分叉部均可显露。行股动静脉插管，开始体外循环全身降温。头部冰袋，近端主动脉打开后停循环。如果需要，可用 Teflon 毡片及胶修复主动脉弓，并完成近端吻合。将阻断钳移到人工血管吻合口的远端，在人工血管上插管，恢复体外循环行近端灌注。胸主动脉发出的第三肋以下的肋间动脉可以切断，T_9 以下的大的血管用 4-0 Prolene 线重新移植到人工血管的背面。当这些血管重新移植后，将近端阻断钳移到远端以增加脊髓的灌注。腹主动脉的分支血管可从动脉壁上剪下，留 5mm 的袖口以便重新移植时用。通常右肾动脉、肠系膜上动脉、腹腔干、相邻的肋间动脉，腰动脉可作为一个片剪下并移植到血管上。左肾动脉通常从动脉的夹层部位发出，可以修复后单独移植到血管上。发自 L_3 以下的肠系膜下动脉常被误认为是出血的腰动脉而被结扎。任何内膜破裂的腹主动脉分支均需用 5-0Prolene 修复后再移植。当所有的分支血管都吻合完后，再完成主动脉二分叉部的远端吻合。如果需要，可先用胶或 Teflon 毡片修复远端主动脉。

在手术前或手术中出现胸主动脉破裂是灾难性的事件，常导致手术死亡。需要立即行股动静脉插管开始体外循环，最终深低温停循环，但只有在破裂部位可以局部控制时才可能成功。经股静脉辅助性静脉引流通常很充分，也可以经肺动脉直接右心室置管。当心脏开始心室纤维性颤动时，可以经左下肺静脉置左心房引流管，也可经心尖部直接置入左心引流管。当鼻咽温度达到 15℃ 时，夹闭引流管并停止体外循环，头低位，在停循环期间打开主动脉进行修补。应夹闭远端动脉以减少出血。一旦近端吻合口完成，将近端的阻断钳移到人工血管上，并在人工血管上插管，恢复体外循环。

脊髓缺血引起的偏瘫或截瘫是急性夹层手术公认的并发症，它可以被部分的预防甚至可以逆转。急性 B 型夹层术后的脊髓缺血的发生率是 19% ~ 36%。尽管已有各种方案防止慢性夹层手术引起的脊髓缺血，但均很少适用于急性夹层。类固醇、自由基清除剂、血管扩张剂、腺苷等均是有望防止脊髓缺血的辅助药物，但现在还缺少充足临床证据。我们现在采用的措施有：右心房到股动脉的转流、移植关键的肋间动脉、有选择地使用 Safi 等提出的脑脊髓液引流。

腹腔内脏器的灌注障碍可能在就诊时就已经很明显，这也会增加急性 A 型或 B 型夹层手术修补的复杂程度。修复近端夹层同样是一标准的治疗方法，如果这种方法失败或修补后灌注障碍仍存在，就需要补充的治疗措施。需要直视或经皮在剥离片上开窗。经皮开窗通过将充气球囊或开窗刀拉过剥离片，以在真假腔间建立一交通。手术开窗要经腹正中切口或左侧腹切口显露肾动脉以下的主动脉。偶尔由于累及的内膜在开口以远，腹主动脉的分支血管需要开窗。如果剥离片不能完全切开，必须修复远端血管夹层。当靠近细小的血管时，需要考虑补片血管成形以防狭窄。当灌注无法恢复时，可以搭一个旁路桥。

手术修补后出现的末端动脉闭塞或下肢灌注障碍，最好用经皮开窗术治疗。当经皮开窗术没有恢复血供时，可以选择手术开窗。如果手术开窗也不成功，在单侧灌注障碍时，最好的方法是股-股搭桥。如果双下肢灌注障碍，需要腋-股搭桥和股-股搭桥。

五、结果

药物治疗仍然是主动脉 B 型夹层治疗的主要方式。药物治疗对于 68% ~ 85% 的患者都是有效的，可以使得主动脉 B 型夹层的 30 天生存率控制在 89% ~ 93%。药物治疗的远期疗效欠佳。在 IRAD 的报告中，189 例主动脉 B 型夹层患者药物治疗的 3 年生存率仅 78%。随访死亡的预测因素包括：女性，有动脉瘤病史，有粥样硬化病史，肾功能不全，胸腔积液，住院期间出现休克。另外一组患者中 5 年生存率为 87%，其中 25% 的患者需要由药物治疗中转手术干预。

类似的结果使得部分医生开始考虑为了获得更好的远期疗效，对于无并发症的单纯性主动脉 B 型夹层进行手术治疗。因为，腔内支架治疗后约 75% 的患者可以出现假腔血栓化，而假腔血栓化可以改善主动脉 B 型夹层的预后。

一项报道纳入了 63 名 B 型主动脉夹层（59 名单纯型）并最终采用介入治疗的患者。作者推迟了单纯型患者的手术时间至发病后 2 周，以等待血栓机化并增加内膜片的稳定性。术中死亡率仅 3%，脑卒中患者 1 人，肾功能损伤 2 人，逆行主动脉夹层 2 人，没有截瘫的发生。1 年后 98% 的患者假腔完全血栓化，4 年生存率近 90%。单纯型 B 型主动脉夹层应行介入治疗还是药物保守治疗，两项欧洲随机临床试验解答了该问题。第一项研究（INSTEAD）的结论已公布。该试验纳入了 140 名亚急性或慢性（>14

天但＜1 年）的 B 型主动脉夹层患者，仅给予支架置入治疗或仅行药物治疗。2 年后两组的生存率分别为 96% 和 89%，并没有显著的统计学差异。两组复合终点事件的发生率也没有显著差异。管腔内置入的患者主动脉假腔完全血栓化率更高（91%，而药物治疗组仅为 19%）。主动脉扩张超过 6cm 更多见于药物治疗患者，其中有 16% 的患者最终转为介入治疗，4% 的患者手术治疗。所有转换治疗方法的患者都没有终点事件的发生或死亡。因此，这项研究支持这对于单纯型 B 型夹层患者采用药物治疗，而复杂型或有其他指征的患者应接受介入治疗。第二项试验（ADSORB）对比了急性（＜14 天）B 型主动脉夹层药物治疗和介入治疗的预后。该项目正在进行中，目前尚无数据。

基于这些结果，药物治疗仍是单纯型 B 型主动脉夹层的标准疗法。

大约 20% 的复杂型 B 型主动脉夹层患者需要手术治疗。过去手术是这类患者唯一的治疗手段。但随着介入技术的发展，这类患者已经更倾向于这种微创的技术。

过去主动脉夹层的手术治疗效果欠佳。尽管手术致死致残率仍很高，但是已经从 20 世纪 60 年代的 50% 降至今的 13%。在一项研究纳入了 76 名急性复杂型 B 型主动脉夹层患者，所有人都经急诊手术治疗，其中 22% 的患者有主动脉破裂，作者报道院内死亡率达 22%，脑卒中风险为 7%，肾损伤 20%。另一患者队列的结果与之类似，82 名手术治疗的急性 B 型主动脉夹层的患者院内死亡率 29%，脑卒中风险 9%，截瘫率 5%，急性肾损伤 8%。

由于急性 B 型主动脉夹层手术治疗预后不佳，这类患者更多采用介入治疗。

一项系统综述称完成所有准备流程的择期手术的成功率达 98%，而急诊手术成功率仅 1%。患者院内并发症发生率为 14%，包括 3% 的患者出现神经并发症，逆行夹层 2%，围手术期死亡率 5%。2 年存活率 89%，主动脉破裂发生率 2%。

大多数介入治疗的研究都采用了血管内支架，而非经皮有创治疗。在一项最大的 B 型主动脉夹层开窗治疗的研究中，69 名经血管造影诊断灌注不良的 B 型夹层患者接受了内膜片的开窗治疗或分支血管支架置入。总血流再灌率为 96%，早期死亡率为 17%。并发症包括脑卒中（4%），急性肾损伤需透析治疗（14%），2 名患者发生持续脊髓缺血并表现为截瘫。然而，随访中全因死亡率高达 37%，主动脉破裂风险达 7%，可能与这种治疗方法留存了假腔有关。

除病例报告以外，目前尚无关于不同治疗对于 B 型主动脉夹层的预后影响的随机对照试验。最近的回顾性研究是 IRVD，其中对比了不同治疗方案对 571 名复杂或单纯型 B 型主动脉夹层患者的治疗效果。这些患者中，390 人（68%）行药物治疗，125 人因并发症而行介入治疗，59 人（10%）行手术治疗，66 人（11%）行管腔内支架置入或开窗治疗。手术患者院内并发症发生率 40%，腔内治疗的患者占 21%。在校正了其他危险因素后，结果差异仍显著，药物治疗和管腔内治疗的患者院内死亡率类似且优于手术患者。药物治疗患者死亡率低很显然与患者不存在并发症有关。然而，数据显示腔内治疗可能改善复杂型 B 型主动脉夹层的预后，使之与药物治疗的单纯型夹层患者持平。但是由于部分结果可能存在选择偏倚，所以对待这些结论应慎重。

（何　旭）

第十章

心脏瓣膜手术

第一节　主动脉瓣机械瓣置换术

一、患者的选择

从治疗方法的选择上讲，主动脉瓣的机械瓣膜置换并非适用于所有的患者。一些前瞻性随机临床研究表明机械瓣膜置换者和生物瓣膜置换者的生存率没有区别，甚至不同类型机械瓣膜置换患者的生存率也没有差异。但是这些随访年限是有限的。相反，在其他非随机研究中对患者进行了更长时间的随访，机械瓣膜置换患者比生物瓣膜置换患者在瓣膜相关事件免除率以及再次手术免除率上都更有优势。

最近一些文献报道双叶机械瓣膜置换患者的生存率有所改善，很有可能是因为对患者的随访条件和年限有所改善和延长。重要的是即使在老年患者中，机械瓣膜置换患者的生活质量也与生物瓣膜置换患者相似。

尽管机械瓣膜的有效瓣口面积增加和瓣膜本身的耐久性的优势非常显著，但是抗凝所带来的问题仍旧存在。那些不能坚持长期服药、治疗依从性差或者不能规范服药的患者与那些有危险生活方式和不良生活习惯的患者，都不能很好地进行长期的抗凝治疗。而那些有着更高教育背景、周边医疗条件好、对定期检测抗凝有良好依从性的固定人群以及有低栓塞因素的患者是主动脉瓣机械瓣膜置换的理想对象。

无论初次换瓣应用的哪种瓣膜，由于再次换瓣手术存在巨大的危险性，再次手术时都推荐使用机械瓣膜。一些研究报道了生物瓣膜衰败后再次手术的死亡率低，但是如果瓣膜衰败突然发生就会导致更大的危险。那些需要再次进行联合手术或者之前有过冠脉旁路移植手术史的患者的手术危险性更高。

根据 Akins 和他同事的数据，许多外科医生将年龄超过 70 岁作为主动脉瓣生物瓣膜置换的指征。由于机械瓣膜的耐久性，低于 60 岁的患者往往选择机械瓣膜置换。而对于年龄在 60～70 岁之间的患者，选择合适的瓣膜则需要综合考虑多种因素。

二、手术技术

人工机械瓣膜的植入在之前已经描述过并且是容易完成的。但是对于型号大的人工主动脉瓣膜，尤其遇到主动脉根部较小时，可能难以植入。在这种情况下，"螺旋形主动脉切开术"被用来暴露主动脉根部并显露瓣环。尽管型号较小的人工双叶瓣膜的植入会相对容易一些，但是在主动脉根部细小的时候仍然会遇到困难。如果采用倾斜型碟瓣，有必要将主要流出口的方向与主动脉大弯的方向调整为一致。由于人工双叶瓣膜是最常用到的，所以主动脉瓣膜置换的手术技术是参照人工双叶机械瓣置换方式进行如下描述：患者仰卧位，胸骨正中切口，良好暴露心包。有报道在股动脉插管的情况下右前外胸壁切口入路也是一个可以替代的方法。对于比较瘦的患者也可以行胸骨部分切开，在第4肋间形成胸骨的T形切口。这些技术对于植入型号合适或较小的人工主动脉瓣膜特别合适。术中行主动脉插管，同时行单根心房静脉插管。主动脉根部或直视下灌注停搏液并经右上肺静脉插入左心引流管入左心室，以保证术野无血。主动脉阻断后，在右冠状动脉上方约1cm，稍稍高于窦管嵴的位置横行切开主动脉。

切口延伸到整个主动脉圆周的 3/4，保留剩余的 1/4 不切开，此切口能对主动脉瓣膜和瓣环进行良好的显露。沿着瓣环切除主动脉瓣叶，完全剥离钙化灶。将钙化组织剥除干净会使瓣周漏的发生率降到最小，尤其是新一代有较薄缝合环的瓣膜，这样人工瓣膜就能够更好地与组织贴合。用带毡片的 Braided 2-0 缝线进行缝合。从无冠瓣交界处开始间断褥式缝合，进针的方向是从主动脉侧到心室侧。也可以行单纯间断缝合。植入瓣膜之后，将缝线束平均分为两个部分，分别位于枢轴两侧，使枢轴与左右冠脉开口保持方向一致。接下来，将每一束缝线分别打结固定到人工瓣膜缝合环上，人工瓣膜就得以固定了。

首先将枢轴上的缝线打结，接着从左冠窦到右冠窦的中部。最后打结无冠窦缝线，将瓣膜恰当地固定在瓣环上。在主动脉根部较小，瓣膜不能够如上述方法进行良好固定的情况下，如果未固定在瓣环上的区域在无冠窦上方则可以采用主动脉外缝合技术避免瓣周漏。主动脉外缝合是用带毡片缝合针从主动脉外面进针缝到瓣膜缝合环上，然后打结固定。这样加固了人工瓣膜防止了瓣周漏，并且考虑到人工瓣膜瓣叶的结构特点，对瓣叶的开放和关闭不会造成影响。外科医师必须检查瓣叶的活动，同时确保冠状动脉开口没有被阻塞。主动脉切开处必须用双层聚丙烯缝线缝合，先行较深部位的褥式缝合，然后在较浅部位（相比第一层的褥式缝合稍浅的区域）连续缝合。升主动脉开放前，患者行头低脚高位，使心脏注满血液和停搏液，膨肺后开放主动脉阻断钳。心脏复苏、排气后，手术结束，患者被转移到重症监护室。术后第一天如果 8 小时内的胸管引流量低于 125mL 就可以拔除胸管。移除胸管之后，患者开始皮下注射肝素（5 000U q8h）或者低分子肝素（1mg/kg bid），同时开始华法林口服抗凝治疗。瓣膜置换手术多数可以在主动脉阻断时间 40 分钟内完成，体外循环时间大概是 1 小时，这就会使机体功能和血液本身的病理改变较少。

如果患者有冠脉旁路移植的指征，手术的顺序就要进行如下调整：首先切除病变瓣膜，完成静脉旁路或游离的动脉旁路远端吻合口缝合，然后替换瓣膜，缝合主动脉切口。完成旁路近端吻合，留下其中一个近端吻合口暂时不完全闭合，用于排气。再完成带蒂移植血管（乳内动脉）远端吻合。通过开放乳内动脉血流排气。手术完成。

三、抗凝疗法

机械瓣膜尤其是现今的瓣膜本身的耐久度以及功能都是毋庸置疑的。抗凝治疗的过程才是关键所在，它决定瓣膜置换成功后的长期疗效。目前应用国际标准化比值（INR）来作为衡量抗凝治疗效果的指标。由于 INR 过高带来的风险非常常见，所以抗凝治疗应当在拔除胸管之后缓慢开始。当前对于抗凝规范的统计数据表明"一刀切"的抗凝治疗方案不利于获得较好的长期疗效。Horstkotte 和他的同事发现，无论 INR 处在高值还是低值，并发症总是发生在 INR 值波动的时候，而在稳定时很少发生。

血栓栓塞的传统因素：①房颤；②左心室容积增大；③局部室壁运动异常；④左心室射血分数降低；⑤血液高凝特性；⑥高龄。

血栓栓塞的非传统风险因素：①癌症；②全身性感染；③糖尿病；④既往栓塞事件；⑤IgA 抵抗肺炎衣原体；⑥嗜酸粒细胞增多症；⑦高血压。

INR 的变化容易引起并发症，当 INR 上升时出血更常发生，而当 INR 下降时血栓栓塞更常发生，以上两种事件是抗凝相关的并发症的两个极端。机械瓣膜的使用并不是血栓栓塞的唯一危险因素。上述列出的血栓栓塞的传统危险因素，这些危险因素使这类患者有发生血栓栓塞的倾向，因而此类患者本身就必须保证更高的 INR 值。相似地，也列出的血栓栓塞的非传统危险因素也使患者有栓塞的倾向。Butchart 已经注意到患者存在的危险因素越多，发生相关事件的概率越大，需要的目标 INR 值就越高。因此在当下必须将患者的危险因素综合加以考虑并对于每个患者制定个性化的 INR 值。这些目标水平比美国心脏病学会/美国心脏协会的数据以及美国胸科医师学会的指南所提供的要更加灵活，但是比欧洲自主-抗凝疗法试验的数据要保守。后者所提供的报告十分重要，他们认为只要保持在治疗范围内，低水平的 INR 值，也可以使血栓栓塞的发生率很低。在家自测的患者比在诊所监测的患者有更多的时间是处于治疗范围内的。在机械瓣膜置换后早期即开始自主管理的抗凝治疗可以进一步降低瓣膜相关事件。在美国家庭自测 INR 并没有普及和流行。但是家庭自测 INR 以降低瓣膜相关的血栓栓塞和出血事件肯定是值得期待的。最近通过的决议允许对机械瓣膜置换和房颤患者每周一次的例行 INR 检测进行补偿，但是该补偿有 3 个月的滞后期。在手术后立即获得资助使患者能够进行 INR 自测将是大量减少瓣膜相关事件的一项重要举措。

最近的一项持续 25 年的随访报告发现将近 40% 的出血事件发生在手术后第一年。因此在手术后最开始这段时间抗凝剂量容易波动的阶段内增加 INR 的测量频度是很重要的。在术后早期，INR 值偶尔会升高到治疗剂量水平之上并引起严重的出血事件。这是术后 60 天内死亡的一个独立的危险因素。另外，抗凝剂剂量的变化也是造成生存率降低的一个最重要的指标。因而推荐的方法是在术后早期皮下注射依诺肝素（100IU/kg，bid）或者肝素（5 000U，q8h）的同时缓慢增加 INR 值直到治疗水平。

华法林和阿司匹林合用的疗法能够降低任何指定治疗范围内患者的血栓栓塞发生率，并且使出血事件发生的可能性降低，因而予以推荐。

一个旨在指导患者去自我管理抗凝的课程是整个手术疗程的重要部分。这个课程指导患者去了解酒精和饮食对于抗凝剂使用剂量的影响、对常规剂量的需求、旅行和胃肠道疾病对于抗凝剂剂量的影响。华法林和胰岛素都是公认的高危险性的药品，但是适当的教育以及良好的依从性较好地解决了这一问题，使得它们对生活方式和生活质量的影响降到最小。值得注意的是不能因 INR 值的重要性而过度监测，只要没有抗凝剂使用相关的特殊风险因素，患者的年龄本身并不是抗凝疗法的危险因素。机械瓣膜的存在不是长期神经认知功能不全的危险因素。

新一代抗凝血酶制剂有可能使上述讨论的各种抗凝风险降低。这些药物有着更低的栓塞和出血并发症的发生率，它的应用对于房颤的治疗显示出良好的前景。虽然这些药物昂贵，需要每天多次服用，并可能引起肝功能不全，但却不需要血液监测和咨询医师就能够保证治疗效果。但是这些药物在机械瓣膜置换后的应用前景目前尚不清楚。

在长期治疗过程中，血小板激活致血栓的作用对于血液滞留区域更广的人工主动脉瓣可能比人工二尖瓣更为显著，这也可能是主动脉瓣位机械瓣膜（华法林抗凝）和生物瓣膜（阿司匹林抗凝）在长期的无栓塞事件发生率不存在差异的原因。因此人工主动脉瓣膜理论上可以通过新型的抗血小板药物来维持抗凝。Garcia - Renaldi 已经测试了这一理论，他对 178 名患者仅用氯吡格雷抗凝治疗并随访了 7.8 年。结果非常出色，几乎没有出血发生，血栓栓塞事件也被减到最少。重要的是，这个小组发现那些发生血栓栓塞事件的患者要么对这种药物抵抗，要么便是自主或者在医师指导下停用了这种药物。作者强调只要应用抗血小板治疗就必须重视对于抗血小板治疗反应的评估。当然，单用抗血小板治疗的疗效有待于高质量前瞻性的随机临床试验来进一步加以证实。

四、结果

主动脉机械瓣膜置换的结果随着患者人群特点的不同而各异。具有更多血栓栓塞危险因素和抗凝相关性出血危险因素的患者有更高的瓣膜相关事件发生率，这减弱了 meta 分析的意义。由于随着年龄增加而有更多的危险因素，因此老年患者发生瓣膜相关事件，特别是血栓栓塞的危险性更大。瓣膜相关事件的发生率也与研究者的随访强度有关。瓣膜置换后早期较高的出血发生率可能也会由于随访时间的延长而被弱化。患者的高依从性对获得良好的长期治疗结果至关重要。传统和非传统的栓塞危险因素、抗凝相关事件以及瓣膜相关事件都必须加以考虑。一些随访期短的临床试验证实不同品牌的机械瓣膜在瓣膜相关事件发生率上没有重大差别。然而，对于如何选择机械瓣膜和采用何种抗凝治疗方案却是存在一个标准的。大多数的瓣膜相关事件都是由于血栓栓塞和抗凝相关性出血引起的。下一部分主要讲述的就是具体的瓣膜相关并发症以及现今公认的发生率。

（一）瓣膜种类

在随访早期，抗凝相关的出血是机械瓣膜最常见的棘手事件。因此，在瓣膜置换后 10 年内，机械瓣膜比生物瓣膜的瓣膜相关事件发生率要高。但是在接下来的 10～20 年内，生物瓣膜衰败的发生改变了这种对比，使得生物瓣膜比机械瓣膜更常发生瓣膜相关事件。在一系列的主动脉瓣再次手术中，Potter 注意到生物瓣膜衰坏的年限为 7.6 年而 Maganri 报道的为 11 年，并且这种衰坏比例随着时间增加而增高，总的来说瓣膜相关事件免除率更多与患者本身已存在的原发疾病有关而不是机械瓣膜本身。

（二）抗凝相关性出血

抗凝相关性出血（ARH）是最常见的瓣膜相关性事件。抗凝剂服用越多，瓣膜相关性出血发生的概率越大。ARH 最常在华法林剂量变化或药物互相作用导致 INR 值波动时发生。最常发生 ARH 的部位是胃肠道，其次是中枢神经系统。ARH 也是瓣膜相关事件中死亡率最高的并发症。在长期报告中 ARH 的公认发生率范围为 1.0% ~ 2.5% 每病患/年。这些长期报告弱化了 ARH 的短期影响，因为 ARH 在瓣膜置换后早期的危险性要更高。随着个体化以及家庭监测的抗凝疗法应用，TE 和 ARH 逐渐减少。患者在 10 年和 20 年的无抗凝出血并发症发生率分别为 75% ~ 80% 和 65% ~ 70%。一个 25 年的长期随访研究记录到发生 ARH 的患者几乎有 40% 发生在抗凝治疗的第一年，这表明在这段时间内必须保证抗凝剂量的缓慢增加，同时对患者进行紧密随访。欧洲自主抗凝疗法的研究表明如果家庭监测能够实行，那么降低目标 INR 值的方法是恰当的。而患者死亡更多是由于出血事件而不是血栓栓塞事件。

（三）血栓栓塞

血栓栓塞是第二常见的瓣膜相关事件，也是患者必须长期使用抗凝药物的主要原因。Khan 等报道了一大组使用生物瓣膜和机械瓣膜患者的临床疗效，结果显示两种瓣膜有着相同的血栓栓塞发生率，但是机械瓣膜置换者是在行华法林治疗的同时进行统计的。目前公认的血栓栓塞发生率范围为 0.8% ~ 2.3% 每病患/年。大约一半的血栓栓塞发生在中枢神经系统，40% 是一过性的，10% 发生在外周。患者 10 年和 20 年的无血栓栓塞事件发生率分别为 80% ~ 85% 和 65% ~ 70%。

血栓栓塞是机械瓣膜置换患者的终身危险因素。随着年龄的增加，血栓栓塞的危险性增加，所以患者必须长期应用抗凝剂维持体内抗凝药物的浓度以保证抗凝效果。当个人的危险因素增加时，可能有必要改变目标 INR 值。

值得注意的是，并非原来认为是栓塞导致的神经系统事件都是栓塞所致。Piper 及其同事报道了一个单中心的前瞻性研究，该研究中对机械瓣膜置换术后患者的神经系统事件进行正规和严密监测的抗凝治疗过程中，超过 75% 的患者出现这些事件的原因是颅内出血而不是栓塞。这就表明抗凝剂的目标剂量可能人为制定得过高了，而并非像我们通常认为的神经系统事件都是栓塞导致的。

（四）人工瓣膜血栓形成

人工主动脉瓣处的瓣膜血栓形成是一个非同寻常的事件，它在瓣膜置换中晚期发生，最常见的原因是不当的抗凝治疗或者患者的抗凝治疗依从性差，双叶瓣影响瓣膜功能的血栓形成往往发生在枢轴保护套以及瓣膜缝隙处。只有一种双叶瓣的设计不会让血栓凸向瓣叶固定的地方。在倾斜型碟瓣中血栓最常发生在较小的瓣膜开放孔处。患者血栓形成的发生率大约是少于 0.3% 每病患/年，20 年无血栓形成率大于 97%。

（五）人工瓣膜性心内膜炎

由于预防性抗生素的应用，人工瓣膜性心内膜炎在现今时代也是发生率很低的事件。将近 60% 发生在早期并且与葡萄球菌有关。葡萄球菌引起的人工瓣膜性心内膜炎的死亡率很高。其余的人工瓣膜性心内膜炎发生较晚（ >60 天）。人工瓣膜性心内膜炎是在任何时间都可能发生的，因此瓣膜置换的患者必须在进行任何侵入性操作时预防性应用抗生素。机械瓣膜置换患者在 20 ~ 25 年不发生心内膜炎的比例可达到 97% ~ 98%。

（六）瓣周漏

瓣周漏是一种手术并发症，它最常与手术技术相关，有时候也与感染性心内膜炎相关。可以通过术中对瓣环组织上钙化组织清除干净以及增加缝合密度使人工瓣膜和自体瓣环组织最大限度地紧密贴合来避免瓣周漏。Silzone - 包被的缝合环的应用经验显示瓣周漏发生率升高了，因为金属银浸渍的缝合环不仅能够抑制细菌的生长而且能够抑制人工瓣环缝合环与自体瓣环的愈合，从而使瓣周漏这种并发症的发生率增加一倍。现在 Silzone – 包被的缝合环已经从市场上下架了。右冠瓣及无冠瓣交界的区域附近存在一个解剖上易发生瓣周漏的区域。因为右冠瓣叶近右无交界 1/3 及无冠瓣叶近右无交界 2/3 的区域是瓣环组织薄弱区。可接受的瓣周漏发生率大约是低于 0.01% 每病患/年，而且大部分都是术后早期发生。

（七）瓣膜结构衰坏

在总计超过 50 000 例患者年的长期随访研究中并没有观察到或者报告由于磨损造成的主动脉瓣双叶机械瓣膜的瓣膜结构损坏。这表明这些现代人工主动脉瓣膜的结构十分完善。在一个总计 21 742 例患者年的研究中，92% 患者完成随访，没有一例出现结构衰败。

（八）无再次手术率

现代机械瓣膜的长期耐久性非常好，25 年的瓣膜再次置换率小于 2%，因此第三次置换人工主动脉瓣膜手术就更罕见了。主动脉双叶瓣的瓣膜下的血管翳形成也非常少见，导致再次瓣膜置换的最常见的原因有术前及术后的感染性心内膜炎、瓣周漏以及瓣膜血栓形成。

五、特殊情况

（一）技术考虑

尽管植入人工机械瓣膜的技术简单明了，但是会出现特殊情况。由于 St. Jude Medical Regent 瓣膜的阀体与组织瓣环相比很大，有时候人工瓣膜难以进入主动脉。有时候患者主动脉根部直径最小的地方在窦管嵴处，这时候测瓣器尽管能够容易地通过主动脉瓣环，但是 Regent 瓣膜想要固定在瓣环上却十分困难甚至是不可能的。在穿过窦管嵴的时候，重要的一步是轻微地来回晃动瓣膜，在最狭窄的地方倾斜转圈通过。如果瓣膜的尺寸合适的话，一旦它到达窦管嵴下，就能容易地固定在瓣环上。当人工瓣膜经测量能够置入瓣环中，应首先缝合左右冠窦。Regent 瓣膜不容易固定的原因可能是由于它的尺寸较大，但是只要正确筛选还是可以在耐心轻柔的调节下完成固定的。Regent 瓣膜瓣体位于瓣环之上，枢轴保护套位于瓣环之内。最后缝合无冠窦的中部并将瓣膜的方向调整为瓣叶开口与室间隔平行。由于主动脉瓣环弹性较好，在经过去除钙化组织的瓣环上进行缝合能够更好地固定人工瓣膜。

相似的，在使用 On – X 瓣膜时必须确保人工瓣膜的整体金属环完全插入左室流出道并被固定在瓣环上，这个过程需要轻柔的操作和耐心。Walther 等认为准确的筛选瓣膜需要一些经验。

如果专门将过大尺寸的瓣膜植入到较小的主动脉根部，只要瓣膜的最高部分位于无冠窦处，通过倾斜瓣膜后缝合固定就可以使较大的人工瓣膜植入并正常工作且不会出现冠脉阻塞。用带毡片的缝合线从主动脉外向内缝合固定倾斜的人工瓣环可以防止瓣周漏，而且由于人工瓣膜的容受性较好，植入瓣膜仍可以开放和关闭。

（二）患者–人工瓣膜不匹配

患者–人工瓣膜不匹配（PPM）这一概念首先由 Rahimtoola 提出，并由 Pibarot 和 Dumesnil 加以推广。但是对 PPM 的重要性，人们看法不一。大家更多地将注意力放到解读机械瓣膜和生物瓣膜以及不同类型的机械、生物瓣膜的相关文献上去了，对于患者–人工瓣膜不匹配这一概念的重要性却没有形成一致的观点。在一项对置换单个机械瓣膜的患者进行的 25 年随访记录中，根据 Blais 及其同事的标准所确定的严重患者–人工瓣膜不匹配、中等患者人工瓣膜不匹配和轻度患者–人工瓣膜不匹配的患者在总体瓣膜相关性死亡率上没有差别。正如图 10 – 1、图 10 – 2 所示，无论对瓣膜有效开口面积采取体外测量法（内部几何瓣膜面积）还是体内测量法（超声测量的瓣膜面积），患者长期生存率的相似性是不变的。这项研究在包括手术死亡率、长期累积死亡率、抗凝相关性出血、血栓栓塞、瓣膜血栓形成、瓣周漏或者充血性心力衰竭的诊断等瓣膜相关性时间发生率没有发现差别。这项研究的随访完成率为 94% 并且延伸超过 13 000 患者年。因此，对双叶机械瓣膜置换的患者，PPM 可能不是一个主要的问题。但对于植入较小生物瓣膜的患者，患者–人工瓣膜不匹配可能很重要，因为对于那些更年轻、活动更多以及心室功能更差的患者，当瓣膜开始僵硬，主动脉瓣狭窄就成为手术后随访期一个突出因素，影响他们的症状和生存率。但是，如果担心患者–人工瓣膜不匹配，可以对任何指定的人工瓣膜进行有效瓣口面积的计算，并决定是否需要瓣环扩大手术或者更换一个保证更大有效瓣口面积的人工瓣膜。患者－人工瓣膜不匹配现象已经随着新一代的 Rgent 瓣膜的出现而大大减少了，这种瓣膜极少出现患者－人工瓣膜不匹配。

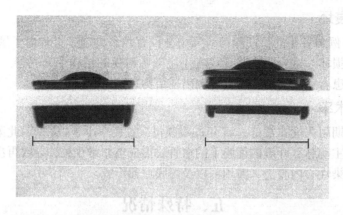

图 10 - 1　根据 Pibarot 等的标准有轻度、中度、重度患者－瓣膜不匹配的患者发生瓣膜相关远期死亡决定因素的卡普兰－迈耶曲线。双叶瓣膜置换术后的患者，体外决定因素是瓣口几何口径。三条曲线没有差异。图表底部的数值代表患者随访数据

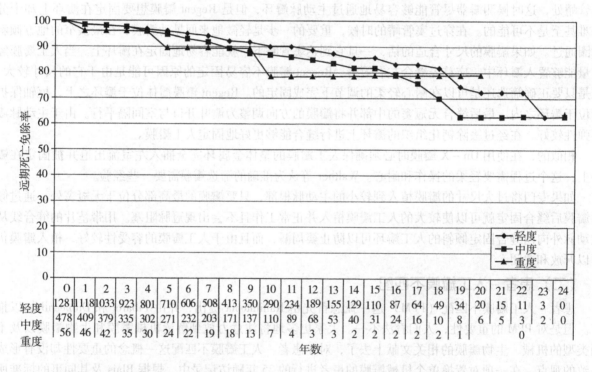

年数	0	1	2	3	4	5	6	7	8	9	10	11	12	13	14	15	16	17	18	19	20	21	22	23	24
轻度	1281	1118	1033	923	801	710	606	508	413	350	290	234	189	155	129	110	87	64	49	34	20	15	11	3	0
中度	478	409	379	335	302	271	232	203	171	137	110	89	68	53	40	31	24	16	10	8	6	5	3	2	0
重度	56	46	42	35	30	24	22	19	18	13	7	4	3	3	2	2	2	2	1	0					

图 10 - 2　根据 Blais 等的体内标准有轻度、中度、重度患者－瓣膜不匹配的患者发生瓣膜相关远期死亡决定因素的卡普兰－迈耶曲线。三条曲线没有差异。图表底部的数值代表患者随访数据

机械瓣置换指征：

（1）抗凝剂应用可能性大。

（2）需要长期抗凝（任何年龄）。

（3）患者需求。

（4）再次手术降低手术风险。

（5）年龄 <60 岁。

（6）年龄 60～70 岁患者征求患者意见。

（7）再次手术瓣膜置换。

（8）医疗条件好。

（三）无抗凝疗法

所有的接受机械瓣膜置换的患者都推荐进行抗凝治疗。对低风险患者的无抗凝疗法所进行的有限实验也只是在几个月系统抗凝疗法之后。据报道，未正规抗凝治疗的患者如果使用抗血小板药物进行替代治疗，会使瓣膜血栓形成的发生率增加，但血栓栓塞的发生率却几乎不增加。一项研究发现服用法华林的患者与单独使用抗血小板疗法的患者在瓣膜相关事件的发生率上没有重大的差别。但是该研究的随访时间有限。另一项相关的前瞻性研究正在进行，该研究是一个比较患者在接受 3 个月正规抗凝治疗之后分别进行华法林和抗血小板治疗的效果的随机对照试验，但结果目前尚不可得。高度选择的机械瓣膜置换的患者不服用华法林而单纯行抗血小板治疗能够获得好的疗效值得期待，但目前还没有得到证实。

在一项关于双叶主动脉瓣置换后的氯吡格雷应用的前瞻性非随机临床试验中，Garcla－Rinaldi 等发现血栓栓塞事件只发生在那些不持续使用氯吡格雷或者对氯吡格雷没有反应的患者。尽管可以通过演绎推理得出这一抗凝方法的合理性，但是只有在进行前瞻性的随机试验之后才能够成为推荐的疗法。

当需要对抗凝剂进行减量，比如择期手术的时候，可以在 5 天时间里将患者的 INR 逐渐调节到正常水平，在手术前 24 小时经静脉注射肝素进行抗凝。术后抗凝恢复可以用抗血小板药、肝素皮下注射以及从术后第一天起口服华法林治疗。遇有出血的患者，虽然也可以迅速降低出血患者的 INR，但是却会增加血栓栓塞的危险性。在必要时新鲜冰冻血浆可以用来缓和地逆转 INR 值，但是最好不要使用维生素 K。同时要保证患者密切监测 INR 值。

患者出现抗凝相关出血后，由于发生再次出血的可能性比较高，因而在出血点被确定并完全治愈之前必须停用抗凝剂两周，在允许的情况下可以单独应用抗血小板药物。对于那些无法重新开始抗凝治疗的患者，必须进行抗血小板治疗，但是必须告知患者的血栓栓塞发生率将会增加到将近 4% 每患者一年，双叶瓣膜的瓣膜血栓形成的发生率增加到 2%。

六、年轻患者的机械瓣膜置换

阻碍年轻患者选择机械瓣膜的一个主要原因是长期的抗凝治疗。但是由于机械瓣膜有较好的耐久度，使它成为年轻患者的理想选择。最重要的是年轻患者（即年龄小于 50 岁）发生瓣膜相关事件的风险较小。他们很少发生血栓栓塞，因而他们的抗凝治疗可以保持在抗凝疗法目标范围的下限附近，从而在不增加血栓栓塞发生率的情况下降低了抗凝相关性出血的发生率。事实上，许多婴儿和儿童已经能够在不服用阿司匹林的情况下获得了好的长期疗效。尽管在婴儿以上年龄组的患者中并不推荐这种疗法，但仍然可能是一种合理有效的选择。一项最近的研究对 254 例年龄小于 50 岁的患者进行了 20 年的随访，结果显示极低的瓣膜相关事件发生率，总体长期生存率非常优越，达到 88%，其 19 年的免除事件生存率为 92%。

置换双叶机械瓣之后生存时间最长的患者在手术后已经存活了 30 多年，他在 40 多岁的时候接受的手术并且一直没有并发症。年轻患者的瓣膜相关事件发生率较低，因此引出了关于对于这种个体应提供何种瓣膜的讨论，特别是在有新的强力抗血小板药物辅助的情况下。考虑到再次手术的死亡率会增加，因此瓣膜的耐久性是重要的考虑因素。

七、随访

无论使用哪种人工瓣膜，长期的跟踪随访都是一个重要的工作。想要弄清瓣膜的真实耐久度，10 年的随访显然时间不够长。Grunkemeier 对几种生物瓣膜的耐久度进行了回顾性研究，他发现生物瓣在 10 年的耐久性还是很出色的，但是到了 12～18 年的时候瓣膜的耐久性就较差，必须加以更换。Khan 和他的同事也对这些数据很赞同。瓣膜衰败发生在各种可供选择的生物瓣膜上，包括带支架瓣膜、无支架瓣膜、同种移植物瓣膜以及自体移植物瓣膜的耐久度比现代机械瓣膜都要差。

即使某些机械瓣膜，也缺乏 10 年以上的耐久度数据。推荐机械瓣膜时，必须首先确保这种人工瓣膜有可说明其能耐久 15 年以上的数据。

总而言之，使用机械瓣膜时只要合理地选择病例就可以保证良好的长期结果、长期生存率以及低瓣膜相关并发症。

（孙兆义）

第二节　主动脉瓣生物瓣置换术

一、自然病史和手术指征

（一）自然病史

主动脉瓣狭窄可能是由退行性钙化、先天性畸形（主动脉瓣二叶化畸形最常见）或风湿热引起，较少与系统性疾病（如骨 Paget's 病或终末期肾病等）相关。退行性钙化在老年人群中很常见，而且中到重度钙化性主动脉瓣狭窄是主动脉瓣置换患者最常见的病理改变。在发达国家人群中，钙化性主动脉瓣狭窄的发病率可能随年龄增长而升高。

瓣膜退行性钙化的特征性表现为由瓣叶钙化导致的瓣口横截面积进行性减少。动脉粥样硬化导致了瓣叶的炎症和脂质堆积，最终导致钙化。正常人的主动脉瓣口面积为 $3.0\sim4.0cm^2$，伴有轻微压差或没有压差。根据主动脉瓣口面积、平均跨瓣压差和瓣口峰值流速，把主动脉瓣狭窄分为轻、中、重度。在心排量正常情况下，当主动脉瓣口面积小于 $1.0cm^2$ 时，跨瓣压差通常大于 50mmHg。而主动脉瓣口面积小于 $0.8\sim1.0cm^2$ 时，跨瓣压差会快速增加。

主动脉瓣狭窄的分级：

	轻	中	重
主动脉瓣口面积（cm^2）	>1.5	1.0~1.5	<1.0
平均压差（mmHg）	<25	25~40	>40
峰值射血速度（m/s）	<3.0	3.0~4.0	>4.0

主动脉瓣口面积的减少引起血流受阻，使腔内压和室壁张力升高，从而导致代偿性的向心性肥厚以维持正常的心排量。随着肥厚的进展，心室顺应性进行性减低，而舒张末压不断升高。在这种情况下，心房收缩对维持前负荷至关重要。此时，失去窦性节律可能会导致症状的迅速进展。

（二）有症状期

当主动脉瓣狭窄不断进展最终导致明显的血流动力学改变时，最初的代偿机制为左心室肥厚。出现症状时患者的平均主动脉瓣口面积为 $0.6\sim0.8cm^2$。随着流出道梗阻和心室壁肥厚的逐渐进展，主动脉瓣狭窄患者开始出现心绞痛、晕厥、呼吸困难或充血性心力衰竭等主要症状。自然病史显示，有明显血流动力学改变的主动脉瓣狭窄患者，一旦出现心绞痛症状，预期寿命 4 年；晕厥患者 3 年；而心力衰竭患者仅有 2 年。主动脉瓣狭窄患者出现上述症状是手术干预的绝对指征。对于这类患者，多余的等待会导致每年大于 10% 猝死率。一旦主动脉瓣狭窄患者出现室性心律失常或心力衰竭的症状，其预期寿命小于 3 年。

二、无症状期

对有明显血流动力学改变但无临床症状的主动脉瓣狭窄患者的处理仍存在争议。Otto 等的研究显示，主动脉瓣狭窄患者，瓣口面积平均每年减少 $0.12cm^2$，而跨瓣压差平均每年增加 $10\sim15mmHg$。然而，不同患者疾病的进展过程差别相当大，许多患者几年都没有跨瓣压差的变化。这样说来，此类患者在症状出现之前可能有一个时间不定的潜伏期。在这个时期，心室为适应室内压力的升高，左室向心性肥厚将持续进展。

在无症状的轻、中度主动脉瓣狭窄患者中，猝死的发生率很低。在重度主动脉瓣狭窄病例中，猝死率大约是每年1%。然而，猝死患者中的大多数会在致死事件发生前的数月内出现症状。

当考虑行主动脉瓣置换术时，应该将猝死的发生风险与手术死亡率相权衡（当前STS数据库中主动脉瓣置换手术死亡率为3.5%）。虽然无症状患者的手术指证很难把握，但是有研究称峰值流速每年增加大于0.45m/s的无症状患者应当接受手术治疗。总体而言，约7%的无症状主动脉瓣狭窄的患者在确诊之后1年内死亡或者接受主动脉瓣膜手术。5年后，死亡或者接受主动脉瓣膜手术的比例激增至38%。值得注意的是，有症状或无症状重度主动脉瓣狭窄患者行主动脉瓣手术后早期和晚期的结果非常相似。

【低跨瓣压差的重度主动脉瓣狭窄】

心功能差的主动脉瓣狭窄患者（射血分数<20%）狭窄严重程度常难以评估，这类患者主动脉瓣膜狭窄严重，但是跨瓣压差并不大（<30mmHg）。这些患者的左心室功能受损可能是由瓣膜狭窄或固有的心肌病变引起的后负荷不匹配（尤其是弥散的冠脉病变引起的慢性缺血）导致的。对这些患者，分别在休息时和应用正性肌力药物（如多巴胺注射）时测量跨瓣压差和瓣口面积，有助于鉴别心肌病和真正的瓣膜狭窄，从而做出更可靠的诊断。对于多数左室功能差并发重度主动脉瓣狭窄的患者，选择瓣膜置换术可显著提高生存率。然而，以心肌病变为主的患者却无法从瓣膜置换中明显获益。一个关于主动脉瓣狭窄患者行主动脉瓣置换术后出现左室功能低下的多变量分析的研究发现，术前左室功能差是最重要的预后因素，提示低跨瓣压差患者的不佳结局。

（一）药物治疗

目前尚未发现某种药物可以改变主动脉瓣狭窄的自然病程。虽然几个小的非随机研究显示降脂治疗可延缓疾病的进展，但是一个最新的前瞻性的随机临床试验发现阿托伐他汀的强化降脂治疗并不能延缓疾病的进展。

1. 手术适应证　1998年，美国心血管病联盟（ACC）和美国心脏病协会（AHA）共同提出了以临床证据为基础的心脏瓣膜疾病的治疗指南，随后在2006年进行了更新。关于主动脉瓣狭窄行主动脉瓣置换术的指南总结如下。

美国心血管病联盟（ACC）/美国心脏协会（AHA）关于主动脉瓣狭窄患者行主动脉瓣置换术的指南：

适应证	分级
1. 有症状的重度主动脉瓣狭窄	Ⅰ级
2. 重度主动脉瓣狭窄同期行冠状动脉旁路移植术	Ⅰ级
3. 重度主动脉瓣狭窄同期行主动脉手术或其他心脏瓣膜手术	Ⅰ级
4. 重度主动脉瓣狭窄并发左室功能受损（射血分数<50%）	Ⅰ级
5. 中度主动脉瓣狭窄同期行冠状动脉旁路移植术或其他升主动脉或瓣膜手术	ⅡA
6. 无症状主动脉瓣狭窄并发：	
a. 对运动的异常反应（低血压）	ⅡB
b. 可能会快速进展（年龄、钙化或者冠状动脉疾患）	ⅡB
c. 室性心动过速	ⅡB
d. 瓣口面积<0.6cm^2，平均压差>60mmHg，峰值流速>5m/s	ⅡB
7. 轻度主动脉瓣狭窄和中到重度瓣膜钙化同期行冠状动脉旁路移植术	ⅡB
8. 没有5~7中的任何1条的无症状患者猝死的预防	Ⅲ

主动脉瓣置换术适用于所有的有症状的重度主动脉瓣狭窄患者，以及需要同期行冠状动脉旁路移植术、主动脉手术或其他瓣膜置换术的无症状重度主动脉瓣狭窄患者。在Sunnybrook健康科学中心，我们常规在中度主动脉瓣狭窄患者行其他心脏外科手术时同期实施主动脉瓣置换术。对于轻度主动脉瓣狭

窄患者，除非主动脉瓣叶有非常严重的钙化或狭窄很可能快速进展，在行其他心脏外科手术时我们不常规同期行主动脉瓣置换术。无症状重度主动脉瓣狭窄患者如并发严重的左室功能受损、运动试验诱发症状、明显的心肌肥厚或室性心律失常，我们主张行主动脉瓣置换手术。对于跨瓣压差大于 60mmHg 或瓣口面积小于 0.6cm² 的无症状患者，他们有很高的风险迅速出现症状，也应该在明显的心室功能受损或猝死之前接受瓣膜置换手术。

（二）主动脉瓣反流

1. **急性主动脉瓣反流** 急性主动脉瓣反流可能由急性主动脉瓣环扩张影响瓣叶的充分对合或瓣叶本身撕裂导致。主动脉瓣反流的具体原因包括主动脉夹层、感染性心内膜炎、创伤、继发于室间隔缺损的主动脉瓣叶脱垂、大动脉炎（梅毒、巨细胞病或医源性的，比如主动脉瓣球囊成形术后）。

急性主动脉瓣反流常引起急性心功能不全。大量的反流负荷会导致左心室的舒张末容量突然增加，使搏出量急剧减少，心脏很难代偿。当左室肥厚或顺应性差时，血流动力学失代偿会更加明显。前向搏出量迅速减少的最初代偿性表现是心动过速。容量超负荷导致左室舒张末压快速升高并超过左房压，这导致了二尖瓣的提前关闭。虽然这样可能减轻过高的舒张末压对肺静脉循环的损害，但肺水肿和心源性休克的快速进展难以避免。继发于进行性心源性休克和恶性室性心律失常的死亡是各种病因所致急性主动脉瓣反流的常见结局。所以，对各种原因导致的血流动力学改变明显的急性主动脉瓣反流都应急诊手术治疗。

2. **慢性主动脉瓣反流** 慢性主动脉瓣反流由慢性主动脉根部扩大或瓣叶功能不良所致。慢性主动脉瓣反流的常见原因包括先天性畸形（如二叶化、单叶化、四叶化主动脉瓣）、瓣叶退行性钙化、风湿热、感染性心内膜炎、马方综合征、Ehlers – Danlos 综合征、黏液样增生、成骨细胞发育不良和强直性脊柱炎。

慢性主动脉瓣反流导致左室持续性容量超负荷。在这个疾病的无症状阶段，容量超负荷导致心腔进行性扩大而不伴舒张末压升高。心腔扩大伴随着适应性的心室壁离心性肥厚在细胞水平表现为心肌细胞拉长和肌小节的复制。心室腔的扩大和肥厚导致左室的质量明显增加。在疾病早期，心室壁厚度与心室腔直径的比例、射血分数（EF）、缩短率能保持不变。然而，心室腔的扩大导致持续性的室壁张力增加，进而导致非适应性的心室肥厚，这样形成了一个恶性循环，逐渐导致心肌间质纤维化，它限制心室的进一步扩张，并升高舒张末压，最终导致左室收缩功能不全和充血性心力衰竭。血管扩张剂可以通过降低后负荷减少主动脉瓣的反流量，从而延缓心室功能的恶化。血管扩张剂治疗目前用于并发高血压病或伴有重度主动脉瓣反流、心室扩张且收缩功能尚可的无症状患者，也可用于术前短期调整心功能。此类药物不被推荐用于重度主动脉瓣反流并发左室功能不全患者，原因是这种治疗不能提高生存率。但如果这类患者并不适合手术治疗，也可考虑应用血管扩张剂药物治疗。

患者从诊断主动脉瓣反流到出现症状的时间间隔因人而异。自然病史研究显示：每年少于 6% 的主动脉瓣反流患者出现临床症状或左室功能不全的表现；每年不到 4% 的患者进展为左室功能不全但没有症状；每年患者的猝死率低于 0.2%。无症状患者出现症状、左室功能受损或死亡的独立预后因素包括年龄、左室收缩末直径、左室收缩末直径变化率。另外，当静息状态下出现左室功能不全时，每年出现症状的患者比例又增加 25%。正是由于只有严重的左室功能失代偿发生以后，患者才会出现诸如心绞痛、呼吸困难的症状，所以推荐在出现症状之前实施手术。有症状患者的年死亡率大于 10%，所以出现临床症状是主动脉瓣反流患者的绝对手术适应证。

3. **手术适应证** 无症状患者的手术治疗应在心肌受损变得不可逆转并导致不良预后之前实施，关键在于寻找和把握心肌功能恶化的转折点。不幸的是，这些恶化是很细微的，目前的影像学检查往往难以辨明。严重左室功能受损的患者围手术期和晚期生存率明显降低，因为心肌肥厚、间质纤维化等病理变化导致了不可逆的心室重塑。因为外科和药物治疗的效果都不好，这类患者是否应手术治疗难以抉择。美国心血管病联盟/美国心脏协会工作组关于慢性主动脉瓣关闭不全的主动脉置换术的修订指南的摘要列于下。

美国心血管病联盟（ACC）/美国心脏协会（AHA）关于慢性重度主动脉瓣反流患者行主动脉瓣置

换术的适应证：

Ⅰ级：有症状的重度主动脉瓣反流患者，推荐行 AVR。

Ⅰ级：无症状慢性的重度主动脉瓣反流患者，如静息下的左室收缩功能受损（射血分数≤50%），推荐行 AVR。

Ⅰ级：无症状慢性的重度主动脉瓣反流患者同期行冠状动脉旁路移植术、主动脉手术或其他心脏瓣膜手术，推荐行 AVR。

ⅡA级：无症状慢性的重度主动脉瓣反流患者，左室收缩功能正常（射血分数＞50%），但是有严重的左室扩张（舒张末径大于75mm或收缩末径大于55mm），可以行 AVR。

ⅡB级：同期行升主动脉手术的中度主动脉瓣反流患者，可考虑 AVR。

ⅡB级：同期行冠状动脉旁路移植术的中度主动脉瓣反流患者，可考虑 AVR。

ⅡB级：无症状慢性的重度主动脉瓣反流患者，左室收缩功能正常（射血分数＞50%），当左室扩张超过舒张末压直径70mm或收缩压直径超过50mm，或同时有左室扩张的证据，或运动耐量的减少，或运动诱发不正常的低血压反应。

Ⅲ级：无症状性的轻、中、中度主动脉瓣反流患者，静息状态下左室收缩功能正常（射血分数＞50%），左室扩张不严重（舒张末直径小于70mm），不建议行主动脉瓣置换术。但对于舒张末直径大于70mm的患者，如果有证据表明心室功能或运动耐量进行性下降应该接受瓣膜置换手术。

三、冠状动脉造影和主动脉瓣置换

许多需要置换主动脉瓣的患者并发冠状动脉疾病。在北美地区，超过1/3的患者在主动脉瓣置换术的同时进行了冠状动脉旁路移植术。随着手术患者年龄的不断增加，这一比例还将继续增高。缺血性心脏病的典型症状是心绞痛。心绞痛可能是由冠状动脉疾患引起的心肌缺血导致，也可能是由左室壁张力增高引起的心内膜下缺血或心室腔扩大引起的相对性冠脉血流减少所致，所以主动脉瓣疾病患者的缺血性心脏病的风险评估是很复杂的。因为按照传统冠状动脉风险分级评估主动脉瓣病变患者是否存在冠脉疾病并不可靠，所以在 Sunnybrook 健康科学中心我们常规对所有年龄超过 35 岁的患者行冠状动脉造影术明确冠脉病变。

（一）心肌保护和体外循环

实施单纯的主动脉瓣置换术应使用单根双极右房静脉插管和一根插入升主动脉为体循环提供氧合血的动脉插管。经右房在冠状静脉窦放置逆行冠状动脉灌注插管。在右上肺静脉放置左心引流插管，也可以进一步放入左室以保障无血的视野及免除主动脉瓣反流时的心室膨胀。一旦体外循环开始，游离主动脉、肺动脉以显露主动脉根部前方至左冠状动脉。仔细将肺动脉从主动脉游离以确保阻断钳充分阻断升主动脉，行主动脉切口时应注意避免伤到肺动脉。因为肺动脉壁没有主动脉坚韧，所以操作时要尽量避免肺动脉损伤。

阻断升主动脉之后，经升主动脉灌注单剂量高钾含血停搏液行心肌保护。停搏液灌注后即刻会诱发舒张期停搏，中到重度的主动脉瓣反流会使停搏液漏入左心室从而影响灌注效果。在切开主动脉之后，心肌保护则通过双冠状动脉口直接插管持续灌注冷的或温的含氧停搏液实现。当左主干很短时，顺行灌注可能会引起前降支或回旋支的超灌。当有严重的冠状动脉疾病时，由于明显的冠状动脉阻塞，顺行停跳液不能灌注至心肌末梢节段。此外，左主干直接灌注能导致冠状动脉内皮损伤，增加潜在的冠脉夹层风险，或加重冠状动脉粥样硬化病变的进展。

主动脉瓣病变心肌保护的另外一个可供选择的方法是逆行灌注。逆行灌注可采用间断或持续的方式，可单独使用也可以和顺行灌注联合使用。这对主动脉瓣重度反流或伴有严重的冠状动脉疾病患者很有帮助。然而，要保证单独使用经右心逆行灌注的质量仍需考虑一些问题：如果逆行灌注插管不能放入冠状动脉窦，转为双腔静脉插管就可打开右房并直接将插管放入冠状动脉窦；插管时避免过深，保证放在右冠状静脉在冠状静脉窦的开口之前，以确保充分的右室心肌保护。

（二）主动脉切口、瓣膜切除和清创

一旦主动脉阻断和心脏停搏，就可通过横行或斜行切口切开主动脉。置换带支架生物瓣或机械瓣时，常选用位置较低的主动脉横行切口行主动脉瓣探查。主动脉切口大约在右冠状动脉起始处的上方10～15mm处开始，并向前、后延伸。最初的右冠状动脉上方的横行切口也可以向后方斜行延伸至无冠窦或左、无冠窦交界处。斜行切口经常用在主动脉根部较细的患者身上，这些患者可能需要根部扩大手术（见后述），也有可能用于粗大升主动脉的成形。

这时就可以观察到主动脉瓣膜的形态。用剪刀沿右冠窦和右无交界处切除右冠瓣叶。一些医师经常使用Mayo剪或专门的右弯瓣叶剪完成该步骤，同时将钙化灶从主动脉壁清除，须留下1～2mm的瓣叶组织作为人工瓣膜的缝合缘。一般先向左冠瓣方向再向无冠瓣方向切除右冠瓣叶，尽量整块切除瓣叶。然后向左无交界处切除无冠瓣，最后切除左冠瓣。通常在流出道放一块湿润的不透X线的纱布以防止组织碎屑掉入左心室，切记在缝合瓣环之前取出纱布。随后用手术刀或咬骨钳彻底清除钙化。清除钙化灶使之成为柔软的组织，以提高人工瓣膜缝合的稳固性并降低瓣周漏和缝瓣线撕脱的几率。

当从主动脉壁清除钙化灶时，要注意预防主动脉穿孔，尤其是左冠瓣和无冠瓣交界处，因为这里是主动脉穿孔的高发部位。当切除瓣叶时，应注意以下几处解剖特点：希氏束（传导系统）位于右、无冠瓣交界处膜部间隔的下方，这个区域的切除过深会导致永久的传导阻滞。二尖瓣前叶与左冠瓣直接相连，如果在清除钙化时发生损伤，可以用自体心包片进行修补。

当钙化组织完全清除后，应在左室流出道封闭的时候用盐水充分的冲洗主动脉根部。为避免将碎屑冲入左室，球囊注射盐水时应顺向沿流出道方向冲洗主动脉瓣，而不是逆向通过瓣膜。冲洗液应由外吸引器吸走，而不能通过心内吸引。

（三）人工瓣膜植入

病变瓣膜被切除后，通过测瓣器测量之后选择合适的机械瓣或生物瓣。用区分颜色的12～16根双头针带垫片的2－0人造编织线将瓣膜间断缝合于瓣环上。垫片可以放在流入/心室侧或流出/主动脉瓣环的主动脉侧。若将垫片放在瓣环的心室侧，则可以将人工瓣膜放在瓣环之上，这样可以植入尺寸稍大的人工瓣膜。但在冠脉开口靠近瓣环的病例中，则在瓣环上放置人工瓣膜常不可行。褥式缝合线先缝在三个交界上，提拉缝线可帮助显露。在缝合右、无冠交界时，有的外科大夫选择从主动脉外侧进针以避免损伤传导束（也就是说把垫片留在主动脉外侧）。通常是从无冠瓣开始，以顺时针的方向褥式缝合带垫片的缝合线，可以每一针缝完自体瓣环后立即将缝合线缝至人工瓣环，也可以在缝完全部的缝合线后一起缝至人工瓣环。三个象限的缝合线最好用三把止血钳分开夹持，当人工瓣滑向瓣环时收紧缝合线。然后，将三个象限间的缝合线交替打结。

（四）缝合主动脉切口和排气

主动脉切口用双层4－0人造聚丙烯滑线缝合。缝合第一层时应从主动脉切口后方起始端的右侧进针，缝合时稍微超越切口，避免此处漏血。双头针的一端以水平褥式向前缝至主动脉切口的中点，另一端在水平褥式缝合线的稍浅处向前连续缝合。使用同样的方法缝合主动脉切口的左侧后，行主动脉排气（见后述），在主动脉切口的中点两根双头针缝线分别打结。

在主动脉置换过程中，空气可能进入左房、左室以及主动脉。必须清除这些空气以避免灾难性的并发症——空气栓塞。在主动脉切口缝合线打结之前，停止经右上肺静脉放置的左心引流、膨肺、短暂部分开放升主动脉阻断钳，使心脏充盈。充入的血液可以将大部分气体从经未完全闭合的主动脉切口排出。然后打结彻底闭合主动脉切口，完全开放阻断钳。随着心电活动开始，利用升主动脉灌注管和左心引流管吸引以排出残存的空气。以一个小的针头（21号）给心尖和左房顶排气。为避免气体进入，拔除左心引流管时必须将心包腔充上盐水。术中可以用经食管超声心动图直观的检验排气的效果以确保左心系统没有空气残留。当通过主动脉引流管吸引时（如灌注针），可用力摇晃或用手小心的挤压心脏有助于将藏在肌小梁的空气排出。一旦排气完成，就可以拔除主动脉灌注管。患者就可以脱离体外循环，常规拔除动静脉插管。如果停机时患者是起搏器依赖，建议植入心房起搏电极以保证房室同步起搏。

（五）同期冠状动脉旁路移植术

当伴发冠心病时，手术技术应加以改良以达到更理想的心肌保护。在主动脉瓣置换前行冠状动脉的远端吻合，这样可以在术中通过桥血管顺行灌注心肌保护液。我们应该用左乳内动脉行前降支的再血管化，因为这样可以提高主动脉瓣患者的远期生存率。这个吻合应该在主动脉切口缝合后进行，以确保心脏停搏期间冠脉循环不接触体循环，也可以防止在心脏表面操作时对吻合口的损伤。

（六）同期升主动脉置换

一般而言，当主动脉的最大直径超过 5.5~6.0cm 时，我们就可以选择行升主动脉置换；然而，对于马方综合征或同类的结缔组织疾患的患者，这一标准便降至 4.5~5.0cm。当行主动脉瓣置换术时，如果患者的升主动脉直径大于 5.0cm，则推荐行升主动脉置换术。主动脉瓣二叶化患者有潜在主动脉壁病变，从而导致晚期升主动脉发病风险明显增高，当这些患者行主动脉瓣置换术时，如主动脉直径超过 4.5cm，就应该同期行升主动脉置换。

（七）主动脉根部扩大术

对主动脉根部扩大术的详细描述将在后续章节进行。简单地说，要想为主动脉根部细小的患者植入一个较大的瓣膜，前部瓣环或后部瓣环扩大的手术方式都可以选用。对成人患者多选用后部瓣环主动脉根部扩大手术的方式，术后能使瓣环直径增加 2~4mm。Nicks 等首次报道了这一技术，由主动脉切口一直向下延伸通过无冠瓣、主动脉瓣环，直至二尖瓣前瓣。1979 年 Manouguian 和 Seybold - Epting 报告延长主动脉切口通过左冠瓣 - 无冠瓣交界，直至左纤维三角和二尖瓣前瓣。小儿则常用前部瓣环扩大技术。1975 年 Konno 等报告了这项技术，该技术也被称为主动脉心室成形术。当需要将瓣环扩大超过 4mm 以上时，可以采用该技术。不同于横行主动脉切口，该技术是行升主动脉前壁纵行切开至右冠窦方向，通过右心室前壁切开右室流出道，切开室间隔，从而使主动脉瓣环和左室流出道明显扩大。

（八）再次主动脉瓣手术

主动脉瓣置换术后再次开胸手术的原因包括瓣膜相关的并发症、升主动脉进行性病变和冠心病。瓣膜病变的相关因素包括瓣膜结构退行性变、人工瓣膜感染性心内膜炎、人工瓣膜血栓形成及瓣周漏。再次开胸对于任何二次心脏手术的患者都是极其危险的。在 Sunnybrook 健康科学中心，我们的经验是先拍摄侧位胸部 X 线片和 CT 以确定最接近胸骨后的心脏结构。出于安全考虑，可以通过股动静脉建立体外循环。摇摆锯用来劈开胸骨，尽可能少做分离，当有畅通的桥血管时，在分离时更需谨慎。

当建立体外循环心脏停搏后需要锐性分离切除旧的人工瓣膜。仔细从瓣环上清除前次手术的所有缝线和垫片。切除旧人工瓣膜时造成的瓣环损伤用带垫片的缝合线间断修补。切除无支架人工瓣膜可能特别的困难。对于感染性心内膜炎并出现根部脓肿时，应彻底清除感染组织，并用心包片行瓣环重建。当有活动性心内膜炎时，所有的异物材料，包括涤纶主动脉移植物都必须全部清除。

当升主动脉有涤纶移植物时，二次开胸更为危险，因为游离时不经意的损伤移植物会导致急性大出血。为避免常温下大出血的全身影响，在开胸前患者应建立股动静脉体外循环，并于开胸前将温度降至 20℃。万一移植物意外破开，应立即局部止血，行深低温停循环。当循环停止后即行心房静脉插管，并在破口远端阻断，重新建立体外循环。所有的二次主动脉手术都必须实施严格的心肌保护，因为这些手术通常有很长的缺血时间。通常应用选择性的冠状动脉开口行持续性冷灌注液顺行灌注。当患者有旧大隐静脉桥时，选择逆行灌注有益于确定桥血管是否通畅。

四、术后处理

考虑到心室的病理变化，术后即刻就应该开始考虑相应的特别处理。对主动脉瓣严重狭窄导致的心肌肥厚、左室失去顺应性的患者，高度依赖充分的前负荷以保证充足的灌注。经静脉补液小心地将充盈压维持在 15~18mmHg。在这些病例中，瓣下左室流出道梗阻与收缩期二尖瓣前向运动（SAM 现象）可同时出现。经静脉给予 β 受体阻滞剂通过降低收缩力可能部分缓解流出道梗阻。在极端情况下，可能需要再次手术并行左室流出道心肌切除。

维持窦性心律也是必需的，因为对于无顺应性的心室而言，总计1/3的心排出量来自于心房收缩。在术后早期，有大约10%的患者会出现低心排综合征。如果术后需要起搏，房室顺序起搏有益于预防低心排综合征。

主动脉瓣置换术患者有3%~5%会出现完全性心脏传导阻滞，这可能是由于缝针或彻底清除组织时损伤传导系统所致。暂时性传导阻滞是由于围手术期水肿导致的，通常在4~6天恢复，这之后如果没有恢复推荐植入永久起搏器。

在主动脉瓣关闭不全患者中见到的严重外周血管扩张，需要使用包括α-肾上腺素能受体激动剂或后叶加压素等血管收缩剂。补足容量以保证扩张的左室有效充盈。

五、支架主动脉生物瓣置换装置

带支架生物瓣可以由猪主动脉瓣或牛心包制成。在过去的40年里，组织固定方法和化学处理的进步降低了细胞外基质钙质的沉积。所有的异种瓣膜均通过戊二醛处理，它通过使胶原纤维交联而降低组织抗原性。戊二醛还降低酶的降解活性，使细胞失活，从而阻止组织细胞外基质重塑。戊二醛固定猪瓣膜可以在高压（60~80mmHg）、低压（0.1~2mmHg）或零压（0mmHg）下进行。心包瓣膜固定在低压或零压下进行。猪瓣膜在零压环境下固定，可以保持其松弛的主动脉瓣尖胶原结构。当比较不同的生物瓣膜时，必须意识到不同的厂商在标识瓣膜的大小时缺少统一标准。大体而言，标识的大小指的是支架的内径或外径，而不是缝合环的外径或瓣叶的最大开口直径。所以，根据不同厂商的习惯和缝合环的大小，相同的主动脉瓣环可能会适合不同厂商不同大小的瓣膜。图10-3比较了一系列瓣膜的内径与外径。

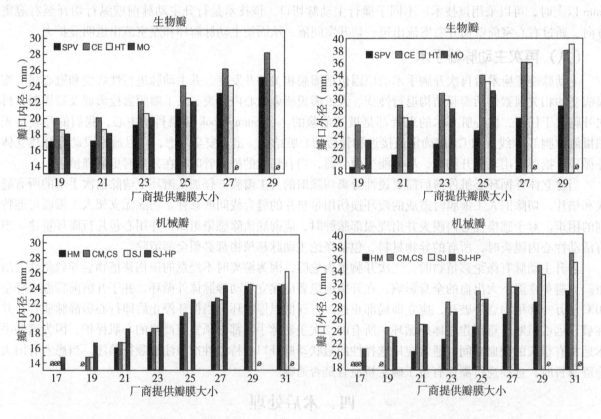

图10-3　不同厂家制造的标不大小的主动脉瓣生物瓣内外径比较

（一）第一代生物瓣

第一代生物瓣瓣叶用高压固定并安置于瓣环位置，包括 Medtronic Hancock 标准瓣、Modified Orifice 瓣膜（Medtronic，Minneapolis，MN）和 Carpentier-Edwards 标准猪瓣膜（Edwards Life Sciences，Irvine，CA）。

（二）第二代生物瓣

第二代生物瓣瓣叶在低压或零压下处理，有些第二代生物瓣可以安放在瓣环之上，这样可以选择较大的瓣膜。第二代猪瓣膜包括 Medtronic Hancock Ⅱ 瓣膜（Medtronic）、MedtronicIntact 猪瓣膜（Medtronic）、Carpentier – Edwards 环上瓣（SAV）（Edwards Life Sciences）。第二代牛心包生物瓣膜包括 Carpentier – Edwards Perimount（Edwards Life Sciences）和 Pericarbon 生物瓣（Sorin Biomedica，Saluggia，Italy）。

（三）第三代生物瓣

新一代生物瓣结合零压或低压固定，采用抗钙化处理过程，以减少材料衰败和钙化。支架变得更薄，侧面更低，活动性更好，设计了圆齿的缝合环便于植入环上瓣。美敦力 Mosaic 猪瓣膜在模拟人体生理环境下固定，将相同的压力（40mmHg）应用在瓣膜的心室侧和主动脉侧，致使瓣叶本身不承受压力。圣犹达 Epic 瓣膜是一款猪瓣膜，有一个低的支架杆和侧面基底以减少瓣架突入主动脉壁并避免遮挡冠脉开口。Carpentier – Edwards Perimount Magna 瓣膜是 Perimount 心包瓣膜的演变，它有着更窄的缝合环和圆齿状设计以便于环上安装。Mitroflow 心包主动脉瓣是独特的心包瓣膜，它将心包放在支架的外面，预期能够提供更大的瓣膜开口直径。

六、主动脉瓣置换手术的结果

（一）手术死亡率

手术死亡率定义是指术后 30 天内所有原因引起的死亡率或与手术同次住院期间的死亡。当代一系列研究显示，单纯的主动脉瓣置换术有着较低的死亡率。根据患者人群、是否伴发冠脉疾病和研究年代的不同，主动脉瓣置换术的死亡率为 1% ~8%。胸外科协会（TS）回顾了 86 580 例行主动脉瓣置换术的患者数据，发现单纯的主动脉瓣置换术死亡率为 4.3%，主动脉瓣置换术 + 冠状动脉旁路移植术死亡率为 8.0%，主动脉瓣置换并发升主动脉瘤手术死亡率为 9.7%。

（二）长期存活率

长期跟踪显示同年龄段患者无论置换机械瓣或生物瓣，其 10 年生存率无明显差异。但随访 15 年后，由于生物瓣膜的结构退行性改变，机械瓣置换者生存率则相对较高。一个前瞻性研究显示生物瓣和机械瓣的置换者 15 年死亡率分别是 79% 与 66%。机械瓣置换患者出血并发症较多。值得一提的是较高的生物瓣膜结构损毁率可能是由于第一代生物瓣膜更易出现结构衰败所致。

一系列研究表明，主动脉瓣置换术后 5 年预期生存率为 80% ~85%，10 年生存率为 65% ~75%，15 年生存率为 45% ~55%。主动脉瓣置换术的结果与患者心功能状态、是否存在并发症及个体的年龄高度相关。与晚期死亡率相关的其他危险因素包括伴随肾脏疾患、女性、同期行其他心脏或血管手术和房颤。对机械瓣置换的研究显示通常有更好的远期生存率，但他们的患者在手术时往往更年轻。没有任何前瞻性的研究发现在同一时代心包瓣膜比猪瓣膜患者有更好的生存率。

（三）瓣膜相关死亡率

长期生存随访研究表明，瓣膜相关和非瓣膜相关的死亡率与其他原因引起的死亡率是不同的。胸外科医师协会（STS）和美国胸外科医师协会（AATS）联合提出一项标准方法来分析瓣膜置换和瓣膜修复术的相关并发症。这个标准定义的瓣膜相关死亡率包括以下致死原因：瓣膜结构衰败、非结构性瓣膜功能障碍、瓣膜血栓形成、栓塞、出血、术后瓣膜性心内膜炎、已行瓣膜手术患者再次手术相关的死亡。接受瓣膜手术的患者猝死也属于瓣膜相关死亡率。由于进行性心力衰竭而死亡和心脏瓣膜功能良好者则不包含在内。Hammermeister 等的研究表明，机械瓣置换者在 15 年内因瓣膜事件的死亡者占全部死亡者的 37%，生物瓣置换者则占 41%。非瓣膜相关的心脏死亡机械瓣和生物瓣分别占 17% 与 21%。目前暂无较有说服力的研究来比较心包瓣和猪瓣置换患者的远期结果。

（四）非致死性瓣膜相关事件

STS/AATS 关于瓣膜结构性和非结构性衰败、瓣膜血栓、栓塞事件、出血事件、瓣膜性心内膜炎等的总结报道做出了特别的指导性定义。现总结如下：

（1）结构性瓣膜衰败：任何导致手术瓣膜功能内源性异常改变、狭窄或关闭不全的情况，如瓣叶撕裂、缝线撕脱等。

（2）非结构性障碍：任何植入瓣膜出现异常造成狭窄或关闭不全的情况，而且造成上述情况的原因并非瓣膜本身的因素，如血管组织过度增生、尺寸不合适、瓣周漏等。

（3）瓣膜血栓形成：非感染情况下任何影响瓣膜功能的血栓。

（4）栓塞指的是麻醉完全清醒后即刻发生的栓塞事件。

其中脑栓塞事件可分为以下几类：

a. 一过性缺血发作：完全可逆的神经系统事件，持续时间小于 24/小时。

b. 可恢复性缺血性神经系统损害：完全可逆的神经系统事件，持续时间大于 24 小时而小于 3 周。

c. 脑卒中：永久的神经系统损害，持续时间长于 3 周或致死。

（5）出血事件：不管患者的抗凝状况如何，任何导致死亡、住院、永久损害或需要输血治疗的大量内出血或外出血，但不包括脑栓塞之后继发的脑出血。

（6）瓣膜性心内膜炎：任何感染累及已置换的瓣膜，任何瓣膜结构/非结构性功能障碍、血栓、栓塞事件伴有瓣膜性心内膜炎均可定义于该类。

（五）瓣膜结构衰败

目前有几组关于第一代、第二代支架生物瓣的大宗长期随访报道，由于所随访的患者人群及年代不同，所以没有直接的可比性。瓣膜结构衰败是主动脉瓣生物瓣置换最常见的非致死性瓣膜相关并发症。对目前可用的第二代带支架生物瓣（包括 Medtronic Hancock II 猪瓣和 Carpentier - Edwards 牛心包瓣等）的长期随访显示 12 年内免于瓣膜结构衰败率高于 90%。然而，当随访超过 15 年，免于瓣膜结构衰败率迅速下降。并无明确证据显示第二代心包瓣和猪瓣在耐久性上有差异，因此对手术瓣膜的选择应基于术者的习惯、对瓣膜的熟悉程度及瓣膜的型号。虽然新的第三代瓣膜使用了可能带来更好耐久性的组织处理方式，但其仅有 5~6 年的随访结果，暂时与第二代生物瓣的结果相似。

对于较年轻的患者，特别是 40 岁以下者，容易更早出现瓣膜结构衰败。高龄患者由于放置瓣膜处的血流动力学应力减少，故瓣膜结构衰败较少出现。文献中报道的瓣膜结构衰败免除率可能被低估，因为大多数研究采用的是保险统计方法而不是实际的或累积发生率的方法。同时，保险统计的方法又高估了高龄患者的瓣膜结构衰败率，其原因是它把已死于其他疾病的患者仍然归入了可能发生瓣膜结构衰败的范畴。

因为生物瓣更易发生瓣膜结构功能障碍，所以较机械瓣有更高的再次手术率。根据大宗随访研究的结果，生物瓣置换患者 5 年免于再手术率大于 95%，10 年大于 90%，但到 15 年时低于 70%。

（六）理想的抗凝治疗

生物瓣置换患者一般不需要长期华法令抗凝治疗，除非患者有血栓栓塞的高危因素或之前发生过人工瓣膜相关性栓塞。带支架生物瓣置换患者血栓发生风险为 0.5%~1% 每年。应用无支架异种瓣、同种移植物或自体移植物，则栓塞率可能会更低。带支架的生物瓣在支架表面完全内皮化之前，存在较高诱发栓塞的风险。最近的 ACC/AHA 指南推荐将患者生物瓣置换术后前 3 月的华法令抗凝的 INR 控制在 2.0~3.0，且为 IIB 类推荐。如患者无血栓栓塞的高危因素，则在第 3 个月末终止华法令抗凝治疗。低危患者应继续单独口服小剂量阿司匹林治疗，因为和无抗血小板治疗相比，阿司匹林显著降低生物瓣置换低危者的栓塞风险。高危患者需要终生阿司匹林联合华法令治疗，其生存率优于单用华法令抗凝治疗者。如果患者术前被发现有发生血栓的高危因素，就应该选用机械瓣，因为患者需要终生正规的华法令抗凝，除非危险因素可以纠正。生物瓣置换者接受阿司匹林治疗与机械瓣置换者接受正规的抗凝治疗相比，其血栓栓塞发生率几乎相同，而出血并发症更少。

（七）人工瓣膜血栓形成

主动脉瓣置换手术后，人工瓣膜血栓形成较为少见，但具有潜在的致命性后果，其发生率大约每年不到 0.2%，且多发于机械瓣。可以选用溶栓治疗，但往往缺乏显著疗效，对于左心系统发生的人工瓣膜血栓形成，患者有明显的心力衰竭（纽约心功能分级Ⅲ或Ⅳ级），考虑手术风险过大，我们推荐溶栓治疗。溶栓治疗后脑血栓栓塞或外周血栓栓塞的发生率为 12%。外科手术包括再次瓣膜置换和单纯血栓清除，两者死亡率相似，均为 10% ~ 15%。患者栓子清除术后再次血栓形成概率约为 40%，所以我们建议尽可能地选择再次瓣膜置换术。

（八）人工瓣膜心内膜炎

人工瓣膜心内膜炎（PVE）根据发生时间分为两类：早期人工瓣膜心内膜炎（瓣膜植入术后 60 天以内）和晚期人工瓣膜心内膜炎（瓣膜植入术后 60 天以后发生）。早期人工瓣膜心内膜炎是围手术期人工瓣膜细菌种植的结果，既可以在瓣膜植入过程中发生，也可以术后来自切口或血管内置管的感染。此类感染的常见致病菌为：金黄色葡萄球菌、表皮葡萄球菌、革兰阴性细菌和真菌。尽管大部分晚期人工瓣膜心内膜炎由非心源性败血症所致，但是小部分第一年内发生的晚期人工瓣膜心内膜炎与围手术期感染了致病力较弱的病原体有关，尤其是表皮葡萄球菌。引起晚期人工瓣膜心内膜炎的病原菌包括链球菌、葡萄球菌属和其他自体瓣膜心内膜炎中常见的病原菌。所有不能解释的发热均应考虑到心内膜炎，并通过血培养、经食管超声和/或经胸超声仔细检查以明确诊断。经食管超声能提供更为详细的解剖信息，如是否有赘生物、脓肿和瘘的存在；经胸超声能提供瓣膜前部更好的影像。主动脉位置上发生人工瓣膜心内膜炎风险为 0.6% ~ 0.9%。大宗资料报道 5 年人工瓣膜心内膜炎免除率大于 97%。与支架生物瓣相比，机械瓣置换者的人工瓣膜心内膜炎发生率稍高。然而，两者早期的心内膜炎发生率无明显的差别。无支架的异种猪瓣膜和同种瓣很少发生人工瓣膜性心内膜炎，因为他们无过多的有可能成为感染病灶的人工材料。这些瓣膜可在人工瓣膜心内膜炎患者再次换瓣时应用。

人工瓣膜心内膜炎患者预后较差。总计 40% 的人工瓣膜性心内膜炎患者发生侵袭性瓣周感染，早期人工瓣膜心内膜炎死亡率为 30% ~ 80%，晚期人工瓣膜心内膜炎死亡率为 20% ~ 40%。人工瓣膜心内膜炎的外科手术指征包括早期人工瓣膜心内膜炎；伴随心力衰竭或瓣膜功能不良、瓣周漏或部分撕裂；出现新的传导阻滞、脓肿、血管瘤或瘘；经 5 天大剂量合适的抗生素治疗且无其他感染来源的持续性败血症；大于 10mm 的赘生物出现；多发的体循环栓塞。尤其需要注意的是，所有的真菌、大部分毒性强的金黄色葡萄球菌、黏质沙雷氏菌、假单胞菌感染患者需要手术治疗，因为这些微生物极具侵袭力且抗生素治疗往往无效。

（九）瓣周漏和溶血

除非有感染性心内膜炎，当带垫片缝线常规应用时很少发生瓣周漏。手术操作不妥可能导致缝线之间有较大的间隙，使一部分瓣膜不能很好地贴附于瓣环。如果瓣周漏引起明显的溶血，应用带垫片缝线间断缝合修补。周围组织的过度增生和人工瓣膜结构衰败均会影响瓣膜的正常启闭，还会导致严重的溶血，须再次手术治疗。轻度溶血可以采取富含铁、叶酸的饮食供给予以保守治疗，并常规检测血红蛋白、血浆结合珠蛋白和乳酸脱氢酶。

七、血流动力学表现和心室重塑

（一）左心室质量恢复

主动脉瓣疾病引起的压力和容量超负荷引起了左室腔内压升高和代偿性的左室肥厚。严重的主动脉瓣狭窄，向心性肥厚使得在病程晚期前即使心腔扩大也不会出现舒张末期容积增加，避免了室壁厚度与心腔横径比值的失衡。另一方面，严重主动脉瓣关闭不全导致容量超负荷引起左室舒张末容积增加和离心性肥厚，而使得室壁厚度与心腔横径比值不会有很大改变。两种病理状态均导致了左室质量增加，而这对预后有严重的不良影响。主动脉瓣置换术的最终目标是缓解左室的压力和容量负荷，从而实现心肌重塑和左心室质量恢复。

尽管左心室质量恢复作为主动脉瓣手术结果的评估手段已被广为接受，但是它对临床的影响尚不清楚。接受药物治疗的高血压患者，左室质量减少患者比没有变化或增加的患者有更少的心脏事件发生率。单纯的主动脉瓣狭窄患者行主动脉瓣置换术后，左室质量通常在前 18 个月回归到正常范围。这一过程也可以持续到瓣膜置换术后 5 年。但是也有一些患者左心室质量恢复不良。主动脉瓣置换术后左室质量恢复程度对判断预后的影响尚未证实，但是有理由认为左室质量恢复不良与临床预后差相关。有几个作者定义了一种情形，即患者 - 人工瓣膜不匹配，在这种状态下人工瓣膜血流动力学表现较差并导致了左室肥厚恢复不佳和不良的临床结局。

（二）患者 - 人工瓣膜不匹配

1. 定义　患者 - 人工瓣膜不匹配（Prothesis - Patient Mismatch，PPM）这一术语已被应用于多种不同的临床情况。下列情况均属"不匹配"范畴：绝对小尺寸的瓣膜（如 <21mm）、小尺寸瓣膜配大体表面积患者、植入瓣膜后出现过高的跨瓣压差、活动后跨瓣压差增加或有效瓣口面积指数（indexed effective orificearea，IEOA）偏低等。Rahimtoola 将患者 - 人工瓣膜不匹配定义为人工瓣膜的瓣口面积小于患者正常的瓣口面积，他进一步描述了一种临床情况，由于人工瓣膜的梗阻，患者的症状没有缓解或进一步加重，这导致了残留的狭窄从而导致跨瓣压差增加。与自体瓣膜相比，所有的人工瓣膜均有不同程度的狭窄，僵硬的缝合环、生物瓣瓣叶交界处的支架对流出道的阻塞，均可导致残留的跨瓣压差，尽管此时人工瓣膜功能正常。如同我们在主动脉瓣狭窄患者中所观察到的，瓣环纤维化、瓣环钙化和左心室肥厚等病变使瓣环本身收缩，导致只能植入一个较小的人工瓣膜，进一步加重了患者 - 人工瓣膜不匹配。我们常用有效瓣口面积和几何瓣口面积这两个术语来描述人工瓣膜的大小。

2. 有效瓣口面积　患者 - 人工瓣膜不匹配最常用的定义的是有效瓣口面积指数（IEOA）偏低。它是用经超声心动图测定得到的有效瓣口面积（EOA）后，再除以体表面积。有效瓣口面积指数由以下公式计算得出：

$$EOA = (CAS_{LOVT} \times TVI_{LOVT}) / TVI_{AO}$$

EOA 指的是有效瓣口面积（cm^2），CSA_{LVOT} 是左心室流出道横断面积（LOVT；cm^2），TVI_{LOVT} 是左心室前向血流整体速度时间，可由脉搏波多普勒检测获得，TVI_{AO} 是主动脉前向血流整体速度时间，由软件计算跨瓣连续波幅多普勒获得。

有些作者认为患者 - 人工瓣膜不匹配发生在 IEOA 小于 $0.85cm^2/m^2$ 时，Dumesnil 和 piloarot 重新定义的患者 - 人工瓣膜不匹配为这样一种状况：由于人工瓣膜的有效瓣膜面积相比于患者的体表面积过小，而导致了术后跨瓣压差异常升高。他们认为当 IEOA 低于 $0.85cm^2/m^2$ 时，跨瓣压差会明显升高，这就增加了左心室做功，阻碍了左心室肥厚的恢复。

EOA 是对跨瓣膜血流最小横截面积的功能性估计，由以下因素而定：①人工瓣膜的几何瓣口面积；②左室流出道和升主动脉的形状和大小；③血压；④心输出量。当升主动脉的直径是 4cm 时，多普勒得出的 EOA 与导管得出的 EOA（由 Gorlin 的公式导出）相关性最好，但是患者主动脉直径较小时，EOA 会被低估。对于每一位患者，只有当瓣膜植入体内，才能较准确地得到 EOA。在低 IEOA 的临床结果评价研究中，使用的是从既往对照研究中得到 EOA 数据，而不是术后真实测量的 EOA。除此之外，这些 EOA 数据来源于当年不同公司不同型号小样本量的瓣膜数据，而各研究之间差异明显。EOA 与术后压差有关，毫无疑问它们之间有某种数学上的联系。根据 Bernoulli 公式，超声心动图的平均和峰值跨瓣压差如下：

峰值跨瓣压差（mmHg）= $4 \times (V_{AVmax}^2 - V_{LVOTmax}^2)$

平均跨瓣压差（mmHg）= $4 \times (V_{AVmean}^2 - V_{LVOTmean}^2)$

3. 几何瓣口面积　与有效瓣口面积不同，瓣膜的几何瓣口面积（GOA，也被称为体内几何面积）是瓣膜打开时最大的横截面积，在相同厂商的相同型号无差别。任何人工瓣膜的 GOA 是取自厂商说明书或测瓣器的静止测量。

4. 临床意义　患者 - 人工瓣膜不匹配是否有意义仍旧充满争议，一些研究发现小 IEOA 的患者近期和远期临床预后较差。Pibarot 和 Dumesnil。研究了 1 266 名主动脉瓣置换术患者，发现 38% 的患者存在中度（IEOA < $0.85cm^2/m^2$）或重度（IEOA < $0.65cm^2/m^2$）的患者 - 人工瓣膜不匹配。多因素分析显

示中或重度患者 - 人工瓣膜不匹配各自会增加 2 倍和 11 倍的围手术期死亡率。通过对两家大的中心的 2 154 名主动脉瓣置换术患者的回顾性分析发现，有或没有患者 - 人工瓣膜不匹配有相似的总体死亡率，但是在 10 年时，患者 - 人工瓣膜不匹配的患者有更高的瓣膜相关的死亡率。一个单中心的对 1 563 名主动脉瓣机械或生物瓣置换患者的分析发现，IEOA 小于 0. 8cm^2/m^2 的患者在 4. 3 年的中期随访时，普遍出现心力衰竭症状的增加，但是死亡率没有增加。Ruel 等的研究发现存在患者 - 人工瓣膜不匹配和左室功能不全的患者，整体的存活率和左室质量恢复程度比仅有左室功能不全的患者低。在一项入选 1 400例患者的研究中，患者 - 人工瓣膜不匹配影响年龄小于 60 岁患者的远期生存率，但是对于年龄大于 60 岁的患者无影响。

另一些研究也提供了患者 - 人工瓣膜不匹配并不会影响临床预后的证据。Medalion 等研究了 892 例主动脉瓣置换患者，证实尽管 25% 的患者接受了内部瓣口面积指数比预测值小两个标准差的人工瓣膜，所有患者的 15 年存活率并无明显差异。Hanayama 等报道了 1 129 位主动脉瓣置换术后存在患者 - 人工瓣膜不匹配的患者，10 年时压差正常和不正常的患者，左室质量指数和存活率没有明显的差异。他们对患者 - 人工瓣膜不匹配的定义为：①有效瓣口面积指数小于研究人群正常值的 90%（0. 6cm^2/m^2）；②跨瓣压差大于研究人群的正常值的 90%（峰值压差是 38mmHg，平均压差为 21mmHg）。瓣膜大小是导致术后压差增加的唯一因素。

Blackstone 等实施了患者 - 人工瓣膜不匹配影响近、远期临床结果的规模最大、数据最健全的研究。在多中心入选超过 13 000 个主动脉瓣置换患者的研究中，几何瓣口面积指数最低的 10% 的患者，其围手术期死亡率（术后 30 天）会增加 1% ~ 2%，但对中期和远期的生存率没有影响（图 10 - 4）。研究中的重要发现是，几何瓣口面积指数最低的 10% 的患者中几乎没有使用支架生物瓣，这些人中绝大多数接受了机械瓣植入。在对同一组患者的后续随访的研究中，对 1 108 名主动脉瓣置换术患者平均随访 8. 3 个月，发现几何瓣口面积指数与 Duke 活动状态指数（DASI）无关。

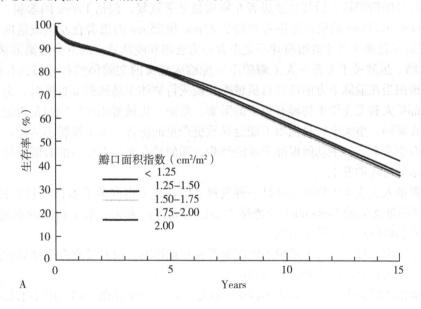

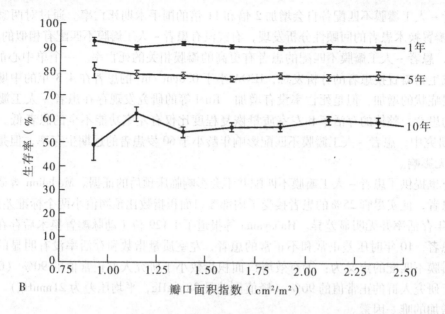

图 10 - 4 **A.** 瓣口面积指数对未调整危险因素的生存率的影响；**B.** 按瓣口面积指数
分层的时间相关生存率曲线，是根据瓣口面积指数分组的各组 1 年、5 年和 10 年的
Kaplan - Meier 估计生存率

5. **小主动脉根部** 许多外科医生对小主动脉根部的患者的预后表示了担忧，这些患者仅能植入直径≤19mm 的瓣膜。然而，一些研究显示这些主动脉瓣尺寸较小的患者在左室质量恢复程度、NYHA 心功能分级、心力衰竭和生存率等方面没有差别。Khan 等研究了 19mm ~ 23mm 的 Carpentier - 爱德华牛心包瓣，发现每一个尺寸的瓣膜植入后都会使患者左室质量显著恢复，包括 19mm 的瓣膜。DePaulis 等的研究显示，置换 19mm 和 21mm 的机械瓣患者和接受 23mm 和 25mm 的患者在左室质量恢复程度上没有区别。Kratz 等也报道了置换小尺寸的瓣膜并不是患者心力衰竭和晚期死亡的危险预测因素。

6. **研究数据总结** 虽然关于患者 - 人工瓣膜不匹配临床意义的文献仍然有分歧，有些学者支持使用机械瓣膜。他们推测当在冠脉下方的位置行机械瓣置换或行整体主动脉根部置换时，会比使用带支架生物瓣、主动脉根部扩大和无支架生物瓣有更少的阻塞。然而，机械瓣相比生物瓣是否能减轻患者 - 人工瓣膜不匹配仍存在疑问，事实上，机械瓣可能会导致更严重的患者 - 人工瓣膜不匹配。主动脉根部扩大术要求外科医师有非常丰富的主动脉根部手术的经验，即使是在非常有经验的心脏外科中心也会导致更多的死亡率和手术并发症的发生。

在冠脉下方位置植入无支架生物瓣也许是一种选择，但这需要更多的手术技巧和更长的阻断时间。Rao 等比较了同直径的带支架的 Carpentier 爱德华牛心包瓣和多伦多无支架生物瓣的血流动力学特征，发现其平均跨瓣压差和峰值跨瓣压差无差别。

并不建议仅为了减少了患者 - 人工瓣膜不匹配的潜在长期影响，而对没有升主动脉病理改变患者行主动脉根部替换术，因为它会增高患者的手术风险。

当术中遇到可能出现的患者 - 人工瓣膜不匹配，决定实施一个更复杂、高危的手术前必须权衡其风险与植入一个更大瓣膜的获益。一些研究指出较低的有效瓣口面积指数的患者，运动后跨瓣压差常会有显著增加。虽然大多数做过主动脉瓣置换术的患者，因年龄过大或其他限制可能不会经历这种情况，然而对于一些年轻的、活动量大的患者，选择主动脉根部扩大或无支架瓣膜植入可能会提供更低的跨瓣压差从而提高患者的生活质量。在罕见的情况下，预测极端的不匹配（即 IEOA < 0. 6cm²/m²），有经验的外科医生可以选择行主动脉根部扩大。除上述情形外，考虑到缺乏长期的数据支持以及已经证明的更复杂的操作带来的风险增高，使用常规瓣膜行主动脉瓣置换术是更可取的。

八、人工瓣膜的选择

一个理想的主动脉瓣人工瓣膜应具有以下特点：方便植入、来源广泛、耐久性好、无固有的血栓源性、不易发生心内膜炎、无残余的跨瓣压差。目前尚无这样的理想瓣膜问世。当前可用的人工瓣主要有：机械瓣、带支架异种生物瓣、无支架异种生物瓣、同种瓣和自体肺动脉瓣。在这些瓣膜当中，同种瓣和自体肺动脉瓣是最符合生理的人工瓣膜，它们不易发生血栓或心内膜炎，而且有良好的血流动力学特性。瓣的耐久性受患者因素、瓣膜的制备和外科手术技术的影响。尽管上述瓣有许多优点，但这两种瓣膜来源有限，与标准的机械瓣和带支架生物瓣相比，在植入的外科技巧上有较高的要求。对活动性心内膜炎患者，使用同种瓣可以提高主动脉瓣置换术的结果。这些瓣膜的深入探讨见后续相关章节。因为这些瓣膜的应用仍局限于少数几个大的外科中心，所以我们只集中讨论机械瓣与生物瓣的选择。

（一）机械瓣和生物瓣

无论医生还是患者，对于机械瓣和生物瓣选择均应该权衡利弊。机械瓣耐久性较好，且较生物瓣因瓣膜衰坏的再次手术率低。机械瓣比生物瓣血栓源性高，且需要口服华法林行正规抗凝，而这会显著增加出血并发症的风险。行充分的抗凝的机械瓣置换患者并不比生物瓣置换患者有更高的血栓栓塞事件风险，两者在免于细菌性心内膜炎方面没有差异。就整体生存率而言，20世纪70年代的两个关于主动脉瓣机械瓣和生物瓣置换的随机对照研究表明，两者12年的生存率相同。长期随访超过15年时，在再次手术率和结构衰败的风险方面，机械瓣优于生物瓣。然而，第一代人工瓣较新一代的瓣膜有更高的瓣膜结构衰败率。

1. 特殊患者的瓣膜选择 当患者本来就需要长期抗凝治疗（如心房颤动、既往血栓栓塞史、高凝状态、严重的左心功能不全、已有机械瓣植入或心内血栓形成）时，无论年龄大小，应该植入机械瓣。

当患者有华法林抗凝禁忌时，如育龄期妇女有生育要求，或患者有其他出血疾病，或拒绝接受抗凝治疗时需要植入生物瓣。为育龄妇女植入机械瓣，在孕期使用低分子肝素抗凝也是一种选择。

之前认为晚期肾功能不全患者有很高的早期生物瓣衰败风险，不推荐置换生物瓣。但这类患者的抗凝并发症发生率似乎也很高，所以，目前ACC/AHA指南不再推荐这类患者常规置换机械瓣。

将来可能影响患者选择瓣膜的因素包括：影响华法林在人体功能的CYP2C9、VKORC1基因变异的检测，家用INR监测仪的使用和非华法林口服抗凝药的应用。在手术室，应和所有的患者及家属对瓣膜选择可能导致的风险与获益进行详细和全面的讨论。

2. 年龄因素 当前常用的生物瓣如美敦力Hancock Ⅱ猪瓣和Carpentier - Edwards牛心包瓣膜，随访12年，90%以上的患者不会发生结构性的瓣膜功能障碍，90%以上的免于再次手术。65～70岁以上的患者生物瓣结构衰败率低，所以，年龄大于65岁的患者应该置换生物瓣。年龄小于60岁的患者应该换机械瓣，以降低年逾八旬时因结构衰败而需再次置换主动脉瓣的风险。年龄介于60～65岁的患者，人工瓣膜选择上仍存在争议。并发其他疾病如严重的冠心病患者，预期寿命不可能超过生物瓣寿命，应该选择生物瓣。受生物瓣耐久性的提高和再手术风险降低的影响，一个最新的关于50～70岁患者行主动脉瓣置换术的回顾性研究显示，生物瓣与机械瓣相比有较差的10年生存率（50%比65%）和再手术免除率（91%比98%）。另一方面，Ruel等对年龄小于60岁的主动脉瓣置换患者行长于20年的随访，置换生物瓣与机械瓣在整体生存率上无明显差别。虽然高龄在现在已经不是手术禁忌，但是高龄和伴随疾病使患者因手术风险过高而不适宜行经典的瓣膜置换术。对于这类患者，选择随后将要讨论的经皮主动脉瓣置换术可能是替代保守药物治疗、球囊主动脉瓣成形术的良好选择。

（二）带支架生物瓣与无支架生物瓣

通过1988年在多伦多总医院David的前期工作，无支架猪瓣在心脏外科获得了普遍的认同和应用。由于这种瓣膜没有阻碍性的支架和支架柱，因此其残余跨瓣压差与同种瓣接近。然而，因为其植入操作较困难，所以需要复杂的手术操作和更长的主动脉阻断时间。Cohen对置换Carpentier - Edwards牛心包瓣和多伦多无支架猪瓣患者对照研究发现，术后1年时两者主动脉根部大小、IEOA、左室质量恢复程度和功能无明显差别。该结果对无支架生物瓣提高IEOA或使患者血流动力学及临床结果显著获益的观念是种挑战。在一个比较St. Jude多伦多无支架猪瓣和Carpentier - Ed - wards牛心包瓣的随机对照研究中，Chambers等发现两组间IEOA、左室质量恢复程度和死亡率无差异。Arenaza等在一项多中心随机试验中，比较了 Medtronic Freestyle 瓣膜和 Medtronic Mosaic 瓣膜，在 1 年时发现无支架组有更高的 IEOA，但是在左室质量恢复及临床结果上两者没有差别。

但是，Walther 等进行了一项小的随机试验，比较带支架猪瓣膜和无支架猪瓣膜对左室质量恢复的影响。发现无支架瓣膜组在同样的瓣环大小下可以植入更大的瓣膜，并具有更好的左室质量恢复程度。Borger 等发现与支架瓣膜相比无支架瓣膜具有更低平均跨瓣压差和左室质量指数，但在生存率方面无显著差异。

由上述材料可以看到，关于无支架瓣膜与带支架生物瓣在左室质量回归和临床结果的影响上，存在有相悖的证据。有少量的证据表明左室质量恢复程度增加能提供额外的临床获益。基于目前的循证医学证据，大多数小主动脉根部患者不推荐常规使用无支架生物瓣。鉴于此，无支架猪瓣膜对于相对年轻的小主动脉根部患者更为适用，因为小的带支架生物瓣会带来升高的残余压差从而限制他们的活动量。

九、经皮瓣介入治疗

（一）经皮主动脉瓣球囊成形术

作为主动脉瓣狭窄的外科治疗的另一选择，经皮主动脉瓣球囊成形术是通过股动脉穿刺来处理主动脉瓣狭窄的。球囊在瓣膜口水平扩张可以扩开瓣环组织和易碎的钙化区域，并打开粘连的交界。此项技术对重度主动脉瓣关闭不全的患者并不适用，因为在手术后将会变得更糟。如果患者主动脉瓣钙化严重，球囊成形很难成功，而且会导致钙化栓子脱落，增加中风的风险。成年患者行该手术的长期随访结果较差，1 年内的再狭窄发生率较高。对于症状明显的主动脉瓣狭窄患者，其血流动力学不稳定难以耐受手术，或者伴有晚期恶性肿瘤等疾病而存在手术禁忌，可能从经皮球囊成形术中获益。最近，新的技术进步已可以实现经股动脉或经心尖用导管植入人工瓣膜。

（二）经导管主动脉瓣置换术

虽然外科主动脉瓣置换术是主动脉瓣狭窄的明确治疗手段，但是总计有 1/3 的患者因高龄、心力衰竭或其他禁忌证不能接受手术。2002 年实施了世界上第一例经导管瓣膜植入术。经导管心脏瓣膜手术目前已投入临床应用，而且已证实能改善高危、高龄及无法手术患者症状并提高其生存率。Webb 等报道了一组病例，前一半入选患者的围手术期死亡率为 14.3%，后一半降至 8.3%，经股动脉和经心尖两种手术路径随访 1 年的生存率为 74%。

目前，虽然有各式各样的处于不同开发与评估阶段经皮置入瓣膜存在，Edwards Sapien 瓣和 Core 瓣这两种瓣膜系统仍是最常见的研究对象。每个瓣膜系统均包括：人工瓣膜、框架或支架、导入系统和输送系统。Edwards Lifescience – SapienThv 包含一个可扩张的瓣膜球囊支架及植入其中的牛心包瓣，而 Core 瓣（美敦力公司）则由自扩张的支架及其内的猪心包瓣组成。

经皮主动脉瓣置换是经动脉或经心尖逆行方式完成。经皮股动脉穿刺逆行法包括股动脉进入、主动脉瓣逆行置管，球囊扩张和人工瓣膜释放。而经心尖瓣膜置入法包括小的胸部切口，左室心尖直接插管，经超声透视引导下经导线置入瓣膜。两种方法均需要快速的心室起搏以确保在调整瓣膜时无心脏射血。

（孙兆义）

第三节　无支架主动脉瓣置换术

一、同种异体瓣膜

（一）瓣膜获取及保存

同种异体瓣膜可以来自于不适合移植心脏供体，但多数瓣膜组织都已停跳的心脏，这一点在公众以及医疗行业内都没有得到充分的认识和达成共识。目前，地区级的移植中心不但负责实体器官的获取，还参与人体各种组织的获取。供者的心脏保存在无菌低温的容器内，送至专门的心脏移植物接收中心。在那里，会对心脏供者的病史进行详细审阅，同时对其进行血清学的检测以排除传染性疾病。心脏的瓣膜及其大血管将在无菌状态下分离，并对其进行检查和测量，观察其是否有缺陷；没有缺陷的瓣膜经培养后，会保存在加入二甲基亚枫（防止细胞在冻存过程中破裂）的抗生素溶液中，层层封装后，进行严格的温控冷冻。最后，将瓣膜保存于液氮中（约 -195℃）备用。

（二）同种异体移植物的细胞学及免疫学特点

人体中正常的瓣膜由多种活细胞成分构成，包括内皮细胞，纤维母细胞和平滑肌细胞，这些细胞成分与复杂的细胞外基质交织在一起。体内的调节系统会时刻对瓣膜的细胞和基质成分进行重塑，使其能够保存最佳的结构和功能。因此，要保持瓣膜的良好结构和功能，就需要维持瓣膜内多种细胞成分的活性。由于放射法和化学法处理的瓣膜会引发移植物的早期功能衰退，因此这两种方法很快就被废弃了。使用4℃低温和抗生素无菌保存瓣膜也仅能在数天内维持细胞的活性。而经低温冷冻法保存的瓣膜在植入后仍可观察到其纤维母细胞的活性，因此该方法已成为目前保存瓣膜的金标准。尽管纤维母细胞的免疫原性较低，其他的细胞成分在冻存过程中又无法存活，但仍有 60%~80% 的瓣膜受者存在 PRA 抗体以及抗供者特异性的 HLA-Ⅰ类、Ⅱ类分子的抗体。因此，提高瓣膜内的细胞活性也成了一把双刃剑，它虽有利于维系瓣膜的功能，却也会因此引发机体的免疫反应而带来不良后果。动物实验已经证实，使用免疫抑制剂或者 T 细胞缺陷的大鼠，可以预防或阻断植入瓣膜发生功能衰退，从而提出免疫系统的确是影响替代瓣膜预后的调节机制之一。然而，临床上行同种异体瓣膜移植手术的患者并不适宜接受免疫抑制剂的治疗。

组织工程学的发展为我们引入了去细胞化的概念，即裂解细胞成分，"洗去"具有免疫原性的蛋白质，只保留基质成分以及完整的结构框架。在羊的动物模型中已经证实，去细胞化的植入瓣膜能长期维持机械功能和结构的完整性。同时，受者循环中的干细胞能在去除了细胞成分的瓣膜基质中聚集并定植扩增，并且分化为不同的细胞系，以利于瓣膜基质成分的再生和维系。在人体中植入同种异体来源的去细胞化瓣膜，初期的随访结果显示植入瓣膜的结构良好，受者仅有低速且稳定的少量反流，与植入常规的低温冷冻瓣膜没有明显差异。Ross 手术中同种异体来源的肺动脉瓣也可以采用上述方法进行处理。同时，已有文献报道 Ross 手术伴右室流出道重建中使用去细胞化异种瓣膜成功的案例。不过，受者自体细胞是否能够在去细胞化的替代瓣膜中长期定植生长，还需进一步的研究来证实。

虽然历经数十年的不懈研究，在同种异体瓣膜移植术中仍有许多问题尚无定论，如免疫系统在调节植入瓣膜的预后方面到底起到了多大的作用，瓣膜的最佳保存方法，以及获取瓣膜时的热缺血时间对瓣膜最终变性坏死的影响等。更重要的是，瓣膜内的细胞活性虽有利于维系瓣膜的结构完整，却会增加免疫反应的风险，这把双刃剑所带来的利与弊，目前仍不清楚（表 10-1）。

表 10-1 主动脉瓣置换术中机械瓣膜与生物瓣膜的特点

	机械瓣膜	带支架的生物瓣膜	无支架生物瓣膜	同种异体瓣膜	自体瓣膜
优点	使用耐久 植入简单 良好的 EQAI	植入简单 无须抗凝	EQAI 高于带支架生物瓣膜 可同时行主动脉根部置换	良好的 EQAI 并发心内膜炎时有充分的生物组织可供使用	良好的 EQAI 瓣膜来自活体使用耐久性好
缺点	需使用抗凝剂 有可能发生血栓及出血 噪音	使用耐久性差 瓣膜面积较小时 EQAI 较底	使用耐久性差 操作较复杂 二次手术困难	操作复杂 瓣膜来源有限 使用耐久性差	操作复杂双瓣膜或根部置换远期预后较差

（三）同种异体主动脉瓣移植的适应证

同种异体瓣膜行主动脉瓣置换术（aortic valve replacement，ACR）有如下几项优势：良好的血流动力学指标（跨瓣压差低，左室心肌质量恢复快），患者无须使用系统性抗凝药物而发生血栓的风险较低，瓣膜发生感染的风险较低等。然而，植入瓣膜随着时间的推移往往会发生结构退变，并且其发生比例与瓣膜受者的年龄呈反比。供者的年龄偏大也是增加瓣膜退变的一个可能因素。更重要的是，同种异体瓣膜的来源仍然十分有限，尤其是体积较大的瓣膜。

使用同种异体瓣膜最佳的适应证是感染性心内膜炎累及主动脉瓣并处于活动期的患者，尤其是并发主动脉根部脓肿、瘘管形成或替代瓣膜发生感染者。在上述情况下行主动脉瓣置换术是颇有困难的，而采用同种异体来源的瓣膜，由于其顺应性良好，冠状动脉再植术易行，主动脉瓣上附带的二尖瓣前叶可供术者使用，同时还有充足的生物组织可供主动脉根部重建以减少持续性感染发生的风险，这些特点都使其成为术者的最佳选择。同时，同种异体瓣膜植入后早期发生心内膜炎的风险也显著低于其他瓣膜。

主动脉根部较小的老年患者（>60岁）也是使用同种异体瓣膜较为理想的人群。使用该种瓣膜可获得良好的血流动力学，可以缓解流出道的阻塞，提高活动耐量。另外，同种异体来源的瓣膜发生血栓并发症的风险很低，在某些年轻且由于某些原因无法使用抗凝药物的患者，需行复杂的主动脉瓣或主动脉根部置换手术时，也可以选用同种异体来源的瓣膜。不过，最近的一项前瞻性随机临床试验结果显示，同种异体瓣膜的大部分优势，都与使用无支架猪主动脉瓣行根部置换相当，而后者的钙化速率和瓣膜失功的发生比例显著降低。

（四）术前评估

术前的经胸超声心动图检查对于评估主动脉瓣功能以及解剖结构都是非常有效的。超声可以准确测量左室流出道大小、主动脉瓣瓣环直径并准确预测手术所需瓣膜的大小。

计算机断层扫描血管造影（CTA）或心脏磁共振成像（CMR）对于评估患者是否宜行同种异体瓣膜移植也是十分有益的，尤其是对于并发主动脉根部脓肿的患者。术前行冠状动脉造影术应严格遵循适应证，在主动脉瓣叶上有活动赘生物的患者行该项检查是有风险的。为了评估再次手术患者胸骨后解剖细节、了解升主动脉增宽程度、主动脉弓钙化情况或动脉瘤时，应当考虑使用胸部 CT 或者增强 CT 检查。严重的冠状动脉窦部钙化会给冠状动脉开口的"纽扣"式吻合带来很多麻烦。

经食管超声经常会用来明确诊断主动脉根部脓肿，但主要的用途还是配合术中确保主动脉瓣和二尖瓣置入后正确的解剖位置，并评估瓣膜、心室功能。

（五）手术技术

应当配备包括经食管超声在内的常规监测设备。抗纤溶酶聚合物也是有益的。常规正中开胸显露心脏有利于建立良好的手术视野，顺利建立体外循环并给予充分的心肌保护。主动脉远端行主动脉插管，二阶梯静脉插管引流建立体外循环。

除非需要深低温停循环，否则可以将体外循环最低温度设定为32℃，使用标准的隔热垫或者直接监测室间隔温度维持心脏温度在 10~15℃时即可。可以使用正向或者逆向心肌灌注确保充分的心肌保护，通过切开的主动脉开口观察两个冠状动脉窦部回血确保逆灌充分。

主动脉瓣交界处上方1.5~2cm处横切口通常选择切除病变的瓣膜，使用圆形测瓣器测量瓣环内径。同时为配合冠状动脉下手术操作应当评估窦管结合部情况。同种瓣应做适当修剪，一般来说，为了确保安全的置入缝合，至少应保留距离供体瓣环最低点 2~3mm 的组织，行根部替换时需要预留更多。

（六）同种异体瓣膜置换技术

1. 冠状动脉下植入技术　冠状动脉下植入技术需要在自体瓣环内双层缝合。供体瓣环同自体瓣环按瓣交界和冠状动脉开口行解剖对齐，供体瓣膜的近心端需要同自体瓣环在冠状动脉窦部最低水平面上行环形缝合，在近室间隔膜部时可轻度向上移行以避免损伤传导束。可使用间断或连续缝合。

将供体缝合缘的最高点固定到自体主动脉壁上。从左冠窦和右冠窦瓣膜附着最高点上5mm 至瓣叶基底部3mm 对主动脉窦行扇贝样切除。可以切除或者完整保留无冠窦。用4-0或5-0聚乙烯线从冠状动脉开口对应的供体瓣缘最低点起针，沿各自对应的扇贝型游离缘向上连续缝合。在无冠窦的位置上，将修剪后的供体无冠窦上缘缝合至主动脉切口顶部。再用4-0聚乙烯线缝合主动脉切口，将供体无冠窦上缘及自体主动脉壁贯穿缝合固定。

升主动脉排气，撤除阻断钳。此时，经食管超声能够有效地评估瓣膜反流情况。如有必要，应尽快除颤和使用起搏器，避免左心室过度充盈，张力过高。

由于交界处轻微的对合或者位置不好都会导致主动脉瓣关闭不全，冠状动脉下植入技术同其他同种带瓣管道植入技术相比要求更高，而远期生存率也较差。冠状动脉下植入技术对于对称的小主动脉根部及窦管交界的患者是一个好的选择，而对那些扩张、不对称以及病变严重的主动脉根部病变的患者应当慎用。

2. 柱状包埋式的主动脉根部置换手术 柱状包埋式的主动脉根部置换术改良自冠状动脉下植入技术，其目的是为了避免供体瓣膜在受体主动脉瓣根部出现的几何形变。近心端一层的缝合同冠状动脉下植入技术类似，但是供体的冠状窦完整保留。在供体左、右冠状窦同受体冠状动脉开口对应的位置上打孔，并将供体窦部孔的边缘包绕缝合至受体冠状动脉开口以保证冠脉血流通畅。在确保冠状动脉通畅后，将供体瓣膜上缘缝合至受体主动脉壁，并在缝合主动脉切口的同时贯穿缝合自体主动脉壁与受体瓣膜上缘。这项技术难度大，较少用到。

（七）主动脉根部置换手术

主动脉根部替换手术能够应对更多的主动脉瓣根部病变，尤其是小瓣环和感染性心内膜炎的病变。能够耐受更大的供体－受体主动脉根部尺寸差异，这也使得在解冻供体瓣时花费更少的主动脉阻断时间。像 Northrup 描述的那样，明显扩张的瓣环需要进行环缩处理。

在主动脉瓣上方升主动脉行横切口显露。切除病变瓣膜并清理瓣环。横断主动脉并以纽扣方式游离冠状动脉开口。为避免损伤冠状动脉开口，游离冠脉开口之后应避免顺行灌注停跳液。

同种移植瓣的根部通常根据解剖对位的原则置入，便于两个根部的匹配。间断或连续缝合技术均可用于近心端缝合。间断缝合能够确保缝合的准确性以及缝合的深度，更加适用于复杂的二次手术，尤其是人工瓣膜植入后并发感染性心内膜炎的情况。也可以用自体心包或者牛心包来加固缝合。可以使用 3－0 或 4－0 的聚丙烯缝合线小心翼翼地完成缝合。同种带瓣管道应当随着缝线的拉紧而缓慢置入。

一般情况下可以使用 4－0 的聚丙烯缝线从左、右冠瓣交界处起针，完成连续缝合，这样会更快捷。将自体根部和同种植入根部的纤维三角和交界处作为解剖对位标志完成缝合能够很好地完成缝合。最初的缝线应当使用神经勾缓慢拉紧，最后打紧线结。

在同种根部完成对应的切除后，用 5－0 或者 6－0 的聚丙烯缝合线将纽扣样游离的自体冠状动脉开口与同种植入根部完成"纽扣样"吻合。将同种植入物根部的远端与自体升主动脉修剪匹配后用 4－0 聚丙烯缝合线连续缝合，并使用心包片加固缝合。通过自体升主动脉前壁完成排气，在撤离阻断钳的同时注意减低灌注流量。

为了减少出血，应当控制体循环血压，避免重建的根部遭过度牵拉。必要时可以使用局部止血装置或者生物胶，除非患者存在凝血功能障碍，不建议常规输血和使用血液制品。

（八）术后评估

经食管超声能够准确地评估左室功能、节段性室壁运动异常以及瓣膜功能。在适当的负荷下，中度到重度的主动脉瓣狭窄需要对同种移植物进行检查与调整。一般情况下，轻度的主动脉瓣狭窄是可以耐受的，不需再做调整。

（九）术后管理

严格控制血压，即使轻度的血压升高，也可能导致主动脉关键缝合处破裂，由于凝血机制障碍导致的出血，应当根据实验室检查结果针对性地用药处理。

主动脉瓣狭窄会导致左心室肥厚僵硬，术后应给予充分的容量灌注，同时有血管扩张的患者常常需要肾上腺素治疗。应积极治疗房性心律失常。主动脉瓣狭窄和心脏舒张功能不全的老年患者，尤其是女性老年患者，术后房颤会明显增加死亡率和并发症的发生率。由于房颤时左心房泵血功能不足而容量负荷增加，常常会导致肺瘀血，常需再次气管插管，并且带管时间延长，造成心排量减少和肾功能受损。对于这些患者应尽早使用电复律并给予负荷量的胺碘酮治疗。术前给予患者负荷量的胺碘酮治疗，可减少心律失常以及由此引起的并发症。

心房心室顺序起搏器应当适时安装。以下几种情况需要安置永久起搏器：心外膜起搏功能不良，术前即有传导阻滞或术后 1 周基础心率仍无法恢复者。

术中应用经升主动脉表面的超声，在其引导下插管和阻断，可大大减少患者脑卒中发生的风险。TEE 引导下排气是十分必要的，在手术术野内充入二氧化碳也十分有用。

心肌保护最好的办法是严格控制术中温度，但对手术时间较长的患者，往往需要正性肌力药物。对有舒张功能不全的心室高动力型患者应格外谨慎，左室高动力并发右室舒张功能不全时处理十分棘手，对于这些患者，可予房室顺序起搏器（如果起搏器需要安装的话）、磷酸二酯酶抑制剂、足够的容量负荷及 α - 受体激动剂治疗。

患者术后有发生肾功能不全的风险，在体外循环过程中足够的流量和灌注压及术后早期足量的补充容量，可减少肾功能不全的发生，若患者出现口渴、皮肤干燥、即提示血管内容量不足。补足容量后，可使用利尿剂将多余液体排出，维持一个相对平衡的状态。应尽量避免低血压，但升压药对肾脏有直接的不良影响。

同种主动脉瓣置入术后的患者常推荐使用小剂量阿司匹林，但不是必需的，不需要常规的华法林抗凝治疗，除非患者并发有其他需要抗凝治疗的指征，患者出院前应行心脏超声检查以检查瓣膜和心室功能，并除外心包积液。

（十）围手术期并发症

对于围手术期没有活动性心内膜炎的患者，其手术死亡率为 1% ~5%。如果手术由经验丰富的医师完成，其手术死亡率与行无支架猪瓣置换术或机械瓣置换术相当。无支架猪瓣置换术和同种异体主动脉根部置换术的主动脉阻断时间都是 90 分钟左右。最近的一项研究表明，在连续 100 例同种异体主动脉瓣置换术中（几乎全部都行主动脉根部置换，且包括 13 例二次手术），患者无住院期间死亡率，术后 1 年和 5 年的生存率分别是 100% 和 98%。

然而，并发急性感染性心内膜炎的患者其早期死亡率较高，为 8% ~16%。而行人工瓣膜置换的患者发生心内膜炎的概率（17.9% ~18.8%）较同种异体瓣膜置换者（2.6% ~10%）要高。

其他并发症如出血、心脏传导阻滞、卒中、心肌梗死以及切口愈合不良等，其发生率与其他主动脉瓣置换术相当。但是早期心内膜炎的发生率在同种异体瓣膜置换者中最低。

（十一）血流动力学和活动耐量

对于同种异体瓣膜置换术的患者术后早中期的随访显示，他们的血流动力学在静息和运动状态下都有明显的改善。一项入组了 31 位患者的研究显示，他们术后峰值和平均跨瓣压差分别是 6.6mmHg 和 3 mmHg，同时有效出口面积（EOA）没有明显的改变。更重要的是，即使是 17 ~19mm 大小的同种异体瓣膜其开口面积也可达 1.7cm^2，而 24 ~27mm 较大的同种异瓣膜，其开口面积可高达 2.7cm^2。

对于标准的冠状动脉下同种异体瓣膜植入术的患者，其术后前 6 个月跨瓣压差可有 1 ~2mmHg 下降。但是对于主动脉根部置换的患者，血流动力学的改善在术后早期就可以完全体现。在一项随机临床试验中，无支架猪瓣主动脉根部置换术，其术后的平均跨瓣压差仅为（6 ±1）mmHg，同种异体主动脉瓣置换术后平均跨瓣压差为（5 ±2）mmHg，两组患者术后 5 年各自仅有 1 人出现轻度瓣膜反流。因此该项研究认为，无支架猪主动脉瓣根部置换和同种异体主动脉瓣根部置换在术后中期的血流动力学改善基本相同。

（十二）远期预后

对 18 个研究的共计 3 000 名患者（37% 为主动脉根部置换术，63% 为冠状动脉下瓣膜置换术）进行荟萃分析显示，术后患者的远期预后与术者的操作水平密切相关。行主动脉根部置换术的患者二次手术的比例显著降低。当然这一结果带有一定的偏倚，因为与主动脉根部置换后需要再次手术的患者相比，冠状动脉下主动脉瓣置换术后需要再次手术的患者具备更优越的行二次手术的条件。

Mark O' Brien 在澳大利亚布里斯班开展同种异体主动脉瓣置换术，近 30 年里，有一大批患者接受了该手术，其中有随访资料的患者占99.3%。随访结果研究显示，二次手术的比例，在接受主动脉根部置换术的患者中（n＝3，0.85%）显著低于行冠状动脉下主动脉瓣替换术的患者（n＝18，3.3%）。值得注意的是，在352例行主动脉根部置换术的患者中，手术死亡率仅为1.13%。

在年轻的患者中，同种异体瓣膜的远期功能衰退是一个突出问题。尤其是在小于20岁的患者中，术后10年因瓣膜退化而需二次手术的患者高达47%。相反的，在年龄大于60岁的患者中，术后15年不需要行二次手术的可达94%。年龄在20～60岁的患者，术后15年仍有81%～85%的患者不需要再次手术治疗。上述系列研究显示，患者即使没有行常规抗凝治疗，术后发生血栓的比例也非常低，虽然发生心内膜炎的比例也较低，但仍需注意。

Lund曾粗略的估算过该类手术患者术后10年和20年的生存率分别为67%和35%。Langley和O'Brien的研究对生存率进行了详细统计，结果显示，患者术后10年，20年和25年的生存率分别是81%，58%和19%。

瓣膜结构会在术后随着时间的推移发生退化，其发生比例在术后10年和20年分别是19%～38%和69%～82%。免再次主动脉瓣置换术10年和20年分别是86.5%和38.8%，而这个数字与首次手术植入的瓣膜发生结构退化的比例是非常一致的。现在随着异种组织瓣膜移植技术的发展，同种异体瓣膜和异种瓣膜的术后耐久性是基本一致的。它们都与受者的年龄密切相关，年轻患者植入的瓣膜会衰坏得更加迅速。

术后10年有93%～98%的患者不发生心内膜炎，而在术后20年，仍有89%～95%的患者无心内膜炎的发生。术后15年，92%的患者没有血栓相关的不良事件，术后20年，该比例为83%。既往曾有个案报道过同种异体瓣膜移植后发生血栓栓塞并发症，但该并发症的产生与患者存在狼疮和抗心磷脂抗体综合征有关。

对于并发活动性心内膜炎的患者，主动脉瓣置换术的预后相对差些，报道的结果差别很大，从5年的生存率58%至10年的生存率91%。而在人工瓣膜置换术后并发心内膜炎的患者中这一结果还会更差些。不过值得注意的是，术后心内膜炎的复发率却较低，术后4年内的复发率不到4%。这些结果都显示，在并发活动性心内膜炎的患者中，采用同种异体主动脉瓣膜单纯行瓣膜或主动脉根部置换术都是更佳的选择。

（十三）二次同种异体瓣膜移植术

由于术后主动脉瓣容易产生广泛钙化，患者二次手术的风险高达20%。由于保留了自体主动脉根部，因此冠状动脉下植入的患者在二次手术时相对容易。而主动脉根部替换后再次手术时面临的问题会更多。一般在10年内，瓣环不会出现明显的钙化，从理论上来讲，可以将同种瓣瓣叶切除后再置入一个新的瓣膜。然而，狭窄僵硬的左室流出道可能最终导致需要行根部替换手术。

这一手术难度最大的地方在于必须保护好纽扣样剥离的冠状动脉开口，并且保证其正常功能。

在第一次手术的时候就预先做一些准备能使二次手术简单一些，在首次手术冠状动脉开口游离切下时采用更大的"纽扣"能够让第二次处理冠状动脉开口时避免很多问题。尽量剪短植入的同种异体瓣的主动脉壁以减少钙化范围，最大程度地保证二次动脉插管及阻断的空间。缝合心包或者使用心包替代物能让二次开胸更安全。根据术前CT评估主动脉及纵隔情况，选择是否行外周动脉插管甚至在体外循环并行下再行开胸。

在这种情况下，将主动脉与主肺动脉一起阻断能够有效避免在游离主动脉与肺动脉间隙时损伤大血管。手术中最好彻底切除钙化了的动脉壁，但是围绕冠状动脉开口保留一些动脉壁有助于冠状动脉开口重建。由于同种瓣置入能够更方便地完成冠状动脉开口的重建，再次更换同种瓣依然是很好的选择，在这种情况下，也可以行Ross手术。

根据米兰最新发布的报告，将来经皮介入导管置入瓣膜对老年患者会更加有吸引力，也非常适合钙化的同种植入主动脉根部的再次处理。

（十四）结论

由于同种异体瓣膜的来源十分有限，而主动脉瓣置换手术在几十年来又有了长足的发展，如无支架猪瓣等，同 20 年前相比，同种异体主动脉瓣置换术已不常见。但是较低的术后死亡率，良好的血流动力学表现，不需要常规抗凝治疗等还是具有明显优势，尤其适用于年龄超过 60 岁、主动脉根部较小或者严重主动脉根部感染的患者。它最大的劣势是随着时间推移，瓣膜的结构会逐渐退化，因此不适合年轻患者选用。对于年轻患者，自体瓣膜移植是较为理想的选择。

二、自体肺动脉瓣移植：Ross 手术

自体肺动脉瓣移植具有不影响血流动力学及抗血栓形成的优点，且是唯一可供自体移植的瓣膜。肺动脉瓣在轴向及径向能承受和主动脉瓣相同的拉力，且抗拉强度更强。具有活性的肺动脉瓣可以适应人体生理情况的改变。这种组织学特性已经被详细地阐述过。肺动脉瓣最初的改变是在其心室面形成富含胶原的组织，这层组织之后会变薄，但依然比正常主动脉瓣稍厚。瓣叶的三层结构：纤维膜、海绵层及心室肌层都含有活细胞，这些细胞富含细胞外基质，支持着瓣膜的正常功能。内皮细胞经过转化可以产生平滑肌肌动蛋白，从而使其更接近主动脉瓣的形态。移植后的肺动脉则经历着另外完全不同的变化，弹性蛋白裂解、细胞失活及胶原沉积进展非常迅速，可能是牺牲弹性以得到能够抵抗体循环压力的强度。

（一）患者的选择

选择手术患者的一个基本原则是患者的预期寿命至少还有 20 ~ 25 年。也有的认为是 10 ~ 15 年。对生活质量要求高、有生育需求及抗凝禁忌的患者可以行 Ross 手术。许多年轻人希望通过这种手术避免抗凝，并想要从事极限运动，比如山地自行车和三项全能等。实际中最理想的患者应当小于 50 岁，但特殊情况可放宽至 65 岁甚至更高一点。

禁忌证包括：严重的肺动脉瓣疾病，先天性肺动脉瓣畸形（二瓣化畸形或四瓣化畸形），马方综合征，其他结缔组织疾病，复杂的冠脉畸形以及可能存在的自身免疫性疾病，尤其是主动脉瓣疾病病因相关的。处于活动期的风湿病是 Ross 手术的相对禁忌，因为自体移植物可能会受风湿活动的影响而发生早期衰败。细菌性的感染性心内膜炎并不是 Ross 手术的禁忌证，但最好是在仅有瓣叶损害的情况下，如果根部受累，也要保证重建根部后而没有明显的变形。

共存疾病也是术前需要考虑的一个问题，因为这些情况很可能会影响到预期寿命以及是否能够承受手术。比如左室功能很差、冠脉多支病变及复杂的二尖瓣病变。有人提出，升主动脉扩张和动脉瘤也是手术禁忌，但实际上这些较易处理，也应该尽早处理。有过主动脉瓣置换史或者其他心脏手术史并不是 Ross 手术禁忌，再次手术需要考虑合适的影像检查以保证安全的开胸。

65 岁以下主动脉瓣狭窄或关闭不全的患者中，最常见的原因是主动脉瓣二瓣化畸形。有人认为这种患者不应该行 Ross 手术，因为可能存在一些潜在的并发症。但是其实这一类患者从 Ross 手术中获益最大，所以要求外科医生进一步研究使得手术安全性更高、远期效果更好。原发性主动脉瓣狭窄是否比关闭不全更适合 Ross 手术，现在还存在争议。狭窄病变的瓣环更小，有助于抵抗扩张，而反流则相反，已经扩张的瓣环，如果不做处理还会继续扩张，后文会有具体的讲述。

（二）术前评估

由于大多数拟行 Ross 手术的患者年龄都小于 50 岁，所以心脏造影并不是必需的检查，CTA 就可以非常好的评估整个升主动脉、主动脉弓及近端冠状动脉。心脏磁共振检查也可以提供非常清晰的主动脉影像，但是无法提供像 CT 一样的冠状动脉细节。两者都可以得到高质量的全主动脉影像学。

经胸超声可以对主动脉瓣、心室功能以及主动脉根部提供较为可靠的评估。大约 1% 的患者在术中发现肺动脉瓣二瓣化畸形，但是 CTA 和 CMR 都无法很准确地对肺动脉瓣形态做出评估。CMR 检查通过相对合适的参数调整，以及对肺动脉干的精细检查，可以得到一个相对可信的评估。

（三）手术方法

最初 Donald Ross 施行的 Ross 手术采取的冠状动脉下置入技术，后来又做了一些改良，通过在瓣环内置入或者行全根部替换手术以尽量保持自体移植血管的圆柱形几何结构，有效解决了 Ross 手术带来

的早期反流问题。主动脉根部置换是目前最常用的技术。

胸骨正中切口通常是最好的入路。主动脉插管位置尽可能高，因为要切开右室流出道，最好采用上下腔静脉引流，使用冷停液，先顺行灌注，之后逆行灌注，并用室间隔温度探针监测灌注效果。由于行肺动脉切开，通常使用的通过右上肺静脉引流步骤可以省略。充分游离主、肺动脉间隙，使用系带将主动脉、肺动脉隔离，然后阻断升主动脉而不触及右肺动脉。阻断主动脉之后，仔细分离主动脉、肺动脉根部，直至根部完全分离。为保证安全，可以在主动脉切开之后再进行游离，这样更容易辨认冠状动脉。

主动脉切口越高，可选择的术式越多，但是如果预计实施冠状动脉下置换，可以将切口斜行扩大至无冠窦，检查主动脉瓣病变及冠状动脉开口的位置，切除狭窄的瓣膜、清除瓣环的钙化并进行测量。

各种手术方式的相同点是要经右室流出道得到带瓣肺动脉，但是分离过程有许多限制，比如左冠状动脉与之非常贴近，这些在 Muresian 出版的解剖图中有详细介绍。主肺动脉瓣上横切口并向两边延伸，注意避免损伤左冠状动脉。可以在肺动脉远端放一个可弯曲的吸引器吸引。仔细检查肺动脉瓣是否三瓣，是否健康，最后用电刀游离主肺动脉与左肺动脉背面直至右室流出道。

在肺动脉瓣下 5～6mm 的右室前壁位置用 15# 刀做切口打开右室流出道，探出直角钳或缝线定位。

仔细地向两侧延长开口直至可以清楚地看到瓣叶，继续向两侧切开，始终保留肺动脉瓣下 3～4mm 的肌肉。之后可以看到一个左、右心室间隔的平面，室间隔穿支通常位于室间隔的左侧，仅仅游离室间隔右侧能够避免对通常无法看到的室间隔穿支的损伤。小的冠状静脉分支可以导致出血，在这时少量的逆灌能够帮助检查并止血。

从流入端的切口沿瓣叶的曲线剪下自体肺动脉瓣，并保留瓣下 3～4mm 的平整的肌肉边缘。用柱状测量器测量流入端口径，避免暴力操作。同时测量右室流出道开口，并解冻待植入的同种异体肺动脉。

（四）冠状动脉下植入技术

如果采用冠状动脉下主动脉瓣置换术或者柱状包埋术，手术过程和同种带瓣管道置换术相似，近端和远端缝合如前所述。最主要的是主动脉根部必须与自体移植物在瓣环大小及窦管交界处都相匹配，因此可能需要修剪根部或者窦管交界处。这种术式的一个优点是保留了自身的根部，可以避免自体移植物的扩张和功能不全。但是如果自身主动脉扩张了，自体置入物也会相应扩张。

（五）根部替换技术

行根部替换术前需要横断主动脉，将冠状动脉开口做纽扣样分离并做好保护。无冠窦及左、右冠窦交界处的组织需要保留，以方便之后固定移植物根部。最好的对位方向取决于移植物放入根部的位置，通常将肺动脉瓣游离面（后面）置于左冠窦。

剪取一宽 5～7mm，长度比植入物近端周长多出 2mm 左右的毡片作为植入物植入缝合时的垫片，缝合时包绕植入物近心端缝合，可使用 3－0/4－0 滑线间断缝合，或使用 4－0 滑线连续缝合。使用连续缝合时应在左右窦交界处起针，先向左冠窦缝合，然后再顺序缝合无冠窦、右冠窦。缝线需要保持松弛以看清楚缝合缘。全部缝合完毕后，使用神经勾将缝线拉紧然后将线结打紧。

然后使用 6－0 滑线连续缝合，植入冠状动脉开口的"纽扣"，一般右冠开口的"纽扣"植入位置略高，通常位于植入物窦管交界水平。

多余的肺动脉管壁组织仅保留到瓣交界之上，靠近冠状动脉"纽扣"缝合线上缘水平。将已预留的主动脉壁组织包绕植入物，必要时可以将预留组织剪短。如果主动脉壁已扩张或已形成主动脉瘤，则需要使用毡片或者人工血管。

使用 4－0 滑线将植入物远端同升主动脉连续缝合，并在上部的缝合缘使用人造或自体组织联合垫片缝合以加固新的窦管交界。闭合主动脉后，可试行灌注以检测瓣膜的反流情况、冠状动脉通畅程度以及缝合是否出血。

同种异体植入肺动脉瓣近心端使用 4－0 滑线同右室流出道连续缝合。避免在后部缝合时过深而损伤室间隔穿支。远心端可以使用 4－0 或 5－0 滑线连续缝合。

— 181 —

升主动脉排气并撤掉阻断钳。并行循环辅助时间要足够。主动脉恢复压力后，缝合点出血的风险很高。为此需要格外注意避免过度牵拉。建议使用氨基已酸及自体血液回收装置。可以使用生物胶制品，但绝对无法替代确切的缝合。

（六）同期主动脉手术

我们已经认识到很多主动脉瓣二瓣化的患者有远期升主动脉扩张和形成主动脉瘤的风险，对于主动脉直径超过5cm的患者，均需同期手术节段切除并行升主动脉重建。直径小于3.5cm的患者可以不用处理。对于直径在3.5~5cm的患者，可以行主动脉折叠成形或横向包裹成形，将升主动脉直径缩至3.5cm或以下。由于绝大多数的主动脉瓣二瓣化畸形患者发生主动脉夹层都是起始于升主动脉，必要时应考虑全升主动脉甚至是扩大的半弓置换。在预先准备充足的情况下仅增加少量的手术时间。将主动脉植入物近心端缝合至自体移植血管根部以完成动脉重建（这一过程通常需要另行加固缝合）。

（七）手术风险

根据国际Ross手术统计数据，围手术期死亡率（术后30天内）为4.1%。根据择期手术1%死亡率的标准，这一结果是难以接受的。同很多对技术要求很高的手术一样，手术技术熟练程度是影响临床预后的重要因素。如果遇到情况复杂的再次手术，需要深低温停循环，同期行升主动脉瘤切除并重建以及二尖瓣修复等情况下需要同期做Ross手术时，绝对需要一名有丰富经验的手术医生。需要针对患者进行个体化的手术讨论以决定手术细节并评估潜在的手术风险以及患者获益情况。由于手术数量与手术效果成正相关，因此遇到需要此类手术的患者，可能需要将其转往更有经验的医疗中心。

（八）Ross手术的血流动力学表现

多项研究已经展示了植入的自体肺动脉瓣在血流动力学方面的优异表现。一项对年龄和性别进行了匹配的对比研究表明，在运动状态下瓣口峰值压差仅有2~4mmHg的变化。3.5cm^{2}的有效开口面积（有效开口面积指数1.9cm^2/m^2）运动状态下在两组观察中也没有变化。全根部替换手术比冠状动脉下植入方式有更好的血流动力学表现，从统计数据看，有效开口面积指数［（1.98±0.57）cm^2/m^{2}对比（1.64±0.43）cm^2/m^2］的差异比临床表现更为明显。该研究指出，相对带支架生物瓣和无支架生物瓣乃至同种异体主动脉瓣膜，Ross手术都更具备血流动力学优势。

值得关注的一点，Ross手术还包含了右室流出道重建，后者的血流动力学表现不好的话会对运动耐量造成不良的影响。一项研究数据显示，Ross术后的患者右室流出道静息时峰值压差为（14±10）mmHg，在运动状态下上升到（25±22）mmHg，相比之下，仅行同种异体主动脉瓣置换术而保留原有右室流出道结构的患者，在运动负荷下峰值压差仅由静息状态下的（3±1）mmHg上升到（5±4）mmHg。即使患者的手术完全达到预期，右室流出道过高的跨瓣压差也会对患者氧合作用产生轻度影响。

（九）目前结果

考虑到Ross手术的死亡率已经接近择期瓣膜置换手术的结果，远期生存结果就成为是否为患者行Ross手术的重要依据。除了Ross手术本身的风险外，还需要告知患者置换生物瓣会出现瓣膜衰败而面临再次手术的风险、血栓栓塞的风险及机械瓣置换后抗凝相关风险，以便患者综合考虑。

大组的荟萃分析得到比较肯定的结果显示Ross术后患者生存率非常满意，甚至接近同年龄正常人群的结果。同时，数据结果显示Ross手术后血栓栓塞的发生率较低，并且避免了因为抗凝治疗而继发的出血并发症，所以Ross手术对于年轻患者而言是一种很有吸引力的选择。其中有些患者肯定需要远期再次的手术治疗，但是这些再次手术的结果也非常令人满意。

1. 自体肺动脉瓣植入后功能障碍　自体肺动脉瓣植入后几乎没有发生狭窄的相关报道，但是随着时间的延长，关闭不全的发生率开始增加，自体肺动脉结构扩张或者自体主动脉的扩张可能是导致关闭不全的原因，两种原因也可能同时出现。研究显示，由于全根部置换手术指征过于宽泛，主动脉瓣替代物植入技术尚不过关，早期因主动脉瓣狭窄导致的再次手术多与此相关。而无支撑保护的自体肺动脉瓣作为主动脉根部替换物时更有可能出现主动脉根部瘤或者瓣膜关闭不全。手术开展早期就认识到主动脉瓣环扩张的问题，采用主动脉瓣环成形或者借助心包片或者人造材料行外固定以加固瓣环。约10年后，大家才意识到术后主动脉窦部和窦管交界水平扩张的问题，而目前这一风险的发生率很难确定，相关危险因素也存在争议。但是，即使出现了明显的主动脉根部扩张，自体植入肺动脉瓣结构大多仍能够保持良好的功能状态。

Brown 通过针对新发的中度主动脉关闭不全发生风险的 Cox 分析报道，患者术前即出现的升主动脉扩张，男性，以及术后体循环高血压都是明显的高危因素。体循环高血压，尤其是术后早期，会导致尚未适应的植入物结构出现急性的扩张病变，并对瓣叶造成损害。

我们已经采取了多种手段来预防主动脉扩张问题。在 Sievers 的报道中，对一组严格筛选的患者采取冠状动脉下植入技术完成 Ross 手术，术后 10 年的随访结果令人非常满意。其他作者认为有必要对自体植入物多水平进行加固。还有人认为应当使用可吸收纱布、心包片或者人造补片将自体肺动脉完全包裹。这些措施使得植入物保持了一个相对稳固的圆柱形结构，但却失去了自体肺动脉瓣结构的生物弹性并限制了植入瓣膜的生长能力。主动脉根部解剖结构相对正常且与植入物匹配良好的患者可以采取单纯的柱状植入技术完成手术，而对于主动脉根部替换和升主动脉瘤病变的患者施行单一的柱状植入技术完成手术是不够的。需要针对患者制定个体化的手术方案，以确保自体肺动脉瓣能很好地植入完整或经成形的主动脉根部，如果行根部替换，则应当使用自体组织或者人造组织加固植入物结构以确保瓣膜功能正常并且避免远期的扩张病变。我们有理由相信使用这些手术技术能够将术后 10 年和 20 年的瓣膜损毁发生率分别降至 10% 和 20%，甚至更少。

2. 同种异体植入肺动脉瓣的功能障碍　同种异体肺动脉瓣植入并重建右室流出道使得 Ross 手术成为一个双瓣置换的手术，同时重建的右室流出道结构也存在一定的远期病变的风险。早期的数据证实同种异体瓣植入重建右室流出道较其他移植物具有优势，但是关于其优缺点一直存在争议，尤其是右室流出道重建后同种异体瓣的生物活性方面。尽管冷冻保存的同种异体肺动脉瓣在术后早期具备良好的血流动力学表现，但是在随后的 6 ~ 12 个月中，跨瓣压差持续增加。跨瓣压差持续进展的情况可能持续两年左右，但这一进程会在 1% ~ 2% 的患者中继续下去。免疫应答反应可能在这一进程中发挥了作用，但是具体的机制尚不明了。由于植入的同种异体肺动脉瓣肌袖处严重的瘢痕反应会导致肺动脉流入端发生广泛的钙化。

Schmidrke 和他的同伴们试图通过使用一小段袖状心包片来替代结合部的肌袖部分，并在术后早期的两年内证明有效，但是远期的随访结果没有明显差异。Carr – White 通过 MRI 研究发现，外膜严重的炎症反应能够导致整个同种异体植入物弥漫性增厚，并使整个同种异体植入物形成外源性的压迫，导致流出道的狭窄。

10 年间植入的同种异体肺动脉瓣狭窄的发生率为 5% ~ 10%。相关危险因素包括捐献者的年纪较小，供体冷藏保存的时间不够，还有选择了大小不合适的供体。由于选择过小的供体是导致狭窄的最主要因素，适当选择较大的供体有助于减少狭窄的发生。

大多数患者能够耐受高达 50mmHg 的峰值压差而没有临床症状，随访发现瓣口狭窄的发生率远高于出现临床症状的比例。在 Oklahoma 的研究中，487 例植入同种异体肺动脉瓣的患者中有 33 例出现了需要再次手术或者通过经皮再次置入瓣膜的情况，10 年和 16 年随访瓣膜保持正常功能的比例分别为 90% ±2% 和 82% ±4%。经皮导管瓣膜置换手术的发展也为处理此类瓣膜损毁提供了新的选择。

对植入同种异体肺动脉瓣的患者进行 10 年随访，通过超声检查能够发现，有多达 10% 的患者出现中度或者重度的瓣膜关闭不全。但是，在不存在肺动脉高压的情况下，正常功能的右心室能够克服这一问题。关闭不全可能是大多数同种异体肺动脉瓣植入患者最终需要面对的，但是大多数患者在 20 ~ 25 年内不用担心这一问题。

经过 40 年的应用研究证实，冷冻保存的同种异体肺动脉瓣是 Ross 手术中最佳的右室流出道重建替代品。偶尔也用到无支架的猪瓣膜。从组织工程学的角度看，这一低压区域能够提供适当的环境，使体循环干细胞、临近侵入的细胞或术前种植的细胞在去细胞化的同种异体或者异种肺动脉瓣基质内生长成熟，从而使同种异体或者异种肺动脉瓣功能保持良好。早期的临床结果显示二者都是可行的，但是有待长期的随访结果。

三、Ross 术后的再次行手术

一般认为 Ross 术后再次行手术治疗是复杂并且危险的。不需要担心出现夹层和破裂，同种自体植入物还没有破裂的报道。植入物局部的夹层确实出现过，但是缝合线阻止了夹层累及远端升主动脉和冠状动脉开口。尽管植入物的血管壁比自体主动脉壁要薄，但是在手术后瘢痕形成的包裹下，很难出现能够破入游离心包腔的破裂。

如果出现中度关闭不全并发根部扩张，并有临床症状、左室功能衰竭或明显扩大等手术指征的时候，需要慎重考虑最佳的手术治疗方案，而不能单单处理窦部的扩张。当自体主动脉壁扩张至 5cm 甚至更大的时候，针对那些原发病为主动脉瓣二瓣化的患者，需要在扩张进展至 5.5cm 之前进行手术干预。如果因为其他的瓣膜疾病或者冠状动脉病变需要再次手术干预，同样不要忽略自体植入物的扩张病变。在自体植入物已经使用补片加固流入端的情况下可以考虑使用 Yacoub 保留瓣膜的处理方式。如果仅仅是单个瓣叶病变，例如脱垂或者穿孔，可以考虑瓣叶修复，但是要确保修复是可靠耐用的。当瓣叶和窦部同时出现病变的时候，需要考虑彻底再次行根部置换术。由于自体肺动脉瓣能够正常生长并保持生物弹性，相比传统 Bentall 术后的再次根部替换要简单很多。

在第一次手术的时候就要为再次手术做适当的准备，闭合心包或用心包替代物保护心脏表面，再次劈胸骨时更加安全。升主动脉插管建立体外循环绝大多数情况下是没有问题的，但是当碰到多次手术后，或者术前影像结果提示正中开胸非常危险的时候，需要考虑行外周插管建立体外循环。避免游离同种异体肺动脉植入物与升主动脉之间的间隙对于手术的安全成功非常重要，在肺动脉远端通常有足够的游离间隙以用来钳夹升主动脉。由于冠状动脉"纽扣"吻合口通常接近自体肺动脉植入物的远心端吻合平面，二次手术时切开主动脉应当远离这一吻合平面进行操作。在术中最终决定需要采取的合适术式，包括使用机械瓣或者带支架的生物瓣，无支架瓣膜的冠状动脉下置换或者全根部置换，生物瓣管道或者机械瓣管道行 Bentall 手术等。一般情况下不需处理同种异体的肺动脉，如果存在右室流出道梗阻并需要手术处理，可以在并行循环心脏跳动状态下完成这一操作。从正常右室室壁肌肉至正常肺动脉纵向切开旧的流出道结构。小心切除增厚的流入端增生瘢痕，尽可能多地剔除旧的右室流出道组织以能够植入新的同种异体肺动脉结构。流出道的后壁和主动脉面要保持完整，避免损伤自体移植肺动脉瓣和冠状动脉分支。

四、总结

在所有用来治疗主动脉瓣疾病的替代物中，只有自体肺动脉瓣拥有真正能够生长的生物活性优势。同时需要精细和高超的植入技术来保证围手术期和远期的手术成功率。针对大多数病例，需要对主动脉进行适当的修剪和保护以尽量避免远期的自体植入物结构扩张和功能障碍。术后 20 年内，大约有 20% 的患者可能需要再次手术接受"新"主动脉瓣或者"新"肺动脉瓣，但是在此期间，患者不需要抗凝治疗，他们的活动量以及生活方式受到的限制也较少。Ross 手术是安全的，对于年轻的主动脉瓣病变患者是非常合适和值得信赖的选择。同植入异种生物瓣膜后 20 年内几乎 100% 需要再次手术，机械瓣置换术后不可避免的血栓栓塞和出血导致的抗凝并发症，再加上前瞻性随机研究也已经证实了 Ross 手术比同种异体主动脉瓣替代手术更有优势，都说明 Ross 手术是一项非常成熟可行的术式。并且同其他术式相比，远期存活率更有优势。

术后进行相关的影像学检查是非常有必要的，包括术后至少每两年行经胸超声检查。至少每十年进行一次 CT 或 MRI 检查，如果出现主动脉扩张的情况则需要更频繁的检查。有经验的医学中心能够安全完成必需的二次手术，并且尽可能保留同种自体植入物。Ross 手术的适用人群包括 50 岁以下或者预期寿命超过 20 ~ 25 年的主动脉瓣膜病患者。在理想的情况下，50 ~ 65 岁年龄段的患者也可考虑行 Ross 手术，移植物完全可以在正常的预期寿命内保持完好。

（鲁立军）

第十一章

先天性心脏病

第一节 房间隔缺损

一、概述

房间隔缺损（atrial septal defect，ASD）是指原始房间隔在发生、吸收和融合过程中出现异常，导致房间隔上出现异常孔状缺损，其位置、形状、大小不定，但都会造成左、右心房腔直接相通。本节主要叙述继发孔型房间隔缺损，此类房间隔缺损较为常见，占先天性心脏病的 10%～20%。10% 的继发孔型房间隔缺损可以并发部分型肺静脉异位连接（partial anomalous pulmonary venous connection，PAPVC），指两侧肺静脉中任何 1 支或 2～3 支未与左心房连接，而与体静脉或右心房连接。

二、病理解剖

继发孔型房间隔缺损位于冠状静脉窦口的后上方，根据房间隔缺损部位的不同将其分为 5 型。

（一）中央型或称卵圆孔型

是房间隔缺损中最常见的一种类型，占 70%，位于房间隔的中部，相当于卵圆窝的部位，缺损四周边缘大多较为完整。

（二）上腔型

又称静脉窦型缺损（sinus venosus ASD），位于房间隔上方，缺损与上腔静脉入口没有明确的界限，卵圆窝仍在正常位置。这类缺损常并发右上肺静脉异位，连接到上腔静脉，或连接到上腔静脉和右心房交汇处。

（三）下腔型

缺损位于房间隔的后下方，缺损下方大都没有完整的边缘，它和下腔静脉入口相延续，下腔静脉瓣和缺损边缘相连。

（四）冠状静脉窦型（coronary sinus ASD）

此类缺损较为罕见，通常是无顶冠状静脉窦畸形（unroofed coronary sinus syndrome）的一部分，当冠状静脉窦上壁完全缺如时，冠状静脉窦口也就成为房间隔的缺损。

（五）混合型

兼有上述两种以上类型的巨大房间隔缺损，常见的有卵圆孔型缺损与下腔型缺损融合成一个大缺损。

三、病理生理

房间隔缺损的血流动力学改变的基础是心房水平存在左向右分流。分流量大小主要取决于房间隔缺损的大小和左、右心房之间的压力阶差，以及体循环和肺循环血管阻力。由于肺循环可容纳大量血流，因此，即使肺循环血量达到体循环的 2 倍，也仍能维持正常的肺动脉压力。患儿可无明显症状，活动亦不受限。单纯继发孔型房间隔缺损患者并发严重肺血管病变较少，如果患儿较早出现严重肺动脉高压，应该考虑并发原发肺动脉高压的可能性。

随着患者年龄增长，分流时间延长，肺小动脉逐渐产生内膜增厚和中层肥厚，肺动脉压力逐渐升高，右心室负荷加重。一般患者会在青年期以后出现症状，病情进展也往往加速。有些病例病变进一步发展，肺小动脉发生闭塞性病理改变，肺动脉压越来越高，右心负担不断加重，最终导致心房水平经房间隔缺损的右向左分流。进入此阶段后，患者症状明显加重，可出现咯血、发绀、心房纤颤、慢性右侧心力衰竭等艾森门格（Eisenmenger）综合征表现。

并发部分型肺静脉异位连接病变，肺血管病变比单纯房间隔缺损发展得快，且较严重。并发单支肺静脉异位连接时，对血流动力学影响不大，但并发多支肺静脉异位连接存在时，有较大量的左向右分流则会产生明显血流动力学改变，肺动脉高压发生早，且严重，甚至在较小年龄发生艾森门格综合征。

四、临床表现

（1）单纯继发孔型房间隔缺损的患者，在婴幼儿期多数可以无任何症状，部分患儿易患呼吸道感染。但也有部分患儿在婴儿期即出现哭闹或喂奶后气促，在幼儿期出现活动耐力低，剧烈活动后心悸气促等表现。巨大房间隔缺损，特别是并发有部分肺静脉异位引流时，由于左向右分流大，患者在婴儿期就可能出现心力衰竭表现。

（2）多数患者在青少年期以后开始出现症状，表现为劳力性心悸气促，伴有严重肺动脉高压患者，可出现阵发性心动过速、心房纤颤等表现，进一步加重可以出现发绀、右侧心力衰竭，表现为下肢水肿、肝大、心源性恶病质等。

（3）个别的患者会因为早期出现发绀就诊，这类患者多数是下腔型房间隔缺损，由于血液层流原因，当胸腔内压增高时，大部分的下腔静脉回流血液会直接进入左心房，导致没有明显肺高压的情况下，发生发绀症状。

（4）体格检查，房间隔缺损的患儿多数较为瘦小，胸骨左缘心前区隆起伴收缩期抬起，第 2、3 肋间可闻及轻度吹风样收缩中期杂音，肺动脉瓣区第 2 心音亢进伴呼吸周期固定分裂。左向右分流量大的患者，可在三尖瓣区闻及轻度舒张中期杂音。

五、辅助检查

（一）心电图

多数患者心电轴右偏，伴有不完全性右束支传导阻滞，右心室肥厚伴劳损。

（二）X 线检查

肺野充血，右心房、右心室增大，肺动脉段突出，主动脉结小。透视下可见肺门舞蹈症。有心力衰竭患者可表现肺间质水肿。右肺静脉与下腔静脉异位连接，则可见弯刀样阴影。

六、诊断及鉴别诊

（一）诊断

上述临床表现均能提示房间隔缺损诊断，临床确诊主要依靠彩色多普勒超声心动图检查，可明确右心房、右心室增大，房间隔连续中断，并可见左向右血流分流频谱。彩色多普勒超声心动图检查还可以明确心脏并发畸形的存在和评估肺动脉高压的严重程度。经食管超声心动图检查，对于明确部分分流不明显房间隔缺损诊断，以及了解缺损周围结构和发现并发畸形，明显优于经胸心脏超声检查。

单纯继发型房间隔缺损患者，通过彩色多普勒超声心动图检查多数可以获得确诊，并不一定需要心导管检查和选择性心脏造影。但是对于并发重度肺动脉高压的患者，心导管检查仍是判断手术可否进行的重要依据。心导管检查和选择性心脏造影对于明确肺静脉异位连接的部位及分流的程度，以及有无其他并发畸形具有重要的意义，40 岁以上的成年患者，术前应该进行冠状动脉造影。

（二）鉴别诊断

1. 轻型肺动脉瓣狭窄　需与继发孔型房间隔缺损鉴别。肺动脉瓣狭窄胸骨左缘第 2 肋间杂音较响，肺动脉瓣第二音减弱，X 线示肺血管稀少。彩色多普勒超声心动图显示肺动脉瓣口狭窄而无房间隔缺损。右心导管检查右心室与肺动脉间有收缩压差而无心房水平的分流。

2. 原发性肺动脉扩张　肺动脉扩张在肺动脉瓣区有收缩期喷射音，心电图异常，X 线显示肺动脉干扩张，但无肺充血，心导管检查无心房水平分流，超声心动图可助确诊。

3. 原发性肺动脉高压　体征及心电图类似房间隔缺损，特别需要与房间隔缺损并发肺动脉高压鉴别。X 线均可见右心房、右心室增大，肺动脉及肺动脉干扩张，远端肺动脉变细变小，心电图示右心室肥厚，心导管检查有肺动脉压升高。彩色多普勒超声心动图可直接显示房间隔缺损有无回声中断而确诊。

4. 注意并发心脏畸形的存在　常见的并发畸形包括动脉导管未闭、主动脉缩窄、部分肺静脉异位连接、二尖瓣关闭不全、三尖瓣关闭不全。另外，继发孔型房间隔缺损 1% 的患儿可并发二尖瓣狭窄（又称 Luternbacher 综合征）。应警惕这些并发畸形存在，超声心动图仔细检查均可发现。

七、自然病程和预后

房间隔缺损患者的自然预后相对是比较好的，只有 1% 左右患儿在 1 岁以内出现心力衰竭的表现，仅 0.1% 患儿可能因心脏情况恶化在 1 岁以内死亡。在 10 岁以内发生明显肺动脉高压（肺血管阻力 > $4U/m^2$）的患者为 5%。但在 20 岁以后，发生肺血管病变比例明显增高，患者开始出现劳力性心悸气促症状，甚至发展成为艾森门格综合征，而失去手术矫治机会。

并发部分肺静脉异位引流的患儿出现症状早，发生肺动脉高压也早，且较严重。有报道称居住在高原地区的房间隔缺损患儿，肺血管病变出现较早，且严重，15% 的患儿在 10 岁前即发生严重肺动脉高压。

分流量较小的卵圆孔型房间隔缺损可能在 1 岁以内自行闭合，有报道称此类缺损 1 岁以内自行闭合的比例可达 20% 左右。在 1 岁以后很少有自行闭合。

八、治疗

房间隔缺损是心脏外科最先开展的心内直视手术之一，近年来又有了新的发展。经皮心导管介入封堵已成为中央型小直径房间隔缺损的有效治疗手段。经胸小切口非体外循环下心脏超声引导下直接封堵房间隔缺损也已获得成功。有报道，采用全胸腔镜或机器人成功进行房间隔缺损修补。

尽管有很多进展，但是在全静脉复合麻醉气管插管，经胸前正中切口纵劈胸骨入路，浅中低温体外循环心脏麻痹液灌注心肌保护下手术修补，仍然是房间隔缺损外科治疗的规范和常规技术，近、远期疗效确切，利于术中异常情况处置和并发畸形的发现和处理。以下仍以此为基础，分别叙述不同类型房间隔缺损的修补技术。

（一）手术适应证和禁忌证

1. 适应证　如下所述。

（1）房间隔缺损患者有明显右心室容量负荷加重的情况，就应该手术治疗。以往手术治疗的最佳年龄是 5 岁以内，近年来主张在 1~2 岁手术治疗，可以避免长期右心室负荷过重导致的不良影响。

（2）一些患儿房间隔缺损大，左向右分流量大，伴明显肺动脉高压，出生后反复患感冒、肺炎或心力衰竭，应积极进行药物治疗，控制肺部感染和心力衰竭后，尽早进行手术治疗。但房间隔缺损的病儿很少需要在新生儿期进行手术治疗，建议等到出生 2~3 个月以后，肺血管阻力从胎儿高阻力状态有所下降以后，进行手术治疗。

（3）在成年人发现房间隔缺损，中等量以上左向右分流，即使无明显症状，也应该及时手术治疗。

（4）对于卵圆孔未闭的治疗是非常有争议的。一般认为，卵圆孔开放，但卵圆窝处左右两侧房间隔膜组织对合良好，形成功能性闭合者，或缺损较小（<4mm），分流量小，无症状，可以不进行手术治疗。对于卵圆孔未闭，分流明显，有右心负荷加重情形，或者患者有高凝状态，易发血栓栓塞者，可以考虑行经皮心导管介入封堵。

2. 禁忌证　房间隔缺损患者的手术禁忌证是不可逆的严重肺动脉高压。右心导管检查肺血管阻力明显升高达 $8 \sim 12U/m^2$，且不随运动降低，$Qp/Qs < 1.3$，为手术禁忌。

（二）术前准备

（1）大多数房间隔缺损患者临床症状不明显，诊断明确后，只需按一般心脏直视手术准备。

（2）呼吸道感染是婴幼儿期常见的表现之一，术前应给予较好的控制，以利术后顺利康复。并发肺动脉高压而又未形成手术禁忌者，术前应视病情给予治疗。可口服或静脉滴注血管扩张药物。

（三）手术切口

经胸前正中切口纵劈胸骨是常规的和最常用的入路，近年有多种切口被探索和选用，如胸前正中低位部分纵劈胸骨切口、右前外侧经肋间开胸切口、右侧腋下直切口等，这些切口的优点是美容和可能减少患者创伤，但共同的不足是增加建立体外循环的难度和风险，或者需要经股动静脉插管建立体外循环，对于一些并发畸形的处理较为困难，有一定的学习曲线和风险。创新技术和方法的探索，应该始终以患者的安全为中心，在熟练掌握常规手术和积累一定经验基础上，谨慎开展。

（四）体外循环建立和心肌保护

采用正中切口，剪开心包悬吊后，应先行心外探查。观察心脏大小、形态，各房室大小及比例，主、肺动脉直径及比例，有无异常冠状动脉、肺静脉异位连接和永存左上腔静脉及回流部位。肺动脉干若能触及粗糙收缩期细震颤，可能提示并发肺动脉瓣狭窄；短暂用手指阻断肺动脉血流，肺动脉干远端仍可触及细震颤时，提示有动脉导管未闭。

肝素化后，先插主动脉灌注管，在婴幼儿房间隔缺损患儿，由于心房水平左向右分流导致主动脉相对较细小，要细心选择合适大小的灌注管。插管时也要格外注意，以免插管位置不当，或者反复插管时，出血过多，导致低血压，甚至心脏停搏，同时也要防止损伤主动脉后壁。我们主张上下腔静脉均采用直角管直接分别插管，以利于并发畸形的处置。应该常规放置左心房引流管，既可作为探查肺静脉回流的标志，也防止术中心脏膨胀和肺瘀血，利于心肌保护和防止肺部并发症，对于完善心脏排气和防止栓塞并发症也有意义。

开始体外循环后，在升主动脉根部置放心脏麻痹液灌注管，适度降温后，钳闭主动脉，灌注心脏麻痹液心脏停跳保护心肌。房间隔缺损修补可以在不使用心脏麻痹液灌注不阻断主动脉，心脏跳动下进行，可以避免或减轻心肌缺血和再灌注损伤，但要注意防止气栓并发症。

心脏停搏后，做右心房斜切口，牵开切口行心内探查。明确房间隔缺损类型、大小；是否并发肺静脉异位连接；冠状静脉窦位置、大小；三尖瓣关闭不全情况；经三尖瓣口探查有无并发右心室流出道狭窄、室间隔缺损和肺动脉瓣狭窄；经房间隔缺损还可探查是否并发二尖瓣关闭不全、狭窄和三房心等畸形。

（五）手术方法

1. 中央型房间隔缺损修复术　如下所述。

（1）直接缝合房间隔缺损：适用于中央型缺损，直径较小，且周围房间隔组织发育好。

采用 4-0（成年人）或 5-0（儿童）涤纶线先在缺损下缘缝一"8"字缝合，向上做连续缝合，至最上一针时，停左心房引流，可以灌注心脏麻痹液，利用回心血充盈左心，膨肺排除左心气体，收紧缝线关闭房间隔，再向下做双层连续缝合，结扎，完成心内修补。

（2）房间隔缺损补片修补术：如果中央型房间隔缺损直径较大，或周边组织较薄弱，或左心房发育较小，以及在儿童患者应该采用补片修补。

多选用不经处理的自体心包片修补，也可以采用涤纶补片。先于缺损周边缝牵引线固定补片，然后采用 4-0（成年人）或 5-0（儿童）涤纶线连接缝合，将缺损缘与补片缝合，最后一针收紧前先排除左心房内积气。

（3）中央型房间隔缺损并发右肺静脉异位连接矫正：中央型房间隔缺损可并发右肺静脉异位连接如右心房，手术中部分切除肺静脉开口附近的房间隔残余组织，扩大房间隔缺损，然后剪取较缺损口面积稍大之自体心包或涤纶补片进行连续缝合修补。于肺静脉开口前方，可用数针带垫片无创线做间断褥式缝合，缝于右心房壁，以免单纯连续缝合线撕脱。缝线需与肺静脉开口保持 0.5cm 以上距离，以防肺静脉回流不畅。

（4）上腔型房间隔缺损修复术：上腔型房间隔缺损也称静脉窦型房间隔缺损，往往并发右上肺静脉异位连接到上腔静脉或者上腔静脉与右心房结合处。建立体外循环时，上腔静脉插管应高于右肺静脉异位连接处，采用直角管。套上腔静脉阻断带，应该避开和防止损伤右上肺静脉。

为防止损伤窦房结，可从右上肺静脉根部做一小切口，向下延长至右心房上部后外侧做纵向切口。按缺损情况修剪补片成葫芦形，上端伸入上腔静脉。补片后缘缝于肺静脉开口前方，保证肺静脉导入左心房途径通畅。为防止修复房间隔缺损补片影响上腔静脉回流，在上腔静脉与右心房切口上部加用心包片以加宽，补片前方进针切勿过深，以免损伤窦房结。

（5）下腔型房间隔缺损修复术

1）补片修补下腔型房间隔缺损：此类房间隔缺损直径较大，与下腔静脉入口处无组织残余，且其后缘也多数仅残余薄弱组织，甚至直接为心房壁，因此，我们主张对于此类缺损应该采用补片修补。修复方法已如前述，但要注意，在下腔静脉缘，组织较为薄弱，缝针要确切，避免残余缺损。缝线可适当偏向左心房侧，避免收紧缝线时，发生荷包效应，导致下腔静脉开口狭窄。还要注意避免将下腔静脉开口隔入左心房的错误的发生。

2）并发右肺静脉异位连接入下腔静脉的矫正：此类畸形少见，但手术处理比较复杂，根据不同病变，有以下矫正方法供选择。由于吻合期间须阻断肺静脉，可能引起严重的右肺瘀血，手术应在体外循环降温至 25℃ 时，低流量灌注或体循环下临时拔除下腔静脉插管进行。

肺静脉异位连接膈上段下腔静脉矫治术：由于肺静脉开口位置较高，可将右心房下部切口向下腔静脉延长，进一步分清肺静脉开口，向下扩大房间隔缺损，根据肺静脉开口情况修剪长条补片一块，补片下缘缝于肺静脉开口下方，将肺静脉开口经下腔静脉内侧壁经扩大的房间隔缺损下方隔离入左心房，在经下腔静脉入口时，注意防止造成梗阻。待补片下半两侧均缝至房间隔缺损中部时，重新插入下腔静脉管并恢复正常流量体外循环并复温，应用连接缝合继续完成房间隔缺损上半部缝合。在修补缺损前下缘时，应避免伤及冠状静脉开口前区，为了防止心内补片造成下腔静脉梗阻，缝合心房壁切口时，在下腔静脉至右心房段切口需应用补片加宽。

肺静脉异位连接膈下段下腔静脉矫治术：由于肺静脉开口位置较远，或开口于肺静脉，经右心房切口不能修复，则可在低温低流量体外循环下于膈肌上结扎右肺静脉干，然后离断，将右肺静脉干与左心房后壁左侧吻合，或将右肺静脉干切断，近端剪成斜面与左心房做端-侧吻合。也有作者将右肺静脉干切断，与右心房侧壁吻合，然后按右肺静脉引流入右心房扩大房间隔缺损后，应用补片覆盖右肺静脉在右心房开口经房间隔缺损，隔入左心房。

（6）冠状静脉窦型房间隔缺损修复术：此型房缺损非常罕见，其前缘紧靠房室结区，应采用补片修补，在前缘缝合时，避免进针过深，可以偏向冠状窦内缝合，避免损伤房室结。

2. 并发症及防治　继发孔型房间隔缺损和（或）部分肺静脉异位连接术后恢复多较平稳，可按心脏直视手术常规处理，一般很少出现严重并发症。

（1）心律失常：以室上性心律失常多见，如房性期前收缩、结性期前收缩、窦性心动过缓或心房纤颤等，多为短暂发作，及时治疗后多能恢复。

（2）急性左心功能不全：继发孔房间隔缺损，尤其是缺损大，左向右分流量大的患者，左心发育相对较差，围术期容量负荷过重，如输血、输液过多过快等，均有引发肺水肿可能。术中、术后应适当限制输血、输液量。对术前有心功能不全，特别是年龄较大的患者，术后应给予强心（地高辛）和正性肌力药物支持,包括多巴胺、多巴酚丁胺微泵输注。

(3)右心功能不全和肺静脉高压:多见于成年人和手术前即并发有肺动脉高压的患者,术中特别是停止体外循环后和关胸前常规测量肺动脉压并及时处理,对这类患者,即使术后肺动脉压有明显下降,仍应给予适量扩血管药物治疗,重症肺动脉高压的高危患者术后应注意安静,充分给氧,预防肺动脉高压危象的发生。

3. 疗效评价 单纯继发孔型房间隔缺损手术疗效良好,且随着外科麻醉、转流技术的进步,手术死亡率已降至1%以下。手术死亡原因与年龄、心功能及肺动脉高压程度有关,年龄小于1岁或大于45岁、肺血管阻塞性病变伴肺动脉高压及心力衰竭者是增加手术危险性的主要因素。

(鲁立军)

第二节 室间隔缺损

一、概述

先天性室间隔缺损是由胚胎期原始室间隔发育障碍而在左右心室之间形成的异常交通,引起心室水平左向右分流的一种最常见的先天性心脏病,占先天性心脏病的12%~20%。

二、病理解剖

室间隔按解剖分为膜部、流入道部、肌部和流出道部,按组织类型系由纤维膜性间隔和肌性间隔两部分组成,肌性间隔又包括流入道间隔、心尖小梁部间隔和流出道间隔或称圆锥间隔,室间隔缺损主要发生于膜部间隔和肌性间隔及其交界处。室间隔缺损多为单发性,也可见多发性。

虽然室间隔缺损是最为常见的先天性心脏畸形,但室间隔缺损的分型和命名方案迄今难以统一。

(一)膜部室间隔缺损

占手术治疗单纯室间隔缺损病例的80%,可细分为以下几种。

1. 单纯膜部室间隔缺损 仅限于膜部间隔的缺损,缺损边缘为纤维结缔组织组成,缺损边缘可与三尖瓣隔瓣组织粘连。由于三尖瓣在室间隔上的止点位置较二尖瓣止点平面低,一部分膜部室间隔位于左心室和右心房之间,如果这部分缺如就形成左心室—右心房通道。

2. 膜周型室间隔缺损 这类缺损通常较大,邻近三尖瓣前瓣与隔瓣交界,与中心纤维体、三尖瓣前瓣、隔瓣和主动脉瓣都有复杂的毗邻关系。

(二)流入道部室间隔缺损

位于三尖瓣隔瓣下方,又称房室管型或隔瓣下室间隔缺损,后缘直接由三尖瓣环构成,前缘是肌肉,呈新月形。

(三)肌部室间隔缺损

缺损的边缘完全为肌肉组织构成,可以发生于室间隔肌部的任何部位,但常见于中部、心尖部和前部。常为多发性,甚至呈乳酪状缺损。希氏束行径距这类肌性室间隔缺损边缘较远。

(四)流出道部室间隔缺损

又称圆锥室间隔缺损,或漏斗部室间隔缺损。可分为2个亚型。

1. 动脉干下型室间隔缺损 位于两大动脉瓣下,其上缘仅是一纤维组织缘将主动脉和肺动脉瓣隔开。邻近主动脉右冠状动脉瓣下方,可并发主动脉瓣右冠状动脉瓣脱垂。

2. 嵴内型缺损 占室间隔缺损的5%~10%,位于圆锥间隔内,缺损均为肌肉缘,其上缘和后下缘常常有一肌束将其与肺动脉环和三尖瓣环分隔开。这类缺损缘远离希氏束,手术时一般不会损伤传导组织。

3. 混合型室间隔缺损 是指巨大的室间缺损不限于一个部分,而可能是多个部分或几种类型的室间隔缺损融合在一起。

三、病理生理

室间隔缺损血流动力学变化主要取决于缺损大小、两侧心室压力阶差和肺血管阻力变化。

室间隔缺损大小变异很大，可以从筛孔状大小到几乎整个室间隔缺失。习惯上按室间隔缺损大小大致分成3类。

（一）大型室间隔缺损

缺损大小等于或大动脉口，称为大型室间隔缺损。这类缺损室间隔缺损阻力小或无阻力，阻力指数 $< 20U/m^2$，所以又称非限制性室间隔缺损。右心室收缩压接近或等于左心室收缩压，肺/体血流比率的高低取决于肺血管阻力状况。

（二）中等大小室间隔缺损

缺损大小大为主动脉口的 2/3，血流经室间隔缺损阻力增大，右心室收缩压升高，不超过左心室收缩压的 1/2。肺/体循环血流比率在 2.5~3.0。

（三）小型室间隔缺损

缺损小于主动脉口的 1/3。右心室收缩压一般无明显变化，或稍有升高。肺/体循环血流比率增高较少，可超过 1.5。经室间隔缺损阻力指数 $> 20U/m^2$。又称限制性室间隔缺损。多发性小缺损面积相加可类似大缺损的血流动力学变化。

大型室间隔缺损分流量取决于肺血管阻力的高低。肺血管阻力的产生开始是由于肺动脉痉挛，当压力逐渐升高，肺小管内膜和肌层逐渐肥厚，发生器质性变化，阻力增加，最终由动力型肺动脉高压发展成为阻力型肺动脉高压。右心室压力继续升高，最后接近或超过左心室压力。与此同时，左向右分流量逐渐减少，出现双向分流，最后甚至形成右向左的分流，此时肺血管已发生不可逆性变化。

肺动脉高压程度一般按肺动脉收缩压与主动脉收缩压的比值分为3级，轻度肺动脉高压的比值 $\leqslant 0.45$；中度肺动脉高压对比值为 $0.45~0.75$；严重肺动脉高压比值 > 0.75。肺血管阻力也可以分为3级，轻度增高者肺血管阻力 $< 7U/m^2$，中度为 $8~10U/m^2$，重度 $> 10U/m^2$。

四、临床表现

（一）症状

小型缺损，分流量小，一般无明显症状。缺损较大，分流量较大者，常有劳力性心悸气急，活动受限。

大型室间隔缺损，可反复发生肺部感染，重者在婴幼儿期，甚至新生儿期可死于肺炎或心力衰竭，多数病例经过药物治疗，肺炎和（或）心力衰竭得到控制，肺血管阻力随之增高，分流量减少，肺部感染和充血性心力衰竭发生的次数逐渐减少，但心悸气急仍持续存在，活动耐力下降。一旦发生右向左分流，临床可出现发绀，此时已至病变晚期。

（二）体征

分流量较大的患者，左胸向前凸出或呈鸡胸样，这是由于扩大的右心室将胸壁向前方顶起所致。心尖冲动区能触到有力的冲击感，在心底部和心前区的不同部位能听到收缩期吹风性杂音和触及细震颤。

杂音多于出生后1周内发现，少数于出生后 2~3 周才出现。分流量大者尚可在心尖听到一短促舒张期隆隆性杂音，系大分流量引起二尖瓣相对性狭窄所致。肺动脉压升高者，肺动脉瓣区有第二音亢进和分裂。出现右向左分流时除口唇发绀外，上述心杂音和细震颤可减轻甚至消失。但肺动脉瓣区第二音更加亢进，甚至出现舒张期肺动脉瓣反流性杂音。

（三）胸部 X 线检查

缺损小，分流量少者，心脏和大血管形态正常，中等大小的室间隔缺损，左心室扩大，肺血增多，肺动脉圆锥隆凸。大缺损大分流量病例的左、右心室均可扩大，肺动脉段明显扩张，肺野充血。大型室间隔缺损并发严重肺动脉高压和肺血管阻力严重升高者，左、右心室扩大程度反而较轻，周围肺血管影变细，但肺门血管影浓而增粗。

（四）心电图

小型室间隔缺损，心电图大致正常，左心室扩大者在左侧心前区导联 R 波电压增高，T 波高耸，右心室负荷增大时可见双心室肥厚，或右心室肥厚，右束支阻滞。

（五）彩色多普勒超声心动图

这是一项非常重要的无创性常规检查方法，不仅能够显示室间隔缺损部位、大小，而且能发现并发畸形。应用彩色多普勒对小型室间隔缺损和多发性肌部缺损诊断的敏感性更高，但是一个大的膜周型室间隔缺损并发肌部缺损时有时容易漏诊肌部缺损，值得注意。

（六）心导管和心血管造影

术前通过心导管检查计算心室水平分流量、肺/体循环血流比值和肺/体动脉收缩压比值，对较大儿童和成年人室间隔缺损并发肺动脉高压病例明确手术适应证，指导围术期处理及判断手术疗效仍有重要价值。

五、诊断及鉴别诊断

依据典型的临床症状和体征，诊断室间隔缺损并不困难。彩色多普勒超声心动图检查可以确定室间隔缺损的类型，而且可以鉴别诊断有无其他心内畸形，为手术提供可靠依据。儿童大型室间隔缺损伴重度肺动脉高压者，应进行心导管检查，以便进一步了解肺循环高压程度和肺血管阻力。

室间隔缺损伴艾森门格综合征时出现发绀，需要和法洛四联症及其他先天性发绀型心脏病鉴别。从发绀出现时间、肺动脉瓣区第二音强弱、胸部 X 线肺纹理变化和有无肺动脉干凸出等作出初步判断，确诊需靠超声心动图和彩色多普勒检查，疑难病例可同时进行心血管造影以协助诊断和鉴别诊断。

六、病程演变和自然预后

室间隔缺损的病程演变和自然预后，主要决定因素是缺损的大小和出生后肺血管阻力变化。胎儿期由于肺没有膨胀，肺血管阻力高。出生后随着肺膨胀，肺小血管伸张，氧分压升高，使肺血管内产生缓激肽，促使肺血管扩张和阻力下降，但由于中层肌肉仍肥厚，肺阻力可保持中等度升高。出生后几周，肺血管阻力变化的快慢与幅度大小，直接影响新生儿生存。

（一）患儿早期死亡

新生儿在出生后 1~2 周很少须手术处理，大型室间隔缺损病例出生后一般于 2~3 周肺血管阻力逐渐下降到正常，左、右心室内压力阶差加大，自左向右分流量增加，肺循环血流量增加，左心容量负荷加重，婴儿可于出生后 2~3 个月，因肺静脉高压肺水肿和急性左侧心力衰竭死亡。婴幼儿如在出生后 6 个月内出现心力衰竭，反复上呼吸道感染和心力衰竭，生长发育迟缓，1 岁内死亡率大为 9%，2 岁内死亡者可高达 25%。有的患儿可能与基因缺陷有关，出生后肺血管阻力不下降，肺血管一直保持胎儿型，表现为肺高压持续状态，患儿很快出现右向左分流而丧失手术机会。

（二）晚期发展为艾森门格综合征

大型和一些中等大小室间隔缺损患者，肺血管阻力逐渐升高，而且随着年龄增长，肺血管病变逐渐加重，自左向右分流逐渐减少，肺血管阻力严重升高，超过体循环血管阻力，出现心内双向分流，进而转变为以右向左分流为主，口唇明显发绀，出现慢性右侧心力衰竭、红细胞增多症、大咯血、脑脓肿、脑梗死等临床表现，称为艾森门格综合征。多数在 10 岁以后出现，但也有报告在 2 岁前后，甚至更早就可能发生。患者多在 40 岁以前死于顽固右侧心力衰竭和其他严重并发症。

（三）缺损自然闭合

小型室间隔缺损有一定自然闭合的可能，多发生在 1 岁以内，4 岁以内闭合率为 34%，96% 的自然闭合发生在 6 岁以前。自然闭合者室间隔缺损自然闭合的机制是：①膜部缺损边缘与三尖瓣隔瓣和部分前瓣叶贴近，进而粘连而逐渐闭合；②肌性缺损随着间隔肌肉发育而逐渐缩小，或边缘因血流的冲击而纤维化或内膜增生；③血栓形成或细菌性心内膜炎治愈，缺损由赘生物闭塞。大型缺损并发肺动脉高压则鲜见自然闭合。

（四）主动脉瓣脱垂和关闭不全

5% 室间隔缺损病例可发生主动脉瓣关闭不全，多见于膜周型和动脉干下型室间隔缺损。多在 10 岁以内逐渐出现，到成年进一步恶化。当主动脉瓣关闭不全加重时，由于室间隔缺损被脱垂的主动脉瓣叶部分堵闭，心室水平左向右分流常可减少。

（五）继发右心室漏斗部狭窄

有 5% ~ 10% 大型室间隔缺损并发大量左向右分流病例，在婴幼儿期可出现右心室漏斗部狭窄，主要为漏斗部肌肉肥厚所引起，其程度随年龄增长而加重。

（六）感染性心内膜炎

单纯室间隔缺损患者感染性心内膜炎的年发生率为 0.15% ~ 0.3%，多见于 15 ~ 20 岁病例，赘生物常位于右心室内，脱落后可造成肺梗死。

七、治疗

在全静脉复合麻醉气管插管，经胸前正中切口纵劈胸骨入路，浅中低温体外循环心脏麻痹液灌注心肌保护下进行外科手术修补，仍然是室间隔治疗最为确切和可靠的治疗手段。但近年来不断进行着新的技术方法探索，有作者报道了经皮心导管介入封堵室间隔缺损，经胸小切口非体外循环下心脏超声引导下直接封堵室间隔缺损获得了成功，采用全胸腔镜或机器人成功进行室间缺损修补也获得成功。这些技术的适应范围比较局限，扩大应用和远期疗效尚有待进一步观察。

（一）手术适应证

1. 新生儿和婴儿期大型室间隔缺损 反复感冒、肺炎，表现为严重难治性充血性心力衰竭或肺功能不全时，应在出生后 3 个月内进行手术治疗。如药物治疗有效，可推迟到 6 个月后，在这以后肺血管阻塞性病变会进行性加重，当左向右分流 >2 : 1，或肺血管阻力 $>4U/m^2$ 时应及时手术治疗。多发性肌部缺损伴肺动脉高压者，手术修复困难，死亡率高，主张先行肺动脉环缩术，待 2 ~ 3 岁后二次手术解除环缩，修补缺损。

2. 限制性室间隔缺损 临床无明显症状，胸部 X 线片和心电图无明显改变，随访过程无肺动脉压增高趋势，1 岁内尚有自然闭合的机会，手术可以延迟到 2 岁以后或学龄前进行。

3. 动脉干下型缺损 即使症状不明显，因可能发生主动脉瓣脱垂，手术应该在 4 岁以内进行。

4. 室间隔缺损并发重度肺动脉高压 肺血管阻力 $>8U/m^2$，肺/体循环血流比值休息时为 （1.5 ~ 1.8） : 1，或当中度运动时下降为 1.0 : 1（因体循环周围血管扩张和体循环血流增加，而固定的肺血管阻力妨碍了肺循环血流的增加），有静息时发绀，或运动时发现动脉血氧饱和度明显下降（右向左分流增加），不宜进行手术治疗。对于这类患者有必要进行心导管检查，给予异丙肾上腺素 0.14mg/（kg·min）静脉滴注并测定肺血管阻力，假如肺血管阻力下降到 $7U/m^2$ 以下，可以慎重考虑手术治疗。

5. 肌部多发性室间隔缺损 尤其是乳酪型并发严重肺动脉高压、低体重、心功能差的病例，应在婴儿期积极行肺动脉环缩术。

（二）术前准备

室间隔缺损患者术前除按一般心脏直视手术准备外，对反复出现肺炎和充血性心力衰竭者，特别要加强准备。

（1）伴有充血性心力衰竭者，可应用地高辛、利尿药等药物治疗，以纠正心力衰竭，改善心功能；

有喂养困难和生长迟缓者，必须给予营养支持。

（2）对伴有重度肺动脉高压者，应常规应用扩血管药物减轻前、后负荷，首选的是硝普钠，以每分钟 2～3μg/kg 的速度静脉滴注，成年人 25mg/d，根据病情应用 7～10d 后手术，可以降低肺血管阻力，提高手术安全性。

（3）如有咳嗽、咳痰及肺部啰音者，应在控制心力衰竭的基础上，选用适当的抗生素治疗，以防治呼吸道感染。

（4）如果药物治疗效果不明显，决定立即手术前尚须注意检查有无并发动脉导管未闭、主动脉瓣下狭窄和主动脉缩窄等畸形，以便采取相应治疗方案。

（5）伴有感染性心内膜炎者，原则上先选用敏感的抗生素，给予有效的治疗，感染控制后进行手术。对感染难以控制的病例，在应用高效广谱抗生素治疗 1～2 周后，限期手术。对伴有赘生物随时有脱落危险，或已脱落，造成大面积肺梗死时，即使在感染活动期也必须进行急症手术。

（三）手术方法

尽管有多种切口可采用，但常规采用正中切口进胸。首先进行心外探查，注意有无动脉导管未闭或其他心脏畸形。当伴有较大直径的动脉导管未闭时，必须在体外循环开始前予以游离阻断，以避免转流后发生窃流和严重的肺部高灌注性肺水肿。手术一般在全身麻醉中度低温体外循环和含血心脏麻痹液灌注心脏停搏下进行。

心脏切口的选择取决于根据室间隔缺损和医生的经验和习惯，通常有右心房径路、肺动脉径路、右心室径路和左心室径路。在个别复杂病例，如混合型和多发性室间隔缺损有时需做多个切口。我们主张按室间隔缺损类型选择心脏切口，当无法确定缺损的解剖位置时，可以先做一个右心房小切口，探明缺损位置，再确定合适的径路手术修复。

1. 膜部室间隔缺损修补术　膜周型缺损经右心房切口进行修补，显露清楚，方便操作，对右心室功能影响也较小。

（1）膜部小缺损，周边纤维环较完整，可采用直接缝合，即应用间断带小垫片褥式缝合。如缺损邻近三尖瓣隔瓣，带垫片缝线一侧可缝于距三尖瓣环 1～2mm 的隔瓣根部，另一侧缝于缺损的对侧缘上。心脏传导组织在此型缺损后下缘左心室侧走行，注意避免损伤。

（2）膜周型缺损补片修补术，牵开三尖瓣前瓣和后瓣后，膜周型室间隔缺损多可得到较好显露。若缺损显露欠佳，可从隔瓣游离缘向三尖瓣环方向切开瓣叶，直至离瓣环 3～4mm。补片可略大于缺损。新生儿、婴幼儿用 5-0 或 6-0 缝线，年长儿童用 4-0 带小垫片缝线进行缝合。第一个缝线可从圆锥乳头肌止点开始，顺时针方向缝合，距缺损肌肉缘 5～7mm 进针，由缺损缘的右心室面出针，缝线应有一定深度，但以不超过间隔厚度的 1/2，避免损伤走行于缺损后下缘左室心内膜下的传导束。缝合至三尖瓣环时，带垫片褥式缝线可置于隔瓣根部距瓣环 2mm，注意将缝线置于腱索下方。在缺损后上缘邻近主动脉瓣，即三尖瓣隔瓣与前瓣交界处，有时仅有很少组织与主动脉瓣环隔离，缝线可从三尖瓣前瓣根部和心室漏斗皱褶进针，此时可从主动脉根部灌注少量心脏停搏液，看清主动脉瓣后再进针，避免损伤瓣膜组织，然后缝针转至室上嵴缝合。缘线分别穿过补片相应部分，将补片送下后结扎缝线。剩余室间隔缺损边缘可应用往返连续缝合。也有作者提倡使用连续，或间断褥式结合连续缝合修补术。

2. 流入道型室间隔缺损修补术　又称房室管型或膈下型室间隔缺损，该类缺损常被三尖瓣隔要掩盖，后缘为三尖瓣环，缺损呈半月状，直径较大，均需补片修补。修补时先在三尖瓣隔瓣缘置 2 根牵引线牵开三尖瓣隔瓣和腱索，一般可显露其下方缺损。若遮盖室间隔缺损的瓣膜和腱索无法牵开，可于三尖瓣隔瓣根部距瓣环 3mm 处环形切开三尖瓣，并将切开瓣叶牵开，隔瓣下方缺损即可得到良好显露。应用 3～5 个带小垫片间断褥式缝合，缝于缺损后下缘，缝线只能置于右心室面．如前所述，顺时针方向缝合抵达三尖瓣环时，缝线穿过三尖瓣隔瓣根部，然后转向缺损上缘。缺损前上缘已远离传导组织，在这个部位缝线可穿透肌缘进行缝合，直至完全闭合缺损。

3. 流出道型室间隔缺损修补术　动脉干下型室间隔缺损宜采用肺动脉切口径路，距肺动脉瓣环 1.5cm 做横切口，牵开切口，即可显露缺损。干下型室间隔缺损比较大，上缘紧接肺动脉瓣环下方，主动脉右冠瓣窦或脱垂的瓣叶可覆盖缺损，甚至凸向右心室流出道。必须进行补片修补，切忌将主动脉瓣作为室间隔缺损上缘进行直接缝合。要细心修剪补片使其与缺损形状和大小相适应。缺损上缘应用4－0或5－0带垫片聚丙烯线做间断褥式缝合，缝于肺动脉瓣窦内的瓣环上，缝线穿过补片上缘并结扎。其余边缘，可进行连续缝合，也可一周都用带垫片聚丙烯线做间断褥式缝合。然后缝合肺动脉切口。嵴上型和嵴内肌性缺损全为肌肉缘，可经右心室流出道做横切口，应用补片修补。

4. 肌部室间隔缺损修补术 肌性间隔前部缺损只能经右心室切口显露，且有时不容易发现，因为这类缺损常被隔束和粗大肌小梁掩盖，切断连接于隔束和右心室前壁的肌束，方能清楚显露。这类缺损，一般主张应用补片修复和带垫片间断褥式缝合方法，值得指出的是室间隔缺损前缘预置平行褥式缝线时进针不宜过深，避免损伤冠状动脉前降支。为了防止上述并发症，Breckenrdige 等对靠近右心室前壁室间隔多发性缺损提出了另一种修复方法，先经右心房通过三尖瓣口初步探查和确定这类缺损部位和数目，于缺损相应部位做右心室纵切口，切口距离冠状动脉左前降支最好在1cm以上，牵开右心室切口，再经右心室面观测缺损数目和大小，采用2条聚四氟乙烯条或涤纶条，1条放在心内，另1条放在右心室前壁外侧近室间隔部位，应用多个褥式缝合从心内穿过涤纶条和缺损后缘，再在相应部位穿出右心室前壁和心外的垫条，一般缝上3～4个褥式缝合，收紧缝线，结扎后即可将缺损牢固闭合。挤压呼吸囊，检查缺损缝合处有无漏血，或残余缺损，心内操作完毕，应用3－0缝线连续或间断缝合右心室切口，缝线必须贯穿右心室壁全层，并可应用2～3个带小垫片褥式缝线加固缝合。

心尖部多发性缺损。若经右心室切口修复，常常遗漏小缺损，造成修补不完善，主张采用左心室切口径路。手术可先通过右心房切口经三尖瓣口探查缺损部位，然后将纱布垫置人心包腔内将心尖垫高，于左心室尖部少血管区距左前降支1cm处做一短的鱼嘴状切口，长为25～30mm。向上延长切口时要防止损伤二尖瓣前乳头肌。应用拉钩牵开室壁切口，显露室间隔缺损。缺损缘在光滑的左心室面很容易辨认，从左心室面观多为单一缺损，也须注意是否有多个或高位缺损存在，以防遗漏。此类缺损均须应用补片修补，假如为多个缺损，而且彼此很邻近，亦可应用一块大补片覆盖全部缺损上，应用4－0无创缝线做间断褥式缝合。由于左心室腔内压力高，闭合左心室壁切口时，应加用带小垫片无创缝线做间断褥式缝合，或应用聚丙烯无创缝线进行双层连续缝合和涤纶垫条加固，缝线必须穿过心室壁全层。

对于乳酪状多发肌部室间隔缺损婴儿，可采用肺动脉带束术。于肺动脉绕带上端的主肺动脉上做一个荷包缝线，将测压针头或导管分别插入肺动脉远端和近端。主肺动脉带束缩窄程度可参考以下指标：①将束带远端肺动脉收缩降低到正常范围（30mmHg）；②根据体循环压变化来决定，随着束带收紧，远端肺动脉压力下降，体循环压力开始上升，当体循环压达到平稳时适可而止；③肺动脉主干缩小到原来直径的1/3～1/2，使右心室与肺动脉压力阶差达到50mmHg，或使肺动脉压降至体循环压的50%。当束带收缩到适当程度后，立即将束带在原位间断缝合，并将束带牢固地固定在肺动脉主干上。拔除肺动脉上测压针头，结扎预置荷包线，彻底止血。术中注意要点：①在做肺动脉环缩术前应先放置好中央静脉测压管和动脉测压管，以监测动脉压及评估带缩术的效应；②若体循环压力过低，可静脉滴注儿茶酚胺类药物，因在低心排血量下难以精确估计肺动脉合适的束窄程度；③营养不良的婴儿在成功的肺动脉环缩术后，病情好转，生长发育迅速，环缩程度会变得过紧。对这类婴儿术后必须定期随访观察。

5. 并发心脏畸形手术处理 如下所述。

（1）室间隔缺损并发动脉导管未闭：室间隔缺损并发动脉导管未闭的发生率为10%，多数患者可以在术前明确诊断。但并发较细小的动脉导管，尤其是在严重肺动脉高压的患者，动脉导管分流不明显，可能会遗漏较大的动脉导管（所谓"哑型"导管）。漏诊较大直径动脉导管，在术中会导致严重的后果。因而，对每个接受室间隔缺损修补的手术患者都应该警惕有无并发动脉导管。

切开心包后，应该注意探查肺动脉有无震颤。如果开始体外循环转流，肺动脉张力不下降，甚至更加膨胀，同时伴有静脉回流减少，心脏膨胀，动脉压难以维持。或者切开右心房或右心室时，有大量动脉血液回流。这些情形都高度提示并发动脉导管，应该及时明确和加以处理。

对于术前明确并发有较大直径的动脉导管未闭时，必须在体外循环开始前予以游离阻断，以避免转流后发生窃流和严重的肺脏高灌注性肺水肿。如果术中体外转流后才发现并发动脉导管，可以降低灌注流量，从心外手指压迫导管，直接切开肺动脉，用带气囊尿管或专用器械封堵导管，用带垫片 4－0 涤纶线从肺动脉内间断褥式封闭导管。

经正中切口结扎动脉导管，应该避免损伤喉返神经和损伤导管后壁发生大出血，尤其应该明确解剖关系，避免误扎左肺动脉或降主动脉。

（2）室间隔缺损并发主动脉缩窄：室间隔缺损并发主动脉缩窄并不少见，有报道发生率高达 15%～20%，且经常并发主动脉弓发育不良。术前查体时注意准确测量上下肢血压，详细的心脏多普勒超声检查，必要时可以进行 CT 或磁共振血管造影，多数可以明确诊断。

如果室间隔缺损直径较小（＜0.5mm），无明显肺动脉高压，可以考虑经左侧开胸仅纠治主动脉缩窄，室间隔缺损可能自行愈合，或者后期经介入手段封堵室间隔缺损。

对于较大室间隔缺损并发主动脉缩窄患儿，目前治疗策略尚有争议。一些作者认为对于有大量左向右分流和严重心力衰竭的婴儿患者，可以采用左侧开胸纠治主动脉缩窄，同时做肺动脉带束环缩。也有作者主张采用 2 个切口同时纠治室间隔缺损和主动脉缩窄，先经左外侧开胸矫治主动脉缩窄，然后正中切口修补室间隔切口，认为可以避免深低温停循环，左侧开胸也利于充分显露和纠治缩窄畸形。

近年来，越来越多的作者主张采用胸前正中切口同期纠治室间隔缺损和主动脉缩窄，应用深低温停循环或深低温低流量灌注技术，切除缩窄段主动脉后行扩大端－端吻合，或者加宽缩窄段和发育不良的弓部主动脉。

（3）室间隔缺损并发主动脉瓣关闭不全：主动脉瓣脱垂和关闭不全多见于膜周型和动脉干下型室间隔缺损，在膜周型缺损多见无冠状动脉瓣脱垂，而在动脉干下型缺损以右冠状动脉瓣脱垂常见。

对于轻度主动脉瓣脱垂和轻度主动脉瓣反流者，应该尽早补片修补室间隔缺损，室间隔缺损补片可以对主动脉瓣环起到支撑和加强作用，防止瓣叶进一步脱垂和关闭不全加重。

对于中度以上主动脉瓣关闭不全，则应该先修补室间隔缺损，然后经主动脉切口，精确折叠脱垂的主动脉瓣叶，紧缩固定，必要时可部分关闭瓣膜交界。手术中应该在体外循环开始后，尽早放置左心引流，防止左心室膨胀。

在一些严重的病例，主动脉瓣叶重度发育不良或者继发严重的瓣叶卷曲、纤维化，甚至钙化，可能需要进行瓣膜替换，在儿童可能还需要同时加宽主动脉根部。

八、并发症及防治

（一）完全性房室传导阻滞

完全性房室传导阻滞发生率为 1%～2%，多由于手术损伤传导束有关。从解剖上准确界定各类缺损，掌握房室传导束行径，是防止发生传导阻滞的关键，术中应避免对其钳夹、牵拉、吸引和缝合。术中可拆除可疑缝线，重新修补缺损。心表面安装临时起搏导线，进行临时起搏。如果术后 1 个月后，仍未能恢复，应安放永久起搏器。

（二）室间隔缺损残余漏

室间隔缺损残余漏发生率据统计为 1%～5%。多见于以下几种情况：缝线撕脱或组织割裂；术中显露不良；转移针位置不当；留有缝隙，或为多发性室间隔缺损被遗漏。因此在缺损修补完后要膨肺，于直视下确认修补完善；心脏复跳后及时扪诊右心室细震颤是否消失；术中超声心动图可提高残余室间隔缺损检出率，争取在术中及早发现和及时处理。

部分室间隔缺损残余漏是术后早期发现的，心前区收缩期杂音为消失或再度出现，经胸部超声心动图和彩色多普勒检查可确立诊断。如撕裂较小，患者无症状，可暂时密切观察，有时可自行闭合。如果残余左向右分流量较多（Qp/Qs＞1.5∶1），或出现心力衰竭症状，应及时再次手术修复。随着介入性室间隔缺损封堵技术的发展及经验积累，对于较大儿童或成年患者，有学者认为应用介入封堵技术是治疗室间隔缺损残余漏的首选方法。

（三）三尖瓣或主动脉瓣反流

室间隔缺损补片或介入性治疗的封堵伞如果压住三尖瓣腱索，使其活动受限，会引起三尖瓣反流。

主动脉瓣损伤则多由于缝合膜周型或干下型缺损缝针误伤瓣叶所致，应以预防为主，如反流严重，应及时手术修复。

（四）肺动脉高压危象

是术后严重并发症，可发生在反应性较强的肺血管病患者，主要表现为肺动脉突然急剧升高，超过体循环水平，右心房压亦上升，左心房压下降，体循环压下降和休克。诱发因素包括气管吸痰、低氧和高碳酸血症、代谢性酸中毒、高浓度正性肌力药物应用和烦躁不安等。处理方法可给镇静药和肌松药，吸入高浓度氧和过度通气。如 $PaCO_2$ 维持 35mmHg 以下，前列环素静脉滴注，可能是治疗肺动脉高压危象的最佳药物。NO 吸入被认为特别有效。

九、疗效评价

（一）手术效果

室间隔缺损修补术手术死亡率目前在许多医学中心已逐渐下降到 1% 以下，大龄单纯室间隔缺损手术死亡率已接近零。多发性室间隔缺损和有心脏畸形并存的室间隔缺损手术死亡率仍较高，此类室间隔缺损手术死亡率为 5%～10%。早期死亡原因，主要是急性心力衰竭，可能与重症婴幼儿手术前已存在心功能不全，加上手术对心肌创伤和保护不良有关。术前反复呼吸道感染和严重肺功能不全，是造成少数婴幼儿术后死亡的主要原因。影响手术死亡率的因素如下。

1. 年龄　手术患者年龄越小，病情越重，特别是新生儿，手术死亡率越高。

2. 室间隔缺损类型　单纯室间隔缺损手术死亡率很低，多发性室间隔缺损是增加手术死亡的一个重要因素，因为病情重，修复困难，可能残留缺损。

3. 肺动脉压力和阻力　肺动脉压力轻度及中度增高者手术死亡率低，伴有严重肺动脉高压者手术死亡率明显增高，主要死于进行性肺血管病变。

4. 室间隔缺损伴心血管畸形　包括并发动脉导管未闭、主动脉瓣关闭不全，均会增加手术复杂性和延长体外循环时间，因而术后并发症和手术死亡率亦增加。

5. 术后严重并发症　包括完全性房室传导阻滞和室间隔缺损残余漏，并发完全性房室传导阻滞者死亡率甚高。

室间隔缺损修补术后晚期死亡率在 2.5% 以下，少数死亡病例和严重心律失常有关，主要为心室纤颤和完全性房室传导阻滞。在术前肺血管阻力明显升高者，术后部分病例的肺血管病变可能进行性恶化，最终而造成右侧心力衰竭和死亡。

（二）存活质量分析

1. 生长发育　儿童特别是婴幼儿大型室间隔缺损修复术后，术后前 10 个月内生长发育明显改善，体重增加，症状也随之消失。Weintraub 等并指出生后 6 个月内修复大型室间隔缺损，大多数病例到 5 岁以前的体重、身高和头围都发育正常，出生时低体重婴儿除外，仅体重增加。

2. 心脏功能　儿童特别是 2 岁以内的婴幼儿，室间隔缺损修补术后晚期心功能均基本恢复正常。Graham 等报告室间隔缺损修补术后 1 年检查，发现左心室终末舒张压、每搏排血量、射血分数均恢复正常。大儿童室间隔缺损修补术后症状虽然消失，左心室扩大和左心室功能有的难以完全恢复正常，提示大型室间隔缺损应该在 1～2 岁进行手术。

3. 肺动脉高压　术前的肺血管阻力和年龄是影响室间隔缺损修补术后晚期肺动脉压恢复的两个决定因素，手术时肺血管阻力越低，年龄越小，术后肺血管病变越容易恢复或接近正常。2 岁以上进行手术者 25% 的病例手术后 2～11 年肺血管病变仍进行性发展和造成过早的晚期死亡。另有报道，术前肺动脉高压和高肺血管阻力（>10U/m²）病例中有 25% 于术后 5 年内死于肺动脉高压。然而有部分患者随访了 20 年，肺动脉高压和高肺血管阻力既不发展，也不改善，仅日常活动量受到一定限制。术前肺血管阻力轻至中度升高（8U/m²），不同年龄组预后都比较好。

4. **心律失常** 如下所述。

（1）室性心律失常：室间隔缺损修复术后晚期发生严重室性心律失常和猝死者不多见，Houye 报道应用动态心电图随访一组术后晚期病例，室性期前收缩发生率为 40%，但全部患者均无症状，未观察到 1 例发生室性心动过速，手术经心房切口病例发生率比经心室切口者少，年轻手术病例发生率也较低。

（2）右束支传导阻滞：经右心室切口修复室间隔缺损，术后右束支传导阻滞的发生率有报道高达80%。Gelband 等认为和右心室切口有关。Rein 等报道经右心房切口修复膜周型缺损，新的右束支传导阻滞发生率为 34% ~ 44%，部分病例可能和手术缝合膜周缺损后下缘时损伤右束支有关。右心房切口比右心室切口发生率为低。右束支传导阻滞临床重要性一直有争议，有待进一步研究。

（3）双束支传导阻滞：室间隔缺损修复术后有少部分患者术后出现右束支传导阻滞伴左前半束支阻滞，其发生率为 8% ~ 17%，这类并发症的预后如何尚有不同认识，有的作者认为可能和晚期发生完全性房室传导阻滞及猝死有关，因为双束支传导阻滞损伤的部位可能比完全性右束支传导阻滞更靠近主干，危险性自然更大。

（4）完全性房室传导阻滞：单纯室间隔缺损修复术后完全性房室传导阻滞发生率在有经验单位现已下降到 1% 以下，这与传导束在各类室间隔缺损中的行径有了深入的了解，和改进修复技术有关。但在多发性室间隔缺损修复病例中仍稍高。

5. **室间隔缺损残余漏** 小的残余分流临床随诊报告为 3% ~ 11%，在血流动力学上虽无明显影响，但因为这类患者有发生感染性心内膜炎倾向，应严密随诊，有条件者可考虑导管介入封堵术。

6. **医源性三尖瓣和主动脉瓣损伤** 这类并发症虽不多见，仍有散在报道，有的在术后立即发生，也有报道在术后几个月后杂音才逐渐出现。术后三尖瓣或主动脉瓣出现轻度关闭不全，对血流动力学无明显影响，可随诊观察，严重者明显影响预后。

（牛志高）

第三节 房室隔缺损

一、概述

房室隔缺损，既往也称为房室通道缺损和心内膜垫缺损，是由于心内膜垫组织发育障碍导致房室孔分隔不全，并伴有房室瓣形态和功能异常的一组心脏畸形，占先天性心脏病的 4%。

二、病理解剖

对于房室隔缺损的病理和发生机制争议非常多。房室隔缺损一组病理形态差异极大，又因为同属程度不同原始心内膜垫发育障碍，而具有以下共同的病理特征：①房室隔组织缺损或完全缺如，包括房间隔前下内侧部分和室间隔流入道部分，室间隔流入部缺损表现为室间隔在房室瓣隔叶附着处呈勺状凹陷，隔叶瓣环距心尖距离和左心室隔面长度短缩；②房室瓣畸形，表现为形态、数目、结构和瓣下结构位置和形态异常，左右房室瓣环融合；③主动脉根部由于左右房室瓣环融合而发生前上位移，失去了与左右房室瓣环的楔嵌位置，左心室流出道延长呈"鹅颈"状畸形；④房室结易位到右心房下壁，房室束经由三尖瓣隔瓣和二尖瓣后下桥瓣结合处进入室间隔左心室侧；⑤冠状静脉窦口形态和位置异常等。

临床上通常将房室隔缺损分为部分型、过渡型和完全型三种病理类型。

（一）部分型房室隔缺损

主要包括原发孔房间隔缺损伴有或无房室瓣畸形，无室间隔缺损。原发孔房间隔缺损呈半月形，位于房间隔的前下方，部分病例可并发继发孔房间隔缺损，甚至整个房间隔缺如，形成单心房。部分型房室隔缺损有两个完整的房室瓣环，房室瓣直接附着在室间隔上缘，其左侧房室瓣通常呈三瓣叶结构，以往称之为二尖瓣前瓣裂，发生裂缺的两个瓣叶边缘常常增厚和卷曲，有时可有异常腱索存在。三尖瓣隔瓣常发育不全，如瓣裂或部分缺如。

（二）完全型房室隔缺损

完全型房室隔缺损的病理特征主要包括：①原发孔房间隔缺损，可同时并发有继发孔房间隔缺损；②左右房室瓣环和房室瓣叶融合，形成一组复杂的多瓣叶房室瓣结构，融合的瓣叶称为前后共同瓣叶，也有称之为"前桥瓣叶"和"后桥瓣叶"；③流入部室间隔缺损；④主动脉瓣向前上移位，房室结和传导束异位。

Rastelli 根据前桥瓣叶形态及其腱索附着点将完全型房室间隔缺损分成三型：A 型临床最常见，占75%。其病理特点是前桥瓣完全分隔为左上及右上两个瓣叶，各自借其相应的腱索附着于房室隔嵴上，左上瓣完全位于左心室上方，右上瓣完全位于右心室上方。C 型占 25%，其前桥瓣叶呈漂浮状态，瓣下无腱索附着于室间隔嵴上，瓣下形成巨大的室间隔缺损。B 型临床罕见，其病理形态介于 A 型和 B 型之间，左上瓣跨越室间隔嵴，通过腱索与室间隔右侧的乳头肌相连。

（三）过渡型房室隔缺损

介于部分型与完全型房室隔缺损之间的病理类型。病变包括原发孔房间隔缺损，有两组分开的左右房室瓣结构，房室瓣一部分直接附着，另一部分靠腱索间接附着于室间隔，在腱索之间形成限制性流入部室间隔缺损。

在完全房室隔缺损病理分析中，双侧心室的均衡性对于手术治疗方式的选择具有重要意义。Bharati 和 Lev 等根据前后桥瓣跨越室间隔，以及共同房室瓣与左右心室发育的关系，将完全房室隔缺损分为双侧心室均衡型、右心室优势型和左心室优势型。以双侧心室均衡型为多见，但有 10% 左右的患者存在左心室或右心室发育不全。严重者类似单心室病理变化。

（四）并发畸形

完全房室隔缺损并发心脏畸形非常多且复杂。完全性房室隔缺损患者中占 5%～10% 可并发法洛四联症中占 0.8%～2%。其解剖具有完全性房室隔缺损和法洛四联症的特征，有四联征的漏斗部狭窄和主动脉横跨，完全性房室隔缺损的房室瓣畸形以及此两畸形的室间隔缺损融合而成的泪滴形缺损。完全性房室隔缺损多为"C"型，少数为"A"型。3.1%～6.7% 完全性房室隔缺损并发右心室双出口，其解剖特征为右心室出口并发完全性房室隔缺损的房室的房室瓣畸形和两者融合的室间隔缺损。3%～4% 完全性房室隔缺损并发完全性大动脉转位，其解剖特征为完全性大动脉转位并发完全性房室隔缺损的房室瓣畸形和室间隔缺损。

其他并发心脏畸形包括继发性房间隔缺损、双上腔静脉、肺动脉异位连接、多发性室间隔缺损、动脉导管未闭、主动脉弓畸形和无顶冠状静脉窦等。房室隔缺损可以是一些复杂心脏病的一部分，可并发内脏异位综合征。

三、病理生理

房室隔缺损的病理生理取决于心房间交通、室间交通和房室瓣关闭不全程度，以及并发畸形等。

在部分性房室隔缺损无室间隔交通，往往有大的房间左到右分流。在小到中度房间交通的病例，仅有左心房与右心房压力阶差。如有大的心房间左到右分流和轻度或二尖瓣关闭不全时，则引起右心室容量超负荷，与继发孔房间隔缺损的病理生理相同，严重者可有心排血量和动脉血氧饱和度下降。如有严重二尖瓣关闭不全时，二尖瓣反流从左心室直达右心房，从而心房间左到右分流增加，因左和右心室容量超负荷，可在 1～3 岁儿童甚至婴儿产生充血性心力衰竭。产生心力衰竭的主要原因为左心室发育不全、左侧房室瓣特别左下瓣叶缺如、主动脉下狭窄和肺动脉高压。成年人部分性房室隔缺损可产生心房颤动或扑动和心功能不全。

完全性房室隔缺损有大的房间交通和室间交通，其中 15%～20% 并发中到重度左侧房室瓣关闭不全。在婴儿时期由于大的心室间左到右分流，往往引起左心室为主的容量超负荷和充血性心力衰竭。同时肺动脉压力升高达到体循环压力水平，文献报道平均肺血管阻力（PVR）在出生至 3 个月时为

(2.1 ± 0.9) U/m^2，$4 \sim 6$ 个月时增加到 (4.1 ± 2.6) U/m^2，$7 \sim 17$ 个月后已是 (5.7 ± 3.0) U/m^2。在 1 岁时可产生 Health – Edward 分级的 $3 \sim 4$ 级肺血管病变，2 岁时产生 $3 \sim 5$ 级的肺血管病变，80% 死于 2 岁以内。如并发主动脉下狭窄、主动脉狭窄或先天愚型，则充血性心力衰竭发生更早，肺血管病变更重。

完全性房室隔缺损并发法洛四联症或右心室双出口和完全性大动脉转位的全部或大多数病例均并发肺动脉狭窄或闭锁，出生后有不同程度的发绀，很少在婴幼儿时出现充血性心力衰竭。

四、临床表现

（一）症状

部分性房室隔缺损有大的原发孔房间隔缺损和轻度二尖瓣关闭不全患者，可在 10 岁以内无症状。有中度和重度二尖瓣关闭不全者症状出现较早，有运动性心悸和气短以及进行性充血性心力衰竭等症状。Manning 报道 115 例部分性房室隔缺损的心内修复，其中 11 例（占 10.5%）在婴儿时因充血性心力衰竭手术。在 40 岁以上部分性房室隔缺损病例，往往出现心功能减退、心房颤动和肺动脉高压。

完全性房室隔缺损的患者往往在 1 岁以内时出现症状，甚至在新生儿产生进行性充血性心力衰竭，内科治疗难以控制。在临床上出现呼吸困难和加快，周围循环灌注和生长发育差。少数病例在生后心力衰竭并不明显，但在 $1 \sim 2$ 年出现静息时发绀，产生肺动脉高压和严重阻塞性肺血管病变，即 Eisenmenger 综合征。

在完全性房室隔缺损并发法洛四联症、右心室双出口和完全性大动脉转位的病例，全部或大部分并发右心室流出道阻塞或肺动脉闭锁，生后有发绀，很少出现充血性心力衰竭。少数右心室双出口无肺动脉狭窄者，则在新生儿时出现充血性心力衰竭，在 1 岁左右产生严重肺血管病变。

（二）体征

在部分性房室隔缺的患者，大多数生长和发育正常。在胸骨左上缘听有相对肺动脉狭窄产后的收缩期柔和杂音和固定性心音分裂，在心尖区可有二尖瓣关闭不全引起收缩期反流性杂音。在婴儿有重度二尖瓣关闭不全时，可出现心跳快和肝大等充血性心力衰竭体征。在 40 岁以上的患者因房性心律失常产生的心悸和心功能减退等症状。

在完全性房室隔缺损的患者，在婴儿时往往出现呼吸快、呼吸困难和肝大等进行性充血性心力衰竭的症状，生长发育迟缓，部分病例有先天愚症。在胸骨左上缘听有收缩期射血性杂音、第二心音固定性分裂和亢进，从心前区到心尖有室间隔缺损的房室瓣关闭不全产生的收缩期反流性杂音。在心尖部亦可听到大量血流（包括房间和室间左到右分流和二尖瓣关闭不全的血流）通过房室瓣产生的舒张期辘辘性杂音。在 $4 \sim 5$ 岁后往往伴有严重肺动脉高压和阻塞性肺血管病，静息时可出现发绀，胸骨左上缘听有收缩期杂音和肺动脉关闭不全引起的泼水性舒张期杂音。在完全性房室隔缺损并发法洛四联症、右心室双出口和完全性大动脉转位的患者，大多数在生后出现发绀，但很少出现心力衰竭体征。

五、诊断及鉴别诊断

依据临床表现和辅助检查，房室隔缺损的诊断并不困难，重要的是深入和详细分析患者的病变特征，全面掌握患者的病理生理进程，把握正确的手术时机和制定个性化的手术方案。主要诊断依据如下。

（1）临床症状和体征。

（2）心电图：部分型房室间隔缺损病例具有典型的心电图表现：P – R 间期延长（一度房室传导阻滞），电轴左偏，aVF 导联主波向下。其他非特异性改变包括右心房增大，右心室肥大或双心室肥大。

（3）胸部 X 线片：可表现为肺血增多，右心房右心室增大，左心房左心室增大，肺动脉凸出和主动脉结变小。出现艾森门格综合征时，肺血减少。

（4）超声心动图：二维彩色多普勒超声心动图检查对明确诊断房室间隔缺损具有非常重要的价值，

而且通过超声心动图检查还可以明确瓣膜异常的性质，室间隔缺损和房间隔缺损的大小、形状及并发的畸形及房室瓣反流的程度，以上信息将有助于外科医生制定手术方案和评估疗效。超声心动图的征象包括心腔扩大，左心室流出道变窄变长，房室瓣环下移，二、三尖瓣环等高级瓣膜分裂等畸形。新近的三维实时动态超声心动图检查，对于术前房室瓣的形态分析和成形设计具有重要的参考意义。

（5）心导管和选择性心血管造影：多普勒超声心动图检查的进步，能无创明确诊断，并能提供非常有价值的外科治疗信息，因此，大多数部分型和过渡型房室间隔缺损病例已经无须进行心血管造影检查。对于完全型房室间隔缺损者有学者提出应对 6 个月以上的患儿常规进行导管检查，目的是测量和计算出肺血管阻力，为能否进行根治手术和判断预后提供重要参考依据。完全型房室间隔缺损的左心室流出道变狭窄且拉长，选择性心血管造影可显示典型的"鹅颈征"，分析手术对左心室流出道的影响。

根据一般临床表现，包括心电图和胸部 X 线片，多可提示房室隔缺损诊断。二维超声心动图检查即可确立诊断。须和继发孔房间隔缺损、肺动脉瓣狭窄、单纯室间隔缺损等进行鉴别。房室隔缺损患者并发心脏畸形较多，应该重视。

部分性房室隔缺损患者的预后较好，在部分性房室隔缺损伴有轻度二尖半瓣关闭不全者，其自然历史与大的继发孔房间隔缺损患者相仿，年轻时无症状。在 40 岁以后，有 30% 的患者出现心房颤动和心功能不全；在 60 岁以后则多数产生心房颤动和心力衰竭。文献报道有生存至 79 岁而手术者，手术后活到 89 岁。有 10%～20% 患者在婴儿时期出现心力衰竭和严重症状，多数由于二尖瓣双瓣口、左侧单一乳头肌、主动脉下狭窄或主动脉缩窄而致的严重二尖瓣关闭不全，如不早期手术，多死于 10 岁以内。

完全性房室隔缺损患者预后极差，如不早期外科治疗，多在幼儿时死亡。主要原因为婴儿时期出线充血性心力衰竭，1 岁以后产生阻塞性肺血管病。Berger 等报道 39 例完全性房室隔缺损的尸解，发现未手术者中 65% 死于 1 岁以内，85% 死于 2 岁内，96% 死于 5 岁内。在出生后 1～2 岁婴幼儿死亡主要原因为大的心室间左到右分流和中到重度二尖瓣关闭不全引起的充血性心力衰竭和肺部感染。完全性房室隔缺损患者的严重肺血管病从出生 1 岁后开始发现，在 2 岁时就可能较为普遍。

六、治疗

（一）手术适应证和禁忌证

1. 适应证　由于房室间隔缺损没有自行愈合可能，且病情发展的结果是进行性心功能恶化和继发肺血管病变，因此，原则上一经诊断明确均应进行手术治疗。手术时机的选择需参考病变类型及自身的技术条件。

（1）部分型房室间隔缺损：大多数患者症状出现较晚，多在体检时发现，既往主张在学龄前进行治疗。近些年来随着体外循环技术及监护技术的进步，心内直视手术渐趋低龄化并且手术的安全性大大提高，因此多主张早期在 2 岁以内手术，可减轻房室瓣受损的程度，有利于瓣膜的修复重建和功能恢复。如存在明显的二尖瓣反流、主动脉缩窄、二尖瓣畸形及主动脉瓣下狭窄者更应提前手术。对于少数伴有严重的二尖瓣关闭不全有充血性心力衰竭表现者需要急症手术。

（2）过渡型房室间隔缺损：与部分型病例相似，若心室水平分流量大，手术应尽早进行。另外，小型室间隔缺损发生心内膜炎的概率高，因此，也主张早期手术。

（3）完全型房室间隔缺损：此类患儿较早发生肺动脉高压和肺血管梗阻并不少，文献报道 1 岁以内有 65% 的患儿死亡，而 96% 的患儿已有肺血管病变。因此，一般主张在 1 岁以内进行根治手术，但关于此年龄段的最佳手术时机尚存在争议，多数学者提议在3～6 个月手术，近些年有关新生儿期进行根治手术的病例报道逐渐增加。有学者认为，尽早进行手术干预，不仅可以阻止肺血管梗阻性病变的发展，而且更有利于瓣膜的修复和功能恢复。

2. 禁忌证　患儿发绀明显往往提示肺血管发生严重的梗阻性病变，心导管检查发现肺血管阻力（PVR）>10U/m^2，吸氧以及降压实验无效时，被列为手术禁忌。完全性房室隔缺损并发法洛四联症或右心室双出口，肺动脉发育极差者，不适合心内修复，仅做姑息手术。

（二）术前准备

（1）改善心脏功能有充血性心力衰竭，先用洋地黄和利尿药等内科治疗，如短时间内科治疗无效，亦应早期手术。

（2）对于伴有严重肺动脉高压的患者，进行吸氧治疗，并选用扩张血管药物，如硝普钠、前列腺素 E_1 或一氧化氮等，降低肺血管阻力。

（3）防止呼吸道感染如患者咳嗽、咳痰以及肺部有干、湿啰音，应在控制心力衰竭的基础上，选用适当抗生素，防治呼吸道感染。

（三）手术方法

对于房室隔缺损患者，术前综合分析临床、超声心动图和心血管造影等资料，详细分析和准确掌握患者的病变特点，尽可能完全明确并发畸形，特别是要分析房室瓣病变形态、瓣下结构、房室瓣组织缺失情况，心室发育均衡和主动脉下狭窄等严重畸形，制定个体化的手术方案和计划。然后根据病情，尤其是患者心力衰竭程度和肺动脉高压进程，适时进行手术治疗，对于减少手术死亡率和并发症具有重要的意义。

房室隔缺损的主要手术方式包括双心室矫治术，心室发育不均衡者进行 1 个半心室矫治或按单心室方式纠治，危重新生儿患者肺动脉带束术等姑息手术。

房室隔缺损心内修复术目的在于闭合原发孔房间隔缺损和（或）室间隔缺损而不产生心脏传导阻滞，以及将房室瓣分为二尖瓣和三尖瓣两部分和尽量减少和不发生术后二尖瓣关闭不全。

全身麻醉、气管内插管维持呼吸，仰卧位。胸部正中切口，保留一大块心包准备修复原发孔房间隔缺损用。在无名动脉下方插入主动脉灌注管，直接插入直角上、下腔静脉引流管，经未闭卵圆孔或继发孔房间隔缺损插入左心减压管。部分性房室隔缺损多在 1 岁以上儿童时手术，采用中度低温（25 ~ 26℃）体外循环。在完全房室隔缺损应在出生后 3 ~ 6 个月施行心内修复，应用深低温（18 ~ 20℃）低流量体外循环，个别病例需要在深低温停止循环下手术修复。应用冷血心脏停搏液间断冠状动脉灌注保护心肌。

1. 部分型房室间隔缺损修复术　平行右侧房室沟做右心房切口，牵开心房切口，探查心内有无其他畸形。明确二尖瓣、三尖瓣和原发孔房间隔缺损的病理解剖结构，按下列步骤实施手术。

（1）探查二尖瓣：向左心室内注入冷生理盐水测试二尖瓣闭合状况，了解瓣膜发育情况及瓣膜反流的部位。

（2）修复二尖瓣裂缺：先缝合二尖瓣裂缺，从瓣叶根部部直至邻近瓣口中心第一组腱索附着处，应用 4 - 0 到 5 - 0 聚丙烯线间断缝合。特别注意要在自然状态下将二尖瓣裂隙完全对齐缝合，防止扭曲和变形。小婴儿由于二尖瓣瓣叶菲薄，则应用带心包片的间断褥式缝合，防止撕裂。如有二尖瓣脱垂，则做缩短腱索术。再次左心室注水了解瓣膜闭合是否满意。同时测量二尖瓣开口的大小，防止二尖瓣狭窄。

双孔二尖瓣畸形多见于部分型房间隔缺损者，术前易漏诊，是影响手术近、远期效果的重要因素。病理特征表现为两孔不等大，中间有纤维组织分隔，每孔均有各自对应的瓣叶，并通过腱索与相应的乳头肌相连。较小的孔称为副孔，其瓣膜功能一般正常。术中应注意不能切断两孔之间的纤维分隔，否则会造成二尖瓣严重反流。如果二尖瓣膜开口面积较大，可缝合裂缺，若瓣口面积较小，裂缺可不缝合或部分缝合。

（3）二尖瓣瓣环成形：二尖瓣裂缺修复后，若左心室注水发现瓣膜中心处有反流，多为瓣环扩大所致。此时需要在一侧或两侧瓣环交界处进行瓣环成形术，以缩小瓣环。可用 3 - 0 带垫片涤纶缝线在交界处做瓣环折叠褥式缝合。

（4）修补原发孔房间隔缺损：用自体心包片修补房间隔缺损，光滑面位于左心房，用 4 - 0 或 5 - 0 聚丙烯缝线连续缝合固定。有两种缝合方法：①McGoon 法，从二尖瓣大瓣裂基底部中点开始，逆时针方向沿其瓣环根部连续缝合，逐渐过渡到缝至房间隔缺损的上缘；将另一头缝线继续沿瓣环根部顺时针缝合，避过窦房结危险区，经由二尖瓣根部直接转移至房间隔缺损边缘顺时针方向缝至房间隔缺损上缘，会合后结扎，将冠状静脉窦口隔入右心房；②Kirklin法，从二尖瓣和三尖瓣交界处开始，沿三尖瓣隔瓣根部下行，经瓣环向后绕过冠状静脉窦至右心房游离壁过渡到房间隔缺损，顺时针方向缝合，到房间隔缺损上缘会合，结扎，将冠状静脉窦口隔入左心房。一般认为缝合位置在二尖瓣基部，可以有效避免损伤传导束造成三度房室传导阻滞。

(5) 三尖瓣成形：术中应常规探查三尖瓣膜，部分病例因三尖瓣环扩大、隔瓣裂缺或缺如而发生反流，需要同期进行三尖瓣成形。

(6) 并发左上腔静脉引流至冠状静脉窦者，如有大的无名静脉时可以结扎。左、右上腔静脉之间无交通者，应将冠状静脉窦口引流至右心房，其方法有二：①Pall方法：如上法缝合不经冠状静脉窦口后方，而是缝在窦口与房室结之间，经扩大的窦口内缘缝至缺损边缘；②McGoon方法：将心包直缘缝在左下瓣叶根部至缺损下缘。后一方法比较安全，可防止房室结和心脏传导束的损伤。

2. 过渡型房室间隔缺损修复术 手术步骤及方法与部分型房室间隔缺损相同，修补室间隔缺损时可采用3-0涤纶缝线带垫片间断褥式缝合，需要注意的是应仔细探查三尖瓣隔瓣下的缺损，注意多发性室间隔缺损，以免遗漏。

3. 完全型房室间隔缺损修复术 完全型房室间隔缺损的纠治方法较前两种复杂，手术一般在中度(28℃) 低温体外循环下进行，对于新生儿可采用深低温体循环方法。手术成功的关键是精确修复房室瓣，尤其是左侧房室瓣；避免损伤传导束和防止左心室流出道梗阻。纠治方法包括单片法、改良单片法和双片法。

(1) 单片法：修补的材料有自体心包片、膨体聚四氟乙烯 (Teflon)、聚四氟乙烯 (polytetra - flu-oroethylene, PTFE) 以及涤纶补片等。通过右心房切口进行修补。根据室间隔缺损的大小和形状、房室瓣环前后径、房间隔缺损的大小，剪裁成相应大小的心包片。如前后桥瓣未分隔，则需要在室间隔嵴上方相对应的桥瓣部位预定分割线，在其右侧剪开前后桥瓣，尽可能地保留左侧房室瓣面积，并应用褥式缝合将二尖瓣前后瓣裂拉拢。应用3-0涤纶线带垫片间断褥式缝合将补片结扎固定在室间隔嵴上，注意在室间隔缺损的后下缘宜采取远离或超越缝合方法，以免损伤房室束。然后采用简单褥式缝合法将左房室瓣上、下瓣叶悬吊固定于补片上。间断缝合修复二尖瓣裂缺，左心室注水了解是否有反流，必要时需进行二尖瓣环成形。将贯穿左心房室瓣和心包片的间断褥式缝线分别穿过右房室瓣根部，收紧这些缝线，将瓣膜固定于室间隔上方适当高度。用同一补片修补原发孔房间隔缺损。间断缝合修补三尖瓣裂，注水了解是否有反流，部分病例需要做三尖瓣环成形。

(2) 改良单片法：也称为简化单片法或直接缝合法，即将共同房室瓣直接缝合在室间隔嵴上以关闭室间隔缺损，可采用自体心包片修补原发孔房间隔缺损。有两种方法可供选择。一种是"三明治"法，即采用3-0涤纶线带垫片间断褥式缝合，从室间隔缺损的右心室面进针。对于Rastelli A型病例，缝线穿过房室瓣的二尖瓣部分后，再穿入心包片；对于RastelliC型病例，缝线穿前后桥瓣后再穿心包片，第一针的缝合位置是在室间隔缺损的中点，然后沿其前后缘依次缝合，室间隔缺损后下缘采取远离缝合方法，以避免损伤传导束。布线完毕后依次打结固定，将桥瓣压向室间隔嵴的右侧面，然后用5-0聚丙烯线连续缝合心包片以修补原发孔房间隔缺损。另一种方法是先采用间断褥式缝合法将桥瓣压向室间隔嵴的右侧面，并打结固定，然后再用自体心包片修补原发孔房间隔缺损。二尖瓣前瓣裂缺均采用1号丝线间断缝合修补，术中采用注水试验探查房室瓣修复情况。

(3) 双片法：根据室间隔缺损的大小和形状裁剪相应的涤纶或聚四氟乙烯补片置入室间隔右侧，以3-0涤纶线带垫片间断褥式缝合固定。将左上、下桥瓣在中心对合后悬吊于室间隔缺损补片上，采用1号丝线间断缝合修补二尖瓣裂缺，并根据注水试验决定是否行二尖瓣环成形术，用5-0聚丙烯缝线将二尖瓣根部缝合于室间隔缺损补片上缘及心包补片之间类似于"三明治"。连续缝合心包补片，修补原发孔房间隔缺损。

4. 完全型房室间隔缺损并发法洛四联症修补术 做平行右心房切口。观察房间隔缺损和室间隔缺损以及房室瓣的病理解剖，大多数病例为"C"形完全性房室隔缺损。经右心室纵切口，切除漏斗部肥厚肌肉，偏向室间隔嵴的右侧切开前桥瓣到瓣环，完善显露室间隔缺损全貌。剪裁聚四氟乙烯补片呈泪滴形，上部为半圆形，下部为三角形。将补片下部弧形缘缝合至缺损损下缘右心室面，从后瓣环下部室间隔开始缝合直达缺损上部，均用间断带垫片的褥式缝合。环绕主动脉瓣口将补片缝至缺损上部应用5－0聚丙烯线将心包片连续缝合或间断缝合至前后桥瓣至房室瓣环之间的室间隔缺损补片的直缘上，此处缝合必须缝在前后桥瓣最佳对合点，平行室间隔至瓣环；而且在此处的室间隔缺损补片长度应相当于测试房室瓣环前后直径，否则会产生二尖瓣关闭不全或狭窄。测试左侧房室瓣的闭启情况，间断缝合左上瓣叶和左下瓣叶裂隙。应用心包片闭合原发性房间隔缺损，将冠状静脉窦口放在左侧。最后做右心室流出道补片和缝合右心房切口。

此畸形如有右心室发育不全，其容量为正常的2/3时，可同时施行此畸形的心内修复和双向腔肺动脉分流术。遇有左心室和（或）右心室发育不全时，如符合Fontan手术的标准，可做双向腔肺动脉分流术或全腔静脉与肺动脉连接手术。

5. 并发右心室双出口的心内修复　右心室双出口并发主动脉下和靠近两大动脉室间隔缺损的手术方法，基本上与并发法洛四联征相同。有肺动脉狭窄应做右心室流出道补片或右心室到肺动脉的心外管道。并发肺动脉下室间隔缺损者，可施行完全性房室隔缺损心内修复和闭合室间隔缺损以及大动脉转位术。并发远离两大动脉室间隔缺损者，多并发肺动脉闭锁或严重狭窄，可考虑应用双向腔肺动脉分流术或全腔静脉与肺动脉连接。

6. 左心室流出道阻塞的修复　在完全性房室隔缺损中，左心室流出道阻塞并不多见，有时为术后并发症。应根据其阻塞类型，选用不同的手术方法。由于过多的瓣膜和腱索凸至左心室流出道或隔膜，引起局限性主动脉下狭窄，可经主动脉瓣口切除。如为广泛性隧道式狭窄，则做改良Konno手术。将示指通过主动脉瓣口放入左心室，经右心室纵切口平行左心室流出道切开漏斗部室间隔。经室间隔切口切除左心室面肥厚肌肉，并用补片扩大和修复此切口。

七、并发症及防治

（1）室间隔缺损残余分流：多发生在室间隔缺损的后下缘，细束分流可以允许观察，绝大多数可以闭合。如残余缺损较大，引起血流动力学改变并导致心功能不全时，应立即修补。

（2）心房水平的残余分流：多由于缺损修复不全或补片撕脱所致，应再次手术修复。

（3）二尖瓣关闭不全：房室间隔缺损手术远期效果取决于有无残余二尖瓣反流。少部分患者术后存在不同程度的二尖瓣关闭不全。术中左心室注水试验的可靠性较差，停机后采用经食管超声评估二尖瓣修复情况，能有效地提高二尖瓣修复成功率。大多数术后早期轻至中度的二尖瓣反流患者长期随访病情无明显变化，若存在中度以上的反流，则病情会进行性加重，心脏进行性扩大，容易出现心力衰竭，需要再次手术进行二尖瓣成形或瓣膜置换术。

（4）心律失常：房室间隔缺损患者术后可以出现多种类型的心律失常，包括窦性心动过缓、结性心律、室上性心动过速及完全性房室传导阻滞等。若心律失常对血流动力学有影响，可用抗心律失常药物治疗。完全性房室传导阻滞是一种严重的心律失常，采用McGoon法和Kirklin法修复部分型房室间隔缺损时，两者发生完全性房室传导阻滞的概率无差异。由于完全性房室间隔缺损病例的传导束是沿室间隔缺损的后下缘走行，因此，后下缘采用远离和超越的缝合方法可有效避免完全性房室传导阻滞的发生。当术中发生完全性房室传导阻滞时，大多数是暂时性的，多为术中牵拉所致，一般首先采用普鲁卡因和冰生理盐水刺激房室沟，部分病例可以恢复，若无效则应该拆除后下缘数针重新缝合，并启用心脏临时起搏器，40%～50%的病例术后2～4周可恢复窦性或结性心律。4周以上未恢复者应考虑置入永久起搏器。

（5）术后肺动脉高压危象：术前肺动脉高压程度、患儿年龄、是否并发Down综合征、术后残余二尖瓣反流程度及室间隔缺损残余分流等都是引发术后肺动脉高压的重要因素，甚至可以导致肺高压危象。一旦患儿脱机困难，应及时检查心脏畸形纠治是否彻底，若发现残余病变应立即手术修复。另外，应采取充分镇静，适当过度通气，血管扩张药，如硝普钠、米力农、一氧化氮以及加强呼吸道护理等措施。并发 Down 综合征患儿术后容易发生肺高压危象，且难以治疗，死亡率高。

八、疗效评价

部分型房室间隔缺损术后早期的死亡率为 0.6%～4%，完全型房室间隔缺损术后早期死亡率为 5%～13%，三种手术方法的效果大体相同。单片法的最大优点在于操作简便，主要适用于大龄儿童，不适用于婴幼儿，因为单片法需要切开前后共同瓣，然后再缝合于补片上，可损失瓣膜面积 25%。而双片法的主要优点是利用相应大小和形状的室间隔缺损补片可以将左侧房室瓣抬高置至合适高度，从而降低了左心室流出道梗阻发生率，尽可能保留房室瓣功能。另外，"三明治"式的夹缝法将左侧房室瓣置于室间隔和房间隔缺损补片之间，将补片撕裂的危险性降到最低。但对于 Rastelli B 型和 Rastelli C 型病例，无论是单片法还是双片法术中往往需要分割共同瓣，影响瓣膜的完整性，Fortune 指出，桥瓣的分割是导致术后瓣膜反流的危险因素，保留桥瓣的完整性能改善瓣膜的功能，降低再手术率和死亡率。并发复杂畸形和肺动脉高压是术后早期死亡的最主要原因。

改良单片法最早由 Wilcox 提出，适用于过渡型房室间隔和室间隔缺损较小的完全型房室间隔缺损，以后 Nicholson 对 Wilcox 方案进行了改进。他在心包补片上加用一条涤纶片，其目的不仅在于提高修补的强度，减轻瓣膜组织的张力，而且能够使前后共同瓣靠近以增加中心汇合区的瓣膜面积，最大限度地保证新的房室瓣的功能，尤其是二尖瓣，降低术后瓣膜反流概率。另外，还可以提升二尖瓣的前瓣，避免发生左心室流出道梗阻。该小组报道自 1995 年用此法连接手术纠治 72 例，平均年龄 4 个月，手术死亡率 2.5%（2/72）。20% 的患者有轻微残余室间隔缺损，不需再手术。66% 左心房室瓣功能正常，轻度反流 29%，中度反流 5%。术后早期无左心室流出道梗阻。平均随访 3.3 年，远期无须房室瓣修复或置换。无远期左心室流出道梗阻，无远期死亡。波士顿儿童医院 Mora 一组 34 例手术病例中，患儿包括新生儿，平均体重 5.6kg，其中左心室优势型 3 例，右心室优势型 6 例。术前室间隔缺损小型 6 例，中等 9 例，大型 19 例。并发心脏畸形包括右心室双出口、法洛四联症者。术后无死亡，无左心室流出道梗阻，没有因房室瓣反流而须再手术者，术后无重度二尖瓣反流。

与传统双片法和单片法相比，改良单片法最主要的特点是：①手术操作简便，体外循环转流及心肌缺血时间短；②不需要剪开共同瓣，保证了瓣膜结构的完整性，改善了瓣膜功能，术后反流发生率很低。有学者提出直接将桥瓣缝合在室间隔嵴上会降低左侧房室瓣环的高度，有造成左心室流出道梗阻的可能性，因此目前对改良单片法的适应证意见分歧较大。多数学者认为改良单片法主要适用于小至中等大小、新月形的室间隔缺损，尤其适用于新生儿及婴幼儿。

（刘春明）

第十二章

后天性心脏病

第一节　二尖瓣狭窄

一、病因与病理

二尖瓣狭窄（mitral stenosis）的主要病因是风湿热，先天性的二尖瓣狭窄罕见，多见于婴幼儿。其他如恶性类癌、类风湿性关节炎、左房肿瘤、感染性心内膜炎等也可引起二尖瓣狭窄。

风湿性心脏病的发展可分为活动期的心脏病和非活动期慢性风湿性心脏病两个阶段，慢性风湿性心脏病是指风湿性心脏病停止后，是从发炎到慢性炎症损害和愈合过程中遗留下的瓣膜病变。

风湿性心脏瓣膜病中约25%的患者为单独二尖瓣狭窄，约46%的患者则为二尖瓣狭窄与关闭不全，女性约占2/3。风湿性炎症产生的二尖瓣狭窄因病程的不同，可产生四种瓣膜结构的改变：①瓣叶交界融合；②瓣叶特别是后瓣叶纤维化增厚伴有散在的钙化；③腱索融合增粗和短缩，乳头肌肥厚变形；④瓣膜结构包括瓣叶、腱索和乳头肌混合病变，使瓣膜活动受限，多并发一定程度的关闭不全。狭窄的二尖瓣呈典型的漏斗状，瓣口呈鱼口状，伴有瓣膜的钙质沉着，有时累及瓣环（图12-1）。除风湿性瓣膜病变之外，瓣膜钙化的严重程度，受到因狭窄产生血液涡流的持续性影响，促使瓣膜结构呈进行的纤维化、硬化与钙化。从急性风湿热发作至形成重度二尖瓣狭窄，一般需要2年的时间，大多数患者至少可保持10年以上的无症状期，因此常在30~40岁出现症状。但如病变严重，在青少年即可发现重度二尖瓣狭窄。

慢性二尖瓣狭窄可引起左房增大，房壁增厚与钙化，腔壁血栓形成，肺血管闭塞等病理改变。

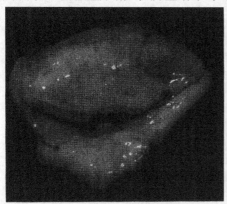 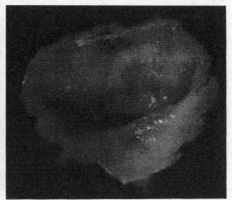

A. 交际融合与瓣叶增厚　　　　　　　　B. 瓣叶、腱索与乳头肌混合病变

图12-1　风湿性二尖瓣狭窄的病理改变

二、病理生理

正常成人二尖瓣口径面积为4~6cm²，当瓣口面积缩小至2cm²时表现为轻度狭窄，此时跨瓣压力

阶差较小，尚能推动血液从左房至左室，当二尖瓣开口缩小至 $1cm^2$，则为重度狭窄，房室压力阶差约为 20mmHg，平均左房压约为 25mmHg，只有这样才能维持静息时正常的心搏出量。由于左房压升高，引起肺静脉压与肺毛细血管压升高，最终导致劳力性呼吸困难。当跨瓣血流量增加时，狭窄的瓣口也相应扩大，因此，一般以二尖瓣狭窄的阻力，即平均跨瓣压力阶差与平均跨瓣血流量之比来表示狭窄的程度，将其分为轻度狭窄（瓣口在 $1.2cm^2$ 以上）、中度狭窄（瓣口在 $0.8\sim1.2cm^2$）及重度狭窄（瓣口在 $0.8cm^2$ 以下）。轻到中度二尖瓣狭窄的患者，肺血管的阻力不升高，肺动脉压正常，仅在运动时轻度升高，但在重度二尖瓣狭窄，静息时肺动脉压也升高，在运动与心动过速时，左房和肺血管压力进一步升高。当肺动脉压中度升高时（收缩压 $30\sim60mmHg$），左室通常尚能维持正常功能。不同程度的二尖瓣狭窄的临床血流动力学特征主要取决于心输出量及肺血管阻力，即心输出量低下和房室跨瓣压差升高，由于左心室舒张期充盈血量减少，左室重量正常或腔室略小，但左室收缩力正常或略有低下。

二尖瓣狭窄引起肺动脉高压与下列因素有关：①左房压升高被动性后向传导至肺静脉瘀血；②由于左房与肺静脉高压，引起肺小动脉栓塞与收缩（又称反应性肺高压）；③肺血管床器质性改变。由于重度肺动脉高压引起右心扩大甚至衰竭，继而导致三尖瓣环扩张引起功能性关闭不全。

三、临床表现与诊断

1. 临床症状 由于由肺顺应性降低和肺活量的下降，引起的气体交换障碍，二尖瓣狭窄患者的主要症状是呼吸困难，严重者可有端坐呼吸和发作性肺水肿。此外，因心搏出量降低，患者可出现心悸、乏力头昏等症状。

2. 体检检查 重度二尖瓣狭窄的患者，由于心搏出量低下和全身血管收缩，常出现二尖瓣面容（面颊部有紫红色斑片），并有脉搏减弱，心尖部搏动不明显，常在心尖区扪及舒张期震颤。听诊第1音亢进，舒张期低调隆隆样杂音，以及二尖瓣开放拍击音。第1心音亢进和开放拍击音的出现，可提示瓣膜病变的程度。在重度二尖瓣狭窄的患者，由于右心室扩大，可引起三尖瓣关闭不全的收缩期杂音。二尖瓣狭窄并发肺动脉高压的患者，沿胸骨左缘可闻及逐渐减弱的收缩期杂音，通常是主动脉瓣关闭不全所致，但也可能是肺动脉关闭不全引起的 Grbarn Stell 杂音，后者的特点是吸气时增强。

3. 心电图检查 轻度二尖瓣狭窄患者心电图可以正常，或仅有电轴右偏，P波增宽伴有切迹（二尖瓣P波）。中度或重度狭窄常有右心室肥大伴有劳损。如电轴左偏或左心室肥大，可能提示并发二尖瓣关闭不全，或并发主动脉瓣病变。

4. X线检查 二尖瓣狭窄伴有血流动力学明显异常的患者，后前位胸片心影可基本正常，但在侧位和左前斜位，左房明显增大，而且表明二尖瓣狭窄相当严重，并表现肺动脉扩张，右房室扩大。在心肺轮廓内可见左、右心房的双重阴影。肺动脉高压的患者，可出现肺阻塞严重的间质水肿，在胸片上显示 Kerley B 线和肺含铁血黄素沉积。

5. 超声心动图检查 M型超声心动图容易诊断二尖瓣狭窄，但不能精确显示二尖瓣狭窄的组织结构。二维超声心动图测定瓣孔大小，较 M 型超声心动图更准确，可显示瓣膜的病变程度。多普勒超声心动图是目前定量检查二尖瓣狭窄严重程度准确的无创性检查技术。对于二尖瓣狭窄患者，详细的超声心动图检查，应包括二维超声心动图、多普勒检查及多普勒彩色血流成像，常可获得充分的资料以制订治疗方案，一般无须行心导管检查。如准备手术，对可能并发冠状动脉病变的患者，应行冠状动脉造影检查。

四、治疗

1. 内科治疗 对重度二尖瓣狭窄的患者，洋地黄糖苷不能改善患者的血流动力学，但对减慢心房颤动的心室律和治疗右心衰竭很有效果。适当的利尿治疗，可减轻心脏的负担，β阻滞剂可降低心房颤动的心室律，提高患者的生活能力。

按一般统计风湿热发作后，15～20 年后出现症状，大多数患者从心功能Ⅱ级，逐渐发展到Ⅲ级或Ⅳ级。心功能Ⅲ级的患者 5 年生存率为 62%；10 年生存率为 38%。心功能Ⅳ级的患者，5 年生存率仅有15%。无症状的患者，经内科治疗后，40%的患者逐渐转向恶化，多在10年死亡。

2. 外科治疗　如下所述。

（1）手术适应证：二尖瓣狭窄的患者常多年无症状，但如出现症状，病情进展较快。特别是发生房颤以后，心肺功能将持续加重，而且血栓栓塞的并发症增多。轻度二尖瓣狭窄，症状轻微的患者，可暂缓手术，进行定期随访。中度狭窄，心功能Ⅲ级，左房明显扩大伴有肺高压，即使没有房颤的患者，也应进行手术。严重二尖瓣狭窄（瓣口面积 $< 1.0 cm^2/m^2$ BSA），即使症状较轻，为阻止病情的恶化，也应手术治疗。严重肺动脉高压和右心衰竭的晚期患者，虽然手术的危险性增加，但术后临床症状及血流动力学均有明显的改善，肺血管阻力也明显下降。二尖瓣狭窄妊娠的患者，经积极内科治疗，仍有严重的肺瘀血发生，则应及时手术治疗。急性肺水肿和大量咯血，如内科治疗无效，则应进行急症手术，只有解除梗阻，才能挽救患者的生命。风湿活动表明有活动性心脏病的存在，一般认为应首先应用抗风湿热综合治疗，待治疗停止3个月后手术为宜。但反复风湿热活动，特别是年龄较轻的患者，手术后有利于风湿热的控制。

（2）手术方法：二尖瓣狭窄的手术治疗方法有三种：①闭式二尖瓣狭窄分离术；②直视狭窄切开术；③二尖瓣置换术。随着介入性导管疗法的开展，目前在许多国家，特别是发达国家，球囊二尖瓣成形术已取代了二尖瓣闭式扩张术。有关二尖瓣狭窄球囊扩张分离术的操作属内科范畴。二尖瓣置换术将在本章第二节中叙述。

1）二尖瓣狭窄扩张分离术：适应于瓣膜交界融合，瓣叶以纤维化增厚为主或只有散在的钙化，瓣下结构病变轻微。超声心动图检查瓣膜活动度尚好；一般患者为年龄较轻，病史在5年以内，最好为窦性心律；未并发二尖瓣关闭不全，无其他如主动脉瓣病变的患者。其手术方法分左侧径路经左心室扩张法，两侧径路经左心室扩张法，右侧径路经左心房扩张法三种，后两种方法目前已少用或弃用。

左侧径路经左心室二尖瓣狭窄扩张法：采用左胸前外侧切口，在左前胸沿乳房下作弧形切口，经第四或第五肋间进胸，在左膈神经前方纵行切开心包，充分显露左心耳与心尖部。用心耳钳夹闭左心耳基底部，于其上方作荷包缝合，两端缝线套入Rumel止血器。此时剪开心耳，手术者用左手松开心耳钳，以右手示指经切口伸入心房内，探查二尖瓣病变及其活动度，特别注意瓣膜钙化的程度，估计瓣孔的狭窄情况，并注意有无反射性血流。确定瓣膜狭窄适合分离后，将扩张器经心尖切口插入左心室内，由心房内的示指引导，沿流入道进入二尖瓣口，使撑开架的中部处于狭窄瓣孔，然后施行撑开分离，首次扩张分离狭窄2.5cm（图12-2），然后闭合撑开架并退入左心室内，以左房内的示指探查扩张的程度与有无反流。如有反流则停止再次扩张。否则，调整扩张架张开的幅度，再次进入二尖瓣孔进行扩张，一般逐步扩张至3.5cm为度。扩张完毕，先拔出左心室的扩张器，收紧心尖部的缝线对合左室切口；再退出左心房内的示指，用心耳钳夹闭心耳切口止血。以粗线结扎心耳基部，并结扎预置的荷包缝线。然后结扎心尖部缝线，并作褥式缝合加固。最后闭合胸部切口，于第七或第八肋间腋中线处置放胸部闭式引流管。

目前闭式二尖瓣狭窄分离术已很少应用，已被球囊瓣膜成形术替代。同时，由于体外循环与心肌保护方法日趋完善，使心内直视手术的安全性显著提高，因此，目前都主张采用直视二尖瓣狭窄切开术。

2）二尖瓣狭窄直视切开术：该种术式的主要优点是在直视下切开瓣膜交界处的融合，解除瓣口部位的狭窄；而且可以切开分离瓣下融合的腱索与乳头肌，增加其活动度，同时解除瓣下结构的梗阻，并且清除钙化，矫正轻度的二尖瓣关闭不全。

按一般方法作胸骨正中切口，纵行切开心包，分别作上、下腔静脉与升主动脉插管，并连接体外循环机的腔静脉引流管。把静脉血引流至氧合器内在体外进行氧化，然后经升主动脉插管泵入体内；并经主动脉灌注心肌保护液使心脏停搏。经房间隔切开左房。在直视下切开二尖瓣狭窄，清除钙斑及存在的血栓，然后提起瓣膜显露瓣下结构，切开融合的瓣下腱索与乳头肌，彻底纠正瓣膜狭窄后，检查有无瓣膜反流，缝合左房切口，并进行心腔排气，恢复心脏血流，待心脏自动或电击复跳后，停止体外循环。如由于瓣膜及瓣下结构严重变形与钙化，存在无法矫正的病变，则需进行瓣膜置换术。

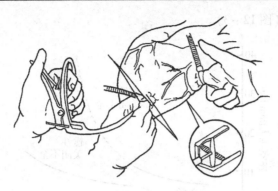

图 12 - 2　左侧径路经左心室扩张法示意图

（3）手术效果：二尖瓣狭窄切开术的早期死亡率，无论是闭式或直视手术，均约为 1.0% ~ 3.0%。主要取决于患者的年龄，心肌受累的情况，心功能分级，以及并发的重要病变。术后 5 年生存率约为 90% ~ 96%。晚期二尖瓣再狭窄的发生率根据手术矫正的程度相差较大，可从 2% 到 60%。5 年因病变复发再手术率约为 10%，10 年后将升至 60%。但症状的重新出现有的不是再狭窄，而与再次手术遗留的残留狭窄，主动脉瓣病变的发展有关。二尖瓣置换术的早期死亡率为 3% ~ 8%，根据作者的长期随访，5 年、10 年的生存率分别为 73% 与 85%。

（何　旭）

第二节　二尖瓣关闭不全

一、病因与病理

二尖瓣结构中任何一处异常均可引起二尖瓣关闭不全（mitral regurgitation，mitral insufficiency），但作为一种病因，在多种情况下是发生二尖瓣结构的多处异常，引起的瓣膜关闭不全。慢性风湿性心脏病是引起二尖瓣关闭不全的主要原因，约占 40%。由于瓣叶纤维化与钙化，引起瓣膜的缩短与变硬，腱索融合、短缩，乳头肌增粗，使二尖瓣结构的活动严重受限，这种情况多与二尖瓣狭窄同时存在。

二尖瓣脱垂综合征是另一种常见的二尖瓣关闭不全，为一种退行性病变。据西方国家报告人群中的发病率达 3% ~ 5%。常见的二尖瓣脱垂经常发生于结缔组织的遗传性疾病，使二尖瓣叶及其结构体积增加。其病理表现有二尖瓣黏液样增生，瓣叶中层由松软的黏液样物质组成。电镜显示胶原纤维排列紊乱、断裂和破坏，随着黏液样基质的进一步增生与过剩，引起二尖瓣脱垂。由于腱索中心部位的胶原变性，成为腱索断裂的主要原因，进一步加重二尖瓣关闭不全；同时瓣环黏液样变性，引起瓣环扩张。黏液样增生虽多发生于二尖瓣，还可见于三尖瓣、肺动脉瓣或主动脉瓣，尤其在马方综合征患者中可引起上述瓣膜的反流。二尖瓣脱垂综合征可与风湿性二尖瓣关闭不全同时存在；局部缺血性心脏病也可引起二尖瓣脱垂。其他少见的病因为外伤性腱索断裂。

二、病理生理

二尖瓣反流量取决于反流的程度和左室左房之间的压力阶差，同时也与左室排空的阻力有关，致使心脏前后负荷增加，心肌收缩力减弱，使左心室增大与心肌肥厚，心肌的顺应性下降。同时由于二尖瓣关闭不全使左心房容量负荷增加而扩大，压力升高致使肺静脉瘀血，继而引起肺动脉高压，右心室肥厚劳损，甚至发生右心衰竭。

由于二尖瓣关闭不全的病因不同，可引起急性与慢性关闭不全的病理生理改变。急性关闭不全是由于不同原因引起的腱索或乳头肌断裂，引起心肌容量负荷和舒张末期压突然增加，左心缺乏适应性代偿性扩大与肥厚，使左心室难以承受大量的容量负荷，引起急性左心衰竭，甚至发生急性肺水肿。由于风湿性等原因引起的慢性二尖瓣关闭不全，伴有左心室容负荷与舒张末期压逐渐增加，引起心肌的代偿性扩大与肥厚，病理进程缓慢（图12-3）。

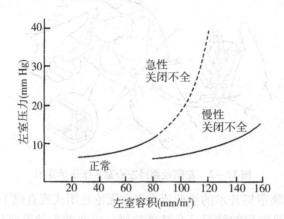

图12-3 二尖瓣关闭不全舒张期压力-容量曲线示意图

虚线：急性关闭不全；实线：慢性关闭不全

三、临床表现与诊断

1. 临床症状 二尖瓣关闭不全的患者的临床表现主要取决于二尖瓣关闭不全疾病的严重程度，病变进展的速度，以及并发心肌或冠状动脉的病变。慢性二尖瓣关闭不全的患者在发生左心衰竭之前，症状常不明显。风湿热初次发作至出现症状的时间，较二尖瓣狭窄病程长，而且急性并发症少，因心排出量低下引起的长期倦怠乏力是显著的表现。

轻度二尖瓣关闭不全的患者可终身无症状，但多数风湿性二尖瓣关闭不全的患者，仅有轻度的症状，当心排出量低下与肺瘀血症状明显时，可发生严重的或不可逆的左室功能不全。

2. 体格检查 明显二尖瓣关闭不全的患者，心尖区搏动广泛而增强，心尖区可闻及吹风样全收缩期杂音，向左腋中线传导，有时呈海鸥鸣样杂音。但二尖瓣后瓣叶病变时，杂音可向胸骨或主动脉瓣区传导。全收缩期和收缩晚期杂音是二尖瓣关闭不全的特征性表现，同时伴有肺动脉瓣区第二音亢进、分裂。此外，在重度二尖瓣关闭不全患者，还可在胸骨左下缘闻及功能性三尖瓣关闭不全的收缩期杂音。风湿性心脏病二尖瓣关闭不全常与狭窄并存，因此，听诊时既有收缩期又有舒张期杂音。此外，晚期患者则出现颈静脉怒张，肝脏肿大、腹腔积液与下肢水肿等症状。

3. 心电图检查 主要的心电图表现为左心房肥大和心房颤动，重症患者可有左心室肥大的心电图表现，少数患者由于严重肺动脉高压显示右室肥大。

4. X线表现 左房与左室增大是重度二尖瓣关闭不全的常见表现，特别是巨大左心房往往提示二尖瓣关闭不全。肺门血管明显增粗，肺野显示有瘀血表现，如并发急性关闭不全，则可见肺间质水肿。

5. 多普勒超声心动图检查 经胸二维超声心动图对评价左室功能与关闭不全的病因有很大帮助，经食管超声心动图优于经胸检查，可明确显示二尖瓣关闭不全的严重程度，以及病变特点，如腱索断裂、瓣膜增厚钙化，以及瓣膜的赘生物。随着左室功能不全的增加，有助于测定血流动力学改变，如左室功能不全，舒张末期和收缩末期容量增加。多普勒超声心动图可测定二尖瓣反流的严重程度和评价心功能。

四、治疗

1. 内科治疗 轻度二尖瓣关闭不全的患者，由于左心室代偿功能较强，可维持多年而无症状。慢性二尖瓣关闭不全的患者在发生心力衰竭之前，症状常不明显，均应适当的采用预防措施，限制患者的剧烈活动，防止感染性心内膜炎，症状尚轻与左心功能不全的患者，必要时应用强心与利尿药物治疗。

2. 外科治疗 如下所述。

（1）手术时机的选择：因二尖瓣关闭不全的病因不同，临床上的表现不同，选择手术的适应证应区别对待。

1）慢性二尖瓣关闭不全：这类患者主要见于风湿性病变，病情进展缓慢，有长期代偿期。有时患者虽然没有或仅有轻微的症状，但超声多普勒心动图检查，显示左心功能异常，心肌产生适应性离心性肥厚与扩大，左室舒张末期容量和左室重量增加。左室肥厚的程度与左室扩张相适应，所以左室重量与舒张末期容量之比在正常范围之内。心肌收缩力的改变是影响病情发展的重要因素，术前收缩末期直径和射血分数，是判断手术效果的重要指标。收缩末期直径 <45mm，射血分数 >60% 时，术后效果较好；直径处于 45~52mm，射血分数在 50% ~60% 时，手术效果一般，而收缩末期直径 >52mm，射血分数 <50%，术后心功能恢复较差。因此，目前对于手术持更为积极的态度，即重症二尖瓣关闭不全的仅在强力活动出现症状的患者，但左室收缩末期容量与直径增加，分别大于 50mL、BSA 或大于 5mm 时，也应手术。

2）急性二尖瓣关闭不全：急性二尖瓣关闭不全的病因有感染性心内膜炎伴有瓣叶断裂，乳头肌局部缺血引起的功能不全，以及人工瓣膜急性障碍，引起前向射血量明显减少，左房压突然升高，严重者引起急性肺水肿，常可导致患者短期内死亡。如经过药物治疗，病情保持稳定，手术宜在 4~6 周后进行；如病情持续恶化，则应争取早期手术。

（2）手术方法：主要有两种：瓣膜成形术与瓣膜置换术。二尖瓣关闭不全可由多种疾病引起，造成二尖瓣不同结构的损害，其中包括瓣叶、瓣环、腱索及其乳头肌，不同病因所致的二尖瓣关闭不全，引起瓣膜结构的损害形式与严重程度差别较大。风湿性二尖瓣关闭不全，在早期主要是瓣叶结构的炎性改变与纤维化，并伴有不同程度的瓣环扩大。这种情况应用瓣膜成形术可以矫正，如进一步发展引起瓣膜及其瓣下结构变形、钙化，腱索融合与短缩，应用瓣膜成形术难以奏效，则需作人造瓣膜置换术。二尖瓣脱垂则多为瓣膜的黏液退行性变化，随着黏液基质的进一步增多，引起瓣叶过剩与脱垂，而且由于腱索的张力增加可引起断裂。这类病变多可用瓣膜成形术矫正。这两种手术各有其优点与缺点，瓣膜置换术须终生服抗凝药预防可能引起的血栓栓塞，瓣膜成形术有复发的可能。因此选择上述两手术方法，应视瓣膜损害的程度及修复的可能性而定。一般而论，风湿性二尖瓣关闭不全，修复成形术的可能性较少，而退行性病变修复成形术的可能性较大。

Carpentier 根据二尖瓣病理解剖的特征，提出了较为实用的临床病理分型：

Ⅰ型：瓣叶活动正常：产生关闭不全的原因为瓣环扩大或瓣叶穿孔。此种类型多见于二尖瓣退行性病变或感染性心内膜炎。

Ⅱ型：瓣叶脱垂：二尖瓣一个或两个瓣叶在收缩期超出瓣环平面 2mm 以上。此种类型多见于退行性病变引起的腱索乳头肌延长或断裂。

Ⅲ型：瓣膜活动受限：指瓣叶、腱索或乳头肌纤维化增厚，交界融合，因钙引起的瓣膜变形，此种类型多见于风湿性病变。

1）二尖瓣修复成形术：基本方法是采用气管插管麻醉，胸部正中切口，纵行切开心包，全身肝素化预防凝血。经升主动脉插入供血管；经右心房插入腔静脉插管，建立体外循环，并行血液降温，灌注心肌保护液。心脏停搏后，经左心房切口，显露二尖瓣作不同部位的成形手术。根据二尖瓣关闭不全的异常改变，把乳头劈开施行延长腱索折叠缩短手术；腱索转移纠正腱索断裂手术；脱垂瓣叶切除与对边缝合手术（前瓣叶只能切除游离缘的 1/5，后瓣叶可比前瓣切除多些）；融合腱索劈开或开窗；以及应用成形环矫正瓣环扩大手术（图 12-4）。二尖瓣关闭不全往往是多种因素引起的，例如二尖瓣脱垂的患者，既有腱索延长或断裂，又有瓣环扩大，因此瓣膜成形必须采用综合的方法，同时，矫正不同的损害，而达到恢复瓣膜关闭功能的目的。

瓣膜修复成形术完成以后，必须向左心室内注水仔细观察瓣膜的活动，以防矫正手术不彻底遗留残存的关闭不全。施行瓣膜成形术时，患者麻醉后必须置放食管超声心动图探头，待手术完成心脏复跳后，应用超声多普勒心动图观察瓣膜的关闭状态。如遗留显著的关闭不全，应重新注射心脏停搏液，在心脏静止的状态下，切开左心房探查矫正的情况，如不能彻底矫正，应改用人造瓣膜置换术。

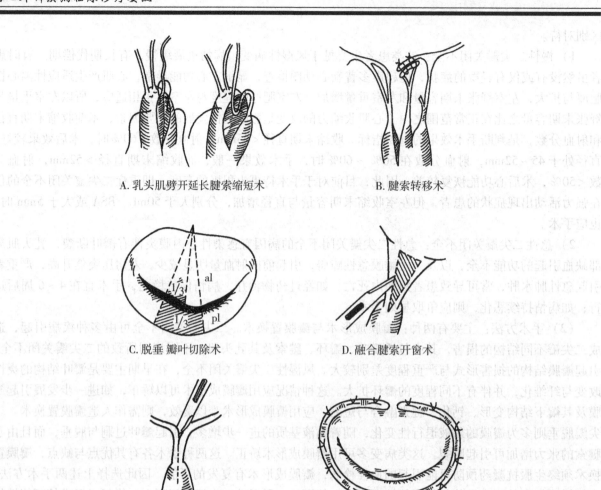

A. 乳头肌劈开延长腱索缩短术　　　　B. 腱索转移术

C. 脱垂瓣叶切除术　　　　D. 融合腱索开窗术

E. 融合腱索劈开术　　　　F. 成形环索环术

图 12 - 4　二尖瓣关闭不全综合修复成形术示意图

2）二尖瓣置换术：二尖瓣病变尤其是风湿性病变，因瓣膜纤维化与钙化，引起瓣叶卷缩，腱索粘连融合，乳头肌增粗与缩短，使瓣膜难以修复，应施行瓣膜置换术。

麻醉手术切口与体外循环的基本方法与瓣膜修复成形术相同。经左房切口显露二尖瓣后，探查瓣膜病变，用瓣膜钳夹住二尖瓣前后叶提起，沿瓣叶根部距瓣环 2mm 处环形切除瓣膜，如瓣下结构腱索与乳头肌病变较轻，可保留瓣叶腱索与乳头肌。瓣叶采用折叠缝合卷缩靠近瓣环，然后在瓣环上采用带垫片间断褥式缝合，依次缝在瓣环上，一般作间断褥式缝合 14～18 针，并排列固定在手术巾上。缝合完毕，用生理盐水冲洗左心室，清除残留的碎屑与细微的腱索。选用相适应型号的人造瓣膜固定在持瓣器上，把瓣膜缝线依次缝合在人造瓣膜缝环上，然后整理并提起缝线，把人造瓣膜送入二尖瓣口，拉紧缝线打结。并旋转人造瓣膜至正确的方位，依次缝合打结固定（图 12 - 5）。缝合完毕，检查人造瓣膜的启闭功能，然后缝合左房切口，待心脏自动或电击复跳后，逐渐体外循环血液复温，待心跳搏动有力，心跳血压恢复正常后，停止体外循环，依次缝合心包与关闭胸腔各层切口。

实践与临床研究表明，保留二尖瓣瓣下结构，可维护左心室的收缩功能，避免左心室破裂。因此，对各种病因引起的二尖瓣与瓣下结构异常，在二尖瓣置换术时，应力争保留腱索与乳头肌的完整性。近年来，临床实践应用的各种保留瓣下结构的方法，如保留前后瓣的腱索与乳头肌，或保留后瓣的瓣下结构，甚至因腱索损害严重无法保留的患者，采用人工腱索来维系左心室的收缩功能，均收到良好的效果。

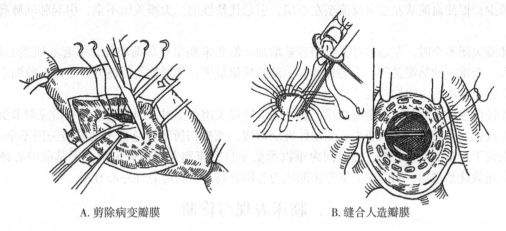

A. 剪除病变瓣膜　　　　　　　　　　B. 缝合人造瓣膜

图 12 - 5　二尖瓣置换术示意图

机械瓣膜与生物瓣膜的选择应用，随着两种瓣膜的发展，尚缺乏一致的意见。当前用于二尖瓣区的机械瓣膜为双叶瓣与开口 70°的侧倾碟瓣。因其耐久性强，主要用于 60 岁以下的患者，但须终生抗凝治疗，因此，有发生与瓣膜有关的血栓栓塞与抗凝有关的出血并发症。异种生物瓣经过改进，有低压和防钙化处理异种猪瓣与牛心包瓣，增加了生物瓣膜的耐久性，主要用于 60 岁以上的老年患者。

3. 疗效评价　二尖瓣关闭不全的患者施行瓣膜修复成形术的早期死亡率已降至 1% ~ 4%；二尖瓣置换术为 2% ~ 7%。近年来，对术前心功能 II 级，心脏指数 > 2.0L/（min·m²），左室舒张期压力 < 12mmHg，左室射血分数和收缩末期容量正常的患者，手术效果较好。二尖瓣修复成形与瓣膜置换术后长期生存的患者，大部分临床症状和生活质量获得改善，左室重量和舒张末期容量下降，心肌收缩功能改善。但术前明显左心功能不全的患者，术后症状与心功能改善不显著。二尖瓣关闭不全的病因对手术效果也有重要影响，继发于局部缺血性心脏病的患者，术后 5 年生存率约为 40%，而风湿性二尖瓣关闭不全，5 年生存率约为 70%。

（何　旭）

第三节　主动脉瓣狭窄与关闭不全

一、病因与病理

后天性主动脉瓣病变多见于风湿性瓣膜病，由于交界处的瓣叶粘连与融合，引起瓣膜游离缘的回缩，并在表面与瓣口形成钙化结节，致使瓣口缩小与活动受限，因此，风湿性主动脉瓣膜病变通常是狭窄与关闭不全同时存在，并常并发二尖瓣病变。

退行性钙化性主动脉瓣病变的发病率日益增加，成为老年性主动脉瓣狭窄（aortic stenosis）最常见的原因，其钙质沉积于瓣膜的基底部，使瓣尖丧失活动能力，有时可并发一定程度的关闭不全。

主动脉瓣感染性心内膜炎，可发生于异常或正常的瓣膜。由于瓣叶的损坏引起的穿孔，或赘生物影响正常瓣叶的闭合，外伤可引起升主动脉撕裂，使瓣叶交界处的支撑损伤，而引起主动脉脱垂。各种原因引起的升主动脉根部扩张或动脉瘤，可引起主动脉瓣关闭不全（aortic regurgitation or aortic insufficiency），如退行性主动脉扩张、囊性中层坏死等，引起主动脉瓣环扩张，或瓣叶继发性改变，引起主动脉瓣关闭不全的发病率逐年增多。

二、病理生理

成年人后天性主动脉瓣狭窄引起的左室流出道梗阻为逐渐加重的过程，左心室的输出量因代偿性左室肥厚来维持主动脉瓣增加的压力阶差。这类患者可多年不出现左室输出量的减少，只有当压力阶差超过 50mmHg 时，左室舒张末期压力升高，左室顺应性降低，引起心肌向心性肥厚。由于压力阶差增加，心搏出量减少，促使血流从左心室反流至左心房，引起代偿性的二尖瓣关闭不全，引起肺动脉高压与右心室扩大。

主动脉瓣关闭不全时，左心室舒张末期容量增加，舒张末期室壁负荷增加，引起心肌离心性肥厚，左心室扩大。严重主动脉瓣关闭不全的患者，主动脉反流量进一步增加，射血分数下降，收缩末期容量增加，左室收缩功能发生代偿功能障碍。

与上述慢性主动脉瓣关闭不全时相反，急性主动脉瓣关闭不全时，因左心室没有适应调节负荷增加的病理生理过程，如感染性心内膜炎，主动脉夹层形成，或外伤所致的急性主动脉瓣关闭不全的患者，反流血量充盈于正常的左室腔内，短时间内难以承受来自反流和左房的血流量，于是前向心搏出量下降，左心室充盈陡然增加，引起左心室舒张期压力急剧升高，可引起急性左心衰竭。

三、临床表现与诊断

1. 临床症状 成人主动脉瓣狭窄和（或）慢性关闭不全的患者，由于左心室逐渐增大代偿，患者有较长的潜伏期，长期可不出现症状。主动脉瓣狭窄的患者的主要症状为心绞痛、晕厥与心力衰竭，心绞痛系因肥厚心肌需氧增加，以及因冠状动脉过度受压引起的氧供减少，少数患者是由于并发冠心病引起。晕厥最常见的原因是脑血流灌注降低。慢性主动脉瓣关闭不全的患者主要症状为劳力性呼吸困难，端坐呼吸，夜间阵发性呼吸困难。但急性主动脉瓣关闭不全的患者，左心室对突然增加的容量负荷缺乏耐受，患者可突然发生心力衰竭，严重呼吸困难，甚至出现肺水肿与右心衰竭。

2. 体格检查 主动脉瓣狭窄的患者，在主动脉瓣区或胸骨左缘第2、3肋间可闻及Ⅱ～Ⅳ级粗糙的收缩期喷射性杂音，并向颈动脉区传导，同时可扪及局限性收缩期震颤。主动脉瓣关闭不全的患者，可于胸骨左缘第3、4肋间闻及舒张早期的泼水样杂音，又称Austin-flint杂音。重度主动脉瓣关闭不全的患者，尚有周围血管征（水冲脉、枪击音与毛细血管搏动现象）。急性主动脉瓣关闭不全的患者，虚弱多汗，心动过速，外周血管剧烈收缩，发绀，有时发生肺水肿。

3. 心电图检查 表现有电轴左偏，左心室肥大，ST段下移与T波倒置。有时可见左心室的传导障碍。左心室肥大劳损提示重度主动脉瓣关闭不全。

4. X线检查 主动脉瓣狭窄的患者，心影可显示正常或轻度扩大，左心室边缘与心尖呈钝圆状，同时显示主动脉瓣狭窄后扩张，有时显示主动脉钙化灶。慢性主动脉瓣关闭不全患者，左心室向下向左扩大，致使左心室长轴明显增长，升主动脉扩张较为明显，如为主动脉瘤样扩张，提示有主动脉根部疾病，如马方综合征囊性中层坏死或主动脉环扩张。

5. 超声心动图检查 经胸二维超声心动图可测定主动脉瓣狭窄的程度，多普勒超声心动图可计算左室—主动脉的压力阶差，诊断和测定主动脉瓣反流的程度。同时有助于鉴别主动脉瓣关闭不全的原因，可显示瓣膜增厚、瓣叶脱垂、赘生物或主动脉根部扩张。二维超声心动图可测定左室舒张末期和收缩末期容量、短轴缩短率与射血分数，评价左室的功能。

6. 心导管检查 逆行升主动脉造影和左心导管检查和造影，可评价主动脉瓣狭窄的严重程度，一般跨主动脉瓣压力阶差在5～20mmHg之间属轻度狭窄；21～50mmHg为中度狭窄，>51mmHg为重度狭窄。逆行性升主动脉造影，可按反流量估计关闭不全的程度，如仅限于瓣下或呈喷柱样，属轻度关闭不全；造影剂充盈左心腔的2/3为中等关闭不全；若充盈全部左心腔，则为重度关闭不全，此外亦可评价左心功能。

四、治疗

1. 内科治疗 严重主动脉瓣狭窄的无症状患者，应避免体力活动，并定期作多普勒超声心动图检查，注意左心功能变化。如心室容量增加或射血分数降低，则应给予洋地黄苷治疗。β受体阻滞剂可抑制心肌功能，诱发心力衰竭，对主动脉瓣狭窄的患者应慎用。

轻度或中度无症状的主动脉瓣关闭不全的患者，心脏正常或轻度增大，一般不必治疗，但应定期作超声心动图随访，如左心储备功能受限，不应参加重度体力劳动；严重主动脉瓣关闭不全和左心室扩大的患者，即使没有症状，也应采用洋地黄苷治疗，目前，对于这些患者主张手术治疗。

2. 外科治疗　成人主动脉瓣病变，如为主动脉瓣狭窄，虽然有介入导管扩张术的报告，但疗效不够确切，主动脉瓣修复成形术，也没有取得长期的疗效。主动脉瓣关闭不全的患者，如果为器质性病变，修复成形术的长期疗效，不够稳定。目前，比较可靠的方法是瓣膜置换术。

关于手术适应证与手术时机的选择，目前尚有不同意见，总的趋势是主动脉瓣狭窄瓣口＜8.0cm，即使症状轻微，也应进行手术。严重主动脉瓣关闭不全，左心功能损害的患者，即使症状轻微，也主张早期手术。其目的是避免心肌发生不可逆性损害，影响手术的早期与晚期效果。

（1）主动脉瓣置换术：采用气管插管与全身麻醉，作胸骨正中切口，建立体外循环，并行血液降温至鼻咽温度25～28℃，钳夹升动脉。经主动脉根部灌注心肌停搏液，如主动脉瓣关闭不全，为避免停搏液的反流，应在右冠状动脉开口上方2cm的升主动脉作斜切口，从左、右冠状动脉开口分别灌注心脏停搏液，或经冠状静脉窦插管逆行灌注心脏停搏液使心脏停搏。显露与探查主动脉瓣病变，用瓣膜钳夹住病变瓣膜，于基底部距瓣环2mm处环行切除病变瓣膜。如有钙化斑块不易切除，可用小刀片切除或小咬骨钳清除。彻底清除病变瓣膜病，用生理盐水冲洗左心腔，吸出有可能残留的碎屑。然后沿瓣环作带垫片间断褥式缝合，每个瓣窦基部缝合5～7针，共18～21针，选用适当型号的人造瓣膜，把缝瓣线的另一端缝在瓣膜缝环上，缝毕分三束拉紧缝线，将人造瓣膜推送至主动脉瓣环上，并拉紧缝线打结固定（图12-6）。最后检查左、右冠状动脉开口确认没有阻塞后，应用聚丙烯线连续缝合升主动脉切口，开放主动脉阻断钳，恢复冠状动脉供血，并体外循环血液复温，待心脏电击或自动复跳后，停止体外循环。

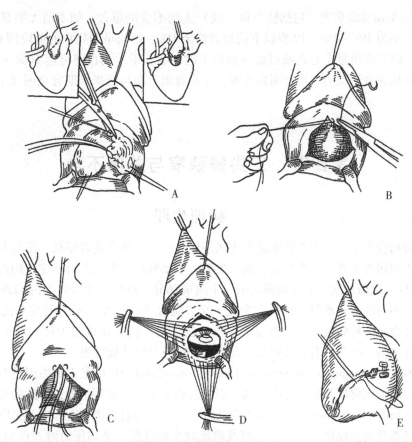

图12-6　主动脉瓣置换术示意图
A. 主动脉切开与切除病变瓣膜；B、C. 交界缝合法；D. 送瓣座环打结；E. 缝合主动脉切口

（2）带瓣人工血管移植术：升主动脉病变并发主动脉瓣环扩张及关闭不全的患者，须同时置换升主动脉与主动脉瓣的患者，纵行切开扩大的升主动脉，切除病变的主动脉瓣，应用复合带瓣人造血管的

近端，与主动脉瓣环作间断带垫片褥式缝合，然后分离左、右冠状动脉与人造血管侧方对应处，作纽扣状缝合。远端人造血管作适当剪裁后，与升主动脉远端吻合（图12-7），此种手术方式又称Bentall手术。

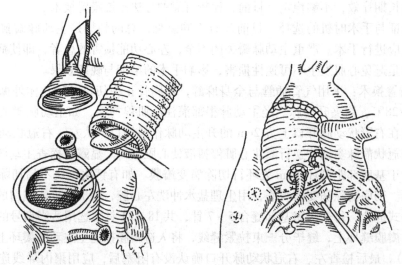

A. 切除病变主动脉与瓣膜　　　　　B. 缝合带瓣管道与吻合冠状动脉开口

图12-7　带瓣人造血管升主动脉与瓣膜置换示意图

3. 疗效评价　主动脉瓣病变，包括狭窄和（或）关闭不全的患者，如术前无明显左心室衰竭的情况，早期手术死亡率为2%～8%，70岁以下的患者低至1%。影响早期死亡的危险因素为心功能损害，并发多瓣膜病变，以及有明显左心衰或射血分数低下的患者，手术死亡率可达10%～25%，术后远期生存的患者临床症状和血流动力学均有明显改善，左心收缩末期与舒张末期容量明显下降，5年生存率约为85%。

（刘春明）

第四节　三尖瓣狭窄与关闭不全

一、病理生理

后天性三尖瓣病变少见，三尖瓣狭窄通常为风湿性，而且单纯发病者罕见，多与左心瓣膜病合并存在，即风湿性二尖瓣病变并发三尖瓣病变；或二尖瓣、主动脉瓣并发三尖瓣病变，约占风湿性瓣膜病的5%，因此，风湿性三尖瓣病变是联合瓣膜病的一个组成部分。风湿三尖瓣病变的病理改变较二尖瓣病理改变为轻，瓣叶多为纤维化增厚，钙化者少见；交界融合多发生在前瓣与隔瓣和前瓣与后瓣的交界处，乳头肌病变轻微。这种病变多可作修复成形术。三尖瓣心内膜炎也较少见，近年来由于吸毒者增多，其发病率也有增高。此外，右心房肿瘤、类癌综合征或外伤均属罕见。

三尖瓣关闭不全（tricuspid regurgitation or tricuspid insufficiency）的最常见原因是左心瓣膜病变，特别是二尖瓣病变引起的左房压与肺动脉压升高，引起右心室及三尖瓣环扩大，所致的功能性关闭不全。

三尖瓣狭窄（tricuspid stenosis）血流动力学的特点，表现为右心房和右心室舒张压力阶差在运动与吸气时，因血流经瓣膜增多而增加，在呼气时及血流减少而降低。平均压力阶差仅超过5mmHg，足以使右房平均压升高，引起体循环静脉系统瘀血，发生颈静脉怒张、腹腔积液和下肢水肿。三尖瓣关闭不全与二尖瓣狭窄不同，可使右心室终末舒张容量增多，舒张充盈压升高，引起右心室扩大肥厚，肺动脉压上升，引起和加重肺动脉高压，进一步加重右心的负担，严重者必然导致右心衰竭。

二、临床表现与诊断

1. 临床症状　三尖瓣狭窄的特征为低心排血量引起的乏力，患者常主诉腹胀，下肢水肿与颈静脉怒张。在无肺动脉高压时，三尖瓣关闭不全的患者一般能够耐受，但当肺动脉高压与三尖瓣关闭不全同时存在时，右心衰竭的表现明显。三尖瓣关闭不全如为二尖瓣病变引起，肺瘀血的症状可减轻，患者表现虚弱、乏力和其他低心输出量的表现。

2. 体格检查　由于三尖瓣狭窄常并发二尖瓣狭窄，而且二者的体征类似，因此三尖瓣狭窄的体征常被掩盖。因此，对于二尖瓣狭窄的患者，无肺动脉高压和右心室扩大的表现，但有颈静脉怒张时，应怀疑三尖瓣狭窄的诊断，如于胸骨旁左缘第4肋间闻及舒张期杂音时，应作进一步的检查。

三尖瓣关闭不全常为左心瓣膜病特别二尖瓣狭窄的晚期表现，有时出现恶病质、发绀与黄疸。当并发肺动脉高压时，于胸骨旁第4肋间可闻及收缩期吹风样杂音。

3. 心电图检查　三尖瓣狭窄心电图的特点是P波增高、增宽、但无左心室肥厚现象，此外右心房与右心室肥大的程度不成比时，应怀疑三尖瓣狭窄。由于大多数三尖瓣狭窄同时并发二尖瓣病变，心电图有两侧心房扩大的征象。三尖瓣关闭不全的患者有心房扩大，P波高宽，右心室肥大伴劳损。

4. X线检查　三尖瓣狭窄关键的X线表现为心脏阴影明显增大，右心房显著增大，右心室边缘明显外突，可延伸至上腔静脉与奇静脉扩大，并发的二尖瓣病变的肺血管改变有可能被掩盖。功能性三尖瓣关闭不全的患者，右心房扩大明显。

5. 超声心动图检查　三尖瓣狭窄超声心动图的改变与二尖瓣狭窄的图像类似，表现为瓣叶增厚与运动受限，瓣口直径减少。三尖瓣关闭不全的患者，右心房与右心室明显扩大，彩色超声于收缩期见三尖瓣反流，是评估三尖瓣关闭不全的较为敏感与可靠的方法。

三、外科治疗

风湿性三尖瓣狭窄的患者，几乎均为左心瓣膜病如二尖瓣病变甚至并发主动脉瓣膜病等联合瓣膜病变的形式出现。在外科处理时，如二尖瓣修复成形术后，或二尖瓣与主动脉瓣双瓣置换术后，应同时施行三尖瓣狭窄的手术处理。文献报告，并发三尖瓣狭窄患者的平均舒张压力阶差超过5mmHg和三尖瓣口小于$2.0cm^2$时，应同时进行三尖瓣狭窄的手术治疗。风湿性三尖瓣器质性病理改变一般比二尖瓣为轻，因此施行交界切开扩大瓣口的面积，恢复瓣叶的活动，同时为避免引起三尖瓣关闭不全，应加作瓣环成形术（图12-8）。只有三尖瓣损害严重，无法作修复成形术的患者，才应考虑施行三尖瓣置换术。

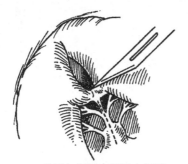 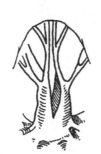 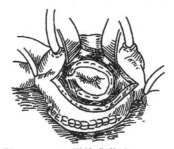

A. 前瓣与隔瓣交界融合切开　　B. 劈开融合的腱索与乳头肌　　C. 置放成形环

图12-8　三尖瓣狭窄交界切开与瓣环固定术示意图

一般无肺动脉高压的三尖瓣关闭不全，无须手术处理，患者可以耐受。因二尖瓣病变引起的肺动脉高压和右心室扩大，引起的继发性三尖瓣关闭不全，文献报告，轻度的关闭不全一般不需作手术治疗，在二尖瓣手术成功之后，肺血管压力也随之下降，关闭不全也可逐渐消失。但中度以上的功能性关闭不全，必须作瓣环成形术。手术方法有De Vega瓣环环缩术，或Key二瓣化成形术（图12-9）。严重的三尖瓣关闭不全，可在Key二尖瓣化成形术的基础上，加用成形环缩环手术。

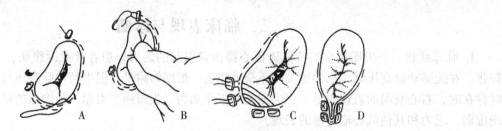

图 12 – 9　三尖瓣成形术示意图
A、B. De Vega 瓣环成形术；C、D. Key 二瓣化成形术

（牛志高）

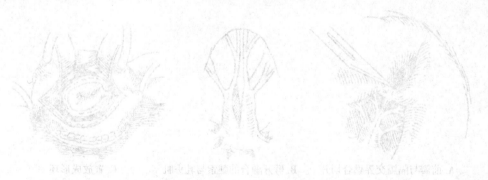

参考文献

[1] 刘中民. 实用心脏外科学. 北京：人民卫生出版社，2013.

[2] 张尔永，万峰. 心血管外科学. 北京：人民卫生出版社，2011.

[3] 刘维永，易定华. 现代心脏外科治疗学. 西安：世界图书出版公司，2012.

[4] 顾恺时. 胸心外科手术学. 上海：上海科学技术出版社，2012.

[5] 李辉. 现代胸外科急诊学. 北京：人民军医出版社，2012.

[6] 罗杰，何国厚. 实用外科诊疗常规. 武汉：湖北科学技术出版社，2011.

[7] 吴在德，吴肇汉. 外科学. 北京：人民卫生出版社，2011.

[8] 何鹏. 重症胸部创伤救治. 北京：人民军医出版社，2012.

[9] 李希科，王文生. 医院感染护理. 郑州：郑州大学出版社，2013.

[10] 胡盛寿. 阜外心血管外科手册. 北京：人民卫生出版社，2010.

[11] 张延龄，吴肇汉. 实用外科学. 第3版. 北京：人民卫生出版社，2014.

[12] 胡盛寿，牛建立，朱晓东，等. 我国心血管外科研究的主要成就. 中华心血管病杂志，2012，27 (6)：259–264.

[13] 姬尚义，沈宗林. 缺血性心脏病. 北京：人民卫生出版社，2012.

[14] 蒋米尔，张培华. 临床血管外科学. 第4版. 北京：科学出版社，2014.

[15] 吴清玉，许建屏，高长青，等. 冠状动脉旁路移植术技术指南. 中华外科杂志，2011，44 (22)：1517–1524.

[16] 朱晓东，张宝仁. 心脏外科学. 北京：人民卫生出版社，2012.

[17] 汪曾炜，刘维永，张宝仁. 心血管外科手术学. 第2版. 北京：人民军医出版社，2011.

[18] 沈佳，徐志伟. 永存动脉干纠治术中右心室流出道重建方式的选择. 中国胸心血管外科临床杂志，2012，15 (2)：81–86.

[19] 苏肇伉. 先天性心脏病微创手术的发展趋势. 中国胸心血管外科临床杂志，2012，12 (4)：229–231.

[20] 张海波，徐志伟，苏肇伉，等. 一期手术纠治主、肺动脉窗及伴发畸形. 中国胸心血管外科临床杂志. 2012，15 (5)：386–387.

[21] 袁延才，严振球，贺端清，等. 胸部创伤的临床诊治策略. 中国医师进修杂志，2012，29 (11)：51–52.

[22] 郭兰敏，范全心，邹承伟. 实用胸心外科手术学. 第3版. 北京：科学出版社，2010.